U0311434
爱健康 | 爱生活
ph
凤凰含章
Phoenix-HanZhang

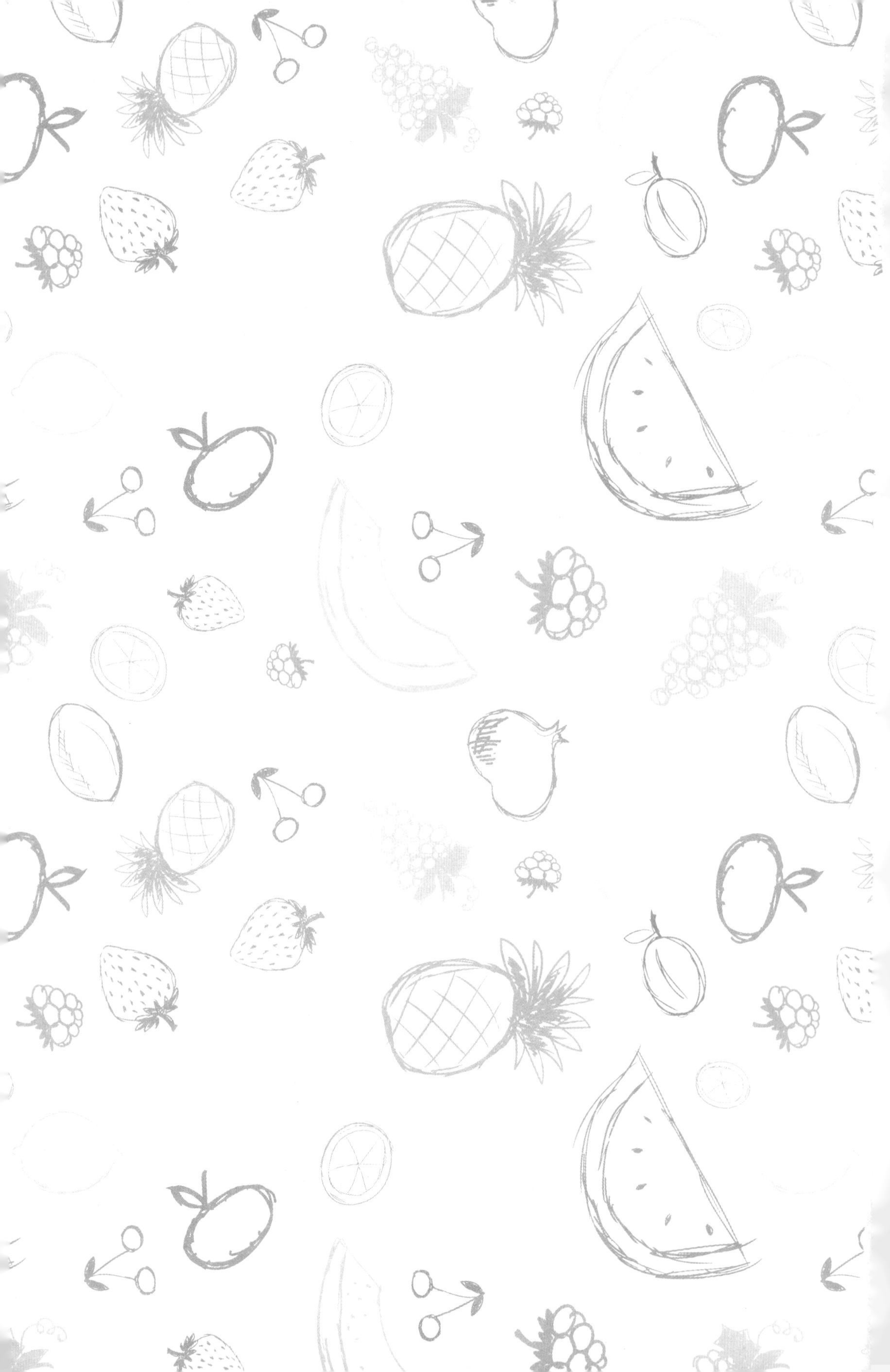

萧千祐 著

便秘腹泻肠不好，这样吃就对了

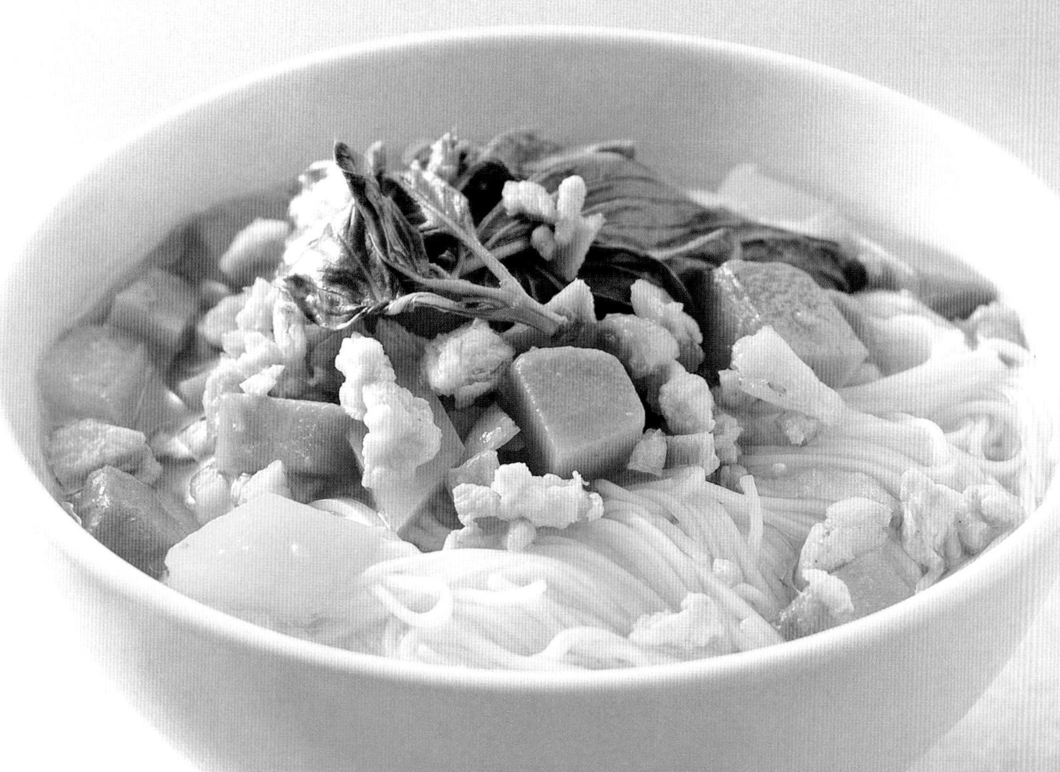

江苏凤凰科学技术出版社 凤凰含章

肠道保健，从吃做起

长庚医院肝胆肠胃科前主治医师　庄福仁

现在人们都闻癌色变。尤其刚步入四十岁的中年人群，一旦惊闻身边朋友或同学罹患癌症的消息，便不由自主地开始对自己身体出现的异常症状疑神疑鬼，提心吊胆。

错误饮食与癌症密切相关

社会文明越发达、环境卫生越见改善；癌症发生率却越来越高。例如发生率逐年升高的大肠癌，普遍认为是因人们饮食喜好趋向精致、西化及食材受到环境污染所致。

所谓“病从口入”，要预防癌症、免疫性疾病、慢性疾病、老化问题，并不是做身体检查、吃一些保健食品就能够做到的。

肠道保健是健康关键

除了坚持运动、规律生活作息和心情调整外，健康的饮食是最不可或缺的一环。因此长久以来，许多专家学者或是养生达人，都把肠胃的保健视为保持身体健康最首要的部分。

本书由肠道保健的基本观念谈起，再探讨肠道毒素的危害，而提出各种肠道保健的方式与建议。尤其精心提供以有益肠道健康的食材所做成的美味料理参考，让忙碌的人们也能轻松吃出健康，从而更有效地达到肠道保健的目的。

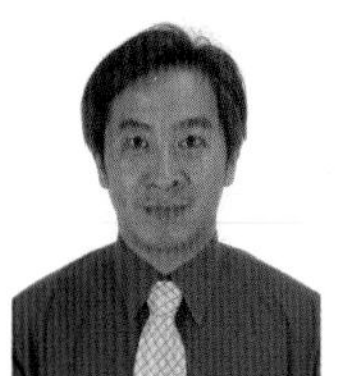

庄福仁

现职：
庄福仁肝胆肠胃科诊所院长

学历：
中国台湾大学医学系

经历：
中国台湾长庚医院肝胆肠胃科主治医师
中国台湾前联安诊所健检主治医师

代表著作：
《胃病调理特效食谱》《肝病调理特效食谱》
《便秘通畅特效食谱》《肠道排毒自然养生法》

捍卫肠道健康，从饮食出发

长庚技术学院营养学讲师＆营养师 萧千祐

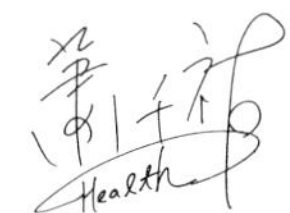

肠道是吸收营养的第一线，也是过滤有害物质的前哨站，所以肠道功能不佳，势必影响许多生理代谢功能。肠道功能决定于细菌的平衡，即有益菌和有害菌的比例，跟您所吃的食物密切相关。

大肠癌罹患率节节攀升

国内预防医学机构对超过2万例的肠镜体检资料进行分析后发现，国人肠道健康已亮起红灯，且肠道疾病有逐步年轻化的趋势，许多人饮食不正常，大肠癌已跃升为癌症罹患率的首位。

当人体吃对食物，肠道有益菌的数量增多，就可以促进肠道蠕动，并将有害物质排出人体外，进而防止便秘或腹泻，并降低罹患大肠癌的机率。

肠道健康和人体寿命长短有关

医学研究发现，长寿村的老年人饮食正常，肠道中的有益菌较多，是他们能健康长寿的重要原因，所以肠道健康也可视为健康长寿的指标。

本书将许多有益肠道健康的食物一一列出，分析其优缺点及如何利用，让您可以了解这些食物对肠道的好处。书中特别设计许多食谱，希望提供给您更多保护肠道的好方法。想要捍卫您的肠道吗？本书是您最佳的选择。

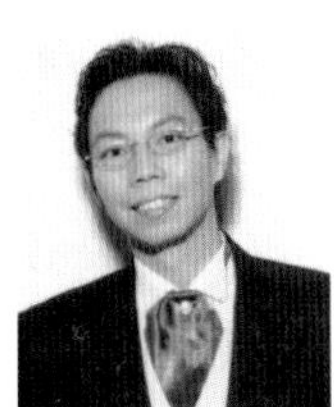

萧千祐

现职：

中国台湾长庚技术学院疾病营养学、美容营养学、养生保健饮食概论讲师

学历与资格：

中国台湾台北医学大学保健营养学博士进修

中国台湾台北医学大学保健营养学硕士

代表著作：

《维生素·矿物质功效速查图典》《蔬果保健功效速查图典》

《聪明健脑特效食谱》《高钙防骨松特效食谱》

《葱姜蒜保健特效食谱》

如何使用本书

肠道内微生态的平衡和人体健康息息相关，肠道功能若衰退，人体就容易生病，出现肌肤老化甚至出现肿瘤。而肠道健康与否的因素，除了生活作息、压力外，和饮食也密切相关。本书由专业医师和营养师把关，以12类有效健肠食材为基础，提供兼具有益健康和健肠功效的美味食谱，让你进行肠道大扫除，轻松吃出健康。

1 健肠特效食材介绍

包括食材图片、英文名称、别名、性味、健肠有效成分、营养成分及食疗功效。

2 为什么能健肠排毒?

详述该食材能健肠排毒的有效成分及原理。

3 主要营养成分

简述该食材的主要营养成分及功效。

4 食疗效果

对该食材的性味，以及在饮食上的各种保健疗效加以说明。

5 食用方法

介绍该食材的使用方法、常见料理方法，以及料理方式所具有的保健功效。

6 饮食宜忌

提醒读者该食材的特性，必须如何处理才不会引起食物中毒或产生不良反应。

Point 能够清肠助消化的「果中皇后」
1
草莓 Strawberry
健肠有效成分
膳食纤维
天门冬胺酸
食疗功效
防癌抗发炎
促进消化
别名：红莓、洋莓
性味：性凉，味甘酸
营养成分：
膳食纤维、维生素B1、B5、B6、C、H、K、锰、叶酸、类胡萝卜素、鞣酸
○适用者：咳嗽、便秘者
✗不适用者：尿结石患者、肠胃疾病患者

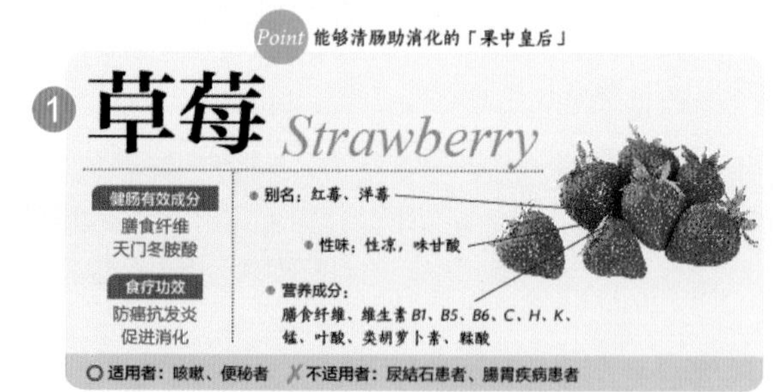

2 草莓为什么能健肠排毒?

1 草莓有「果中皇后」之称。中医师指出，草莓性凉，味甘酸，是润肺止咳、解毒消炎、养血益气、清热除烦、调理肠道的最佳选择之一。有助改善消化不良、便秘、肺热咳嗽、暑热烦渴、气虚贫血等病症。

2 草莓所含的膳食纤维，可以促进消化。此外，其所含的天门冬胺酸，可以温和而不刺激地消除体内多余的残渣。

3 草莓主要营养成分

1 相较于其他水果，草莓含有超高的膳食纤维及维生素B1、B5、B6、C、H、K、锰、叶酸。

2 草莓中的鞣花单宁酸（ellagitannin）是降低癌症死亡率的重要成分。

3 草莓中独有的酚类，具有强心、抗发炎、抗癌三种功效，可以舒缓COX酵素的活性，达到减轻疼痛的功能；而草莓如同一种健康的天然药材，可代替COX抑制剂，且没有化学药物容易导致肠道出血的副作用。

草莓食疗效果 4

1 草莓中丰富的维生素C，可以消除细胞组织的松弛，使皮肤紧实富有弹性。

2 含有合成维生素A的重要物质－胡萝卜素，具有明目养肝的疗效。

3 草莓中含量丰富的鞣酸，在体内可以吸附、阻止致癌化学物质被人体吸收，有防癌效果。

草莓食用方法 5

1 早晨可搭配早餐，以一杯低脂优酪乳加草莓作为饮料。

2 洗净的草莓混合甜牛奶或白糖，可制成风味独特的下午茶点心。

草莓饮食宜忌 6

1 草莓不适合肠胃炎患者和肠胃功能欠佳的人食用。

2 尿结石患者不宜吃太多草莓，因草莓中富含草酸，容易使病情恶化。

3 草莓富含草酸盐，肾脏和胆囊疾病患者应避免，以免过多草酸盐囤积于体液中产生结晶。

58

7 营养分析小档案

每一道食谱均提供热量、糖类、蛋白质、脂肪、膳食纤维之营养分析，聪明补充膳食纤维，清肠排毒好简单。

8 主要食疗功效

分析该料理最主要的健肠功效。

9 整肠排毒功效

解析该食谱的营养价值与整肠排毒功效。

Chapter 2 肠内革命 食疗大扫毒 新鲜水果类 草莓

酵母草莓汁

2 人份

8 增加益菌 + 改善便秘

7
- 热量 400.4 大卡
- 醣类 92.6 克
- 蛋白质 11.3 克
- 脂肪 0.8 克
- 膳食纤维 10.4 克

■ 材料：

草莓 400 克，
酵母适量

■ 调味料：

白糖 50 克

■ 做法：

1 将草莓洗净去蒂，放入果汁机中打成汁。
2 将打好的草莓汁放锅中，以小火煮 15 分钟，冷却后滤掉渣质。
3 酵母加入清水稀释，再加草莓汁和白糖拌匀，放入冰箱中冷镇即可饮用。

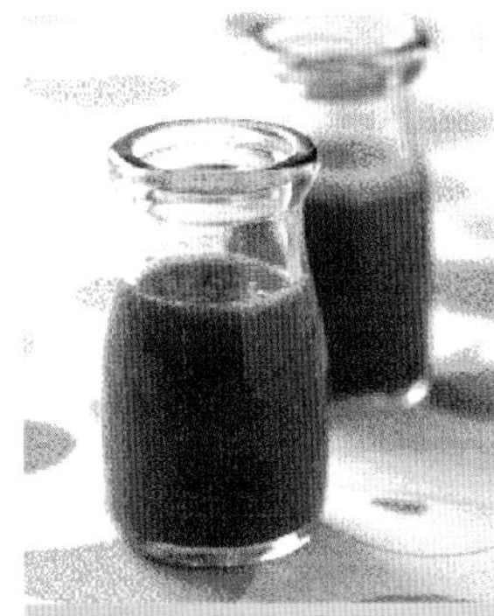

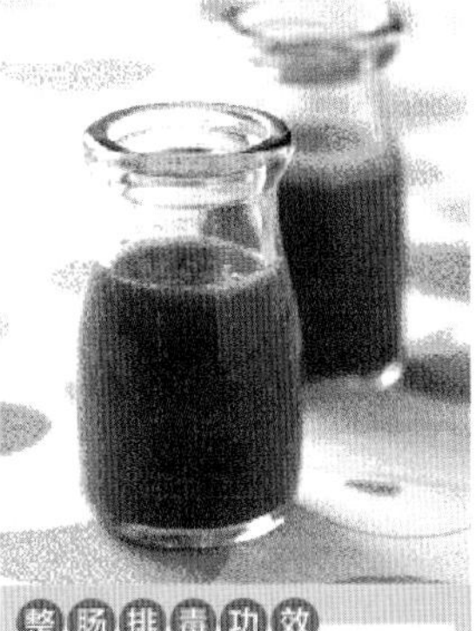

9 整肠排毒功效

酵母能促进肠道益菌的增加，草莓的膳食纤维可促进肠道的生态平衡，两者一起饮用能有效改善长期性便秘症状。

莓果红茶

2 人份

预防老化 + 消除口臭

- 热量 11.7 大卡
- 醣类 2.8 克
- 蛋白质 0.3 克
- 脂肪 0.1 克
- 膳食纤维 0.5 克

■ 材料：

草莓 2 个，
红茶叶 4 小匙

■ 调味料：

代糖少许

■ 做法：

1 取杯以热水冲泡红茶叶，约泡 1 分钟后滤掉茶叶。
2 草莓洗净，去蒂切块。
3 杯中放草莓，倒入做法 a，最后加入代糖调味即可。

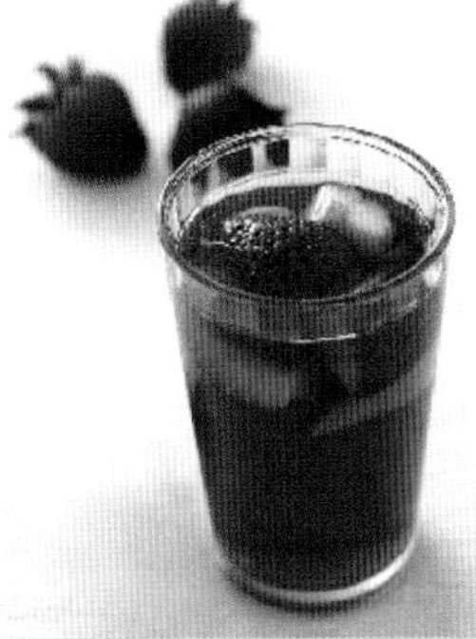

整肠排毒功效

草莓中的天然草柔花酸，能保护人体细胞，防止发霉食物及化学物质对人体的伤害；红茶含丰富多酚类，具有抗老化的功效。

59

目 录

CONTENTS

Chapter 1 健康的关键在肠道

Chapter 2 肠内革命 食疗大扫毒

新鲜水果类

高纤蔬菜类

元气根茎类

CONTENTS

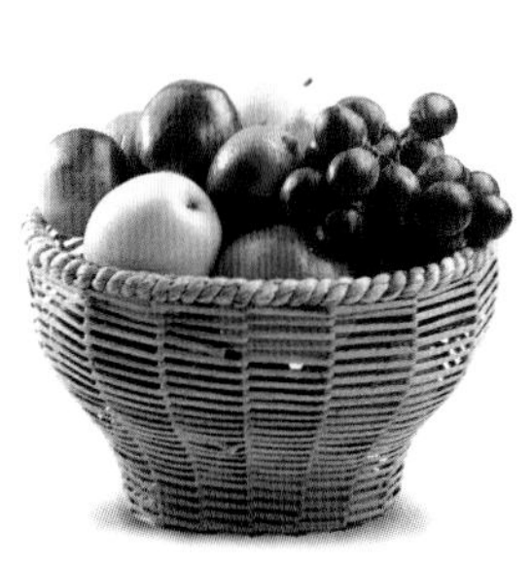

CONTENTS

健肠特效食谱 分类索引

凉拌轻食类

蔬菜热食类

饭面主食类

一定要知道的肠道保健Q&A

Q1 如何判断自己的肠道是否健康？

从个人日常生活习惯，就可看出肠道健康状况

从习惯看你的肠道健康

人的外观年龄可从皮肤皱纹多寡看出，但是肠道的年龄又该如何判断呢？肠道的老化不是一夕之间造成的，而往往是经年累月的伤害所导致的。所以其实只要观察日常生活的习惯与小变化，就可以简单判断出肠道的健康状况。

肠道可说是人体中数一数二最为操劳的器官之一，日积月累的不良饮食习惯与不正常的生活作息，都会加重肠道的负担，尤其是饮食，更是肠道健康无形的杀手。若饮食不定时、不定量，爱吃肉类、油炸、刺激性食物，长期下来，会给肠道带来很大的负担。

Check！你的肠道健康吗？

从每天的日常生活作息以及饮食习惯，就可以知道你的肠道状态是否健康。
请回答以下的问题，若你的情况与问题符合，请在问题前面的方格中打勾。

- □ 每天早晨都很容易疲劳
- □ 早晨起床后全身缺乏活力
- □ 气色很不好，皮肤缺乏光泽、粗糙暗沉
- □ 有严重的口臭
- □ 已一星期没有排便
- □ 很少吃蔬菜与水果
- □ 经常不吃或随便乱吃早餐
- □ 一天的喝水量不到2杯
- □ 粪便接近黑色，且有恶臭
- □ 经常腹泻
- □ 喜欢吃油腻、油炸与辛辣的食物
- □ 晚餐时间不固定，有时过了9点才用餐
- □ 每天上床睡觉的时间不固定
- □ 已经过了青春期，但是青春痘还是直冒

评量结果：

6个勾以下 ☺ 你的肠道状态很年轻、健康，请继续保持。

6个勾以上 ☹ 你的肠道已有老化症状，建议你调整自己的生活作息，尽快改正生活中的坏习惯。

Q2 为什么女性比男性更容易便秘？

因先天及怀孕期间生理构造的差异所致

有便秘困扰的人当中，以女性占多数。从许多先天的生理结构与后天行为来分析，女性罹患便秘的比重，确实比男性要高出2倍左右。

原因1 先天生理构造不同

女性的子宫在骨盆的部位会挤压到直肠，使乙状结肠的弯曲程度大大增加，故粪便通过直肠的时间比男性的更久，速度更缓慢。再加上女性的肛门前方是阴道，附近的腹肌力量比较弱，因而常常无法产生足够的力量来排便，因此很容易发生便秘。

而且因男女性荷尔蒙的差异，也可能使女性先天肠道蠕动较慢，所以女性通常比男性更易患便秘。

原因2 怀孕期间的生理变化

女性在怀孕期间，更容易出现便秘，因为当胎儿逐渐成长时，会压迫直肠，使肛门的静脉回流出现障碍。此外，怀孕期间骨盆底部的肌肉出现松弛，也很容易引发便秘与痔疮。

怀孕初期，因为黄体素分泌的增加，会降低肠胃蠕动速度。肠道中食物的运送速度变慢，会使大肠吸收水分的时间变长，导致粪便变硬而出现便秘的现象。

原因3 生活、运动习惯的差异

大多数女性较喜欢静态活动，平常的活动量普遍比男性少，且多数女性不喜欢运动，因此腹肌力量比较弱，导致无法产生足够的力量来排便。

女性在公共场所如厕较不方便，或久坐办公室，腹肌力量较弱的，排便力量也会相对减弱。此外，女性常因忙碌或羞于表示想上厕所而忍住便意，破坏排便规律，也容易产生便秘。

此外，不少女性在饮食方面，偏好精制类的食物，不喜欢吃粗粮及高纤维食物，因此罹患便秘的几率相对男性来说就更高了。

原因4 饮食习惯的差异

许多女性为了苗条身材而进行节食，营养摄取不均衡且量不足。缺乏油脂和膳食纤维，肠道无法得到润滑且蠕动趋缓，进而影响排便的顺畅。

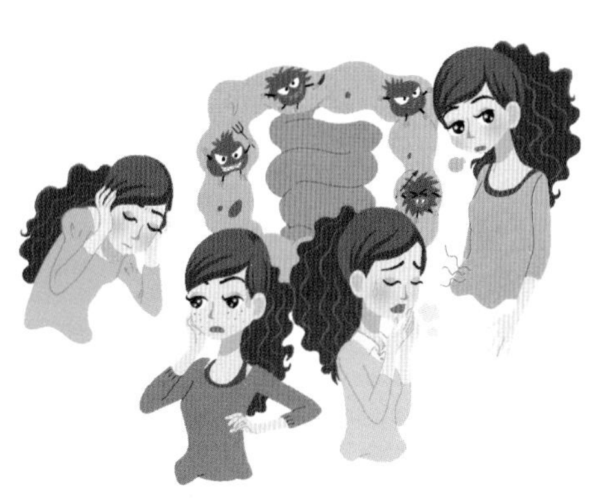

Q3 便秘只是小问题，不用太担心？

便秘不可忽视，严重时可致癌

千万不能小觑便秘。当便秘持续恶化时，肠道会逐渐老化，对于细菌与病毒的抵御能力会降低，因此很容易引发大肠癌、乳腺癌、肝病或心血管疾病。便秘不仅会引发身体的各种慢性疾病，也会使身体的抵抗力降低，使身体细胞逐渐老化。

宿便的可怕与危害

长期堆积在肠道中的宿便，会使有害菌在体内产生毒素。腐败菌在宿便这一会温床中持续发酵，会产生各种有毒物质如组织胺、挥发性胺、硫化氢、甲烷等。这些有毒的物质将在体内通过血液循环进行“旅行”，并输送到全身各部位，造成难以想象的危害。

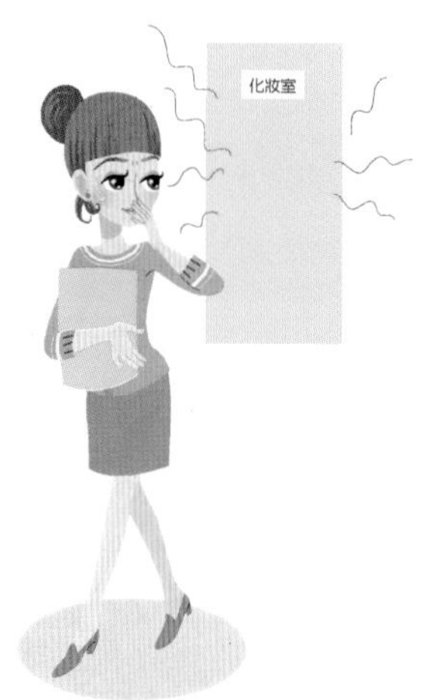

危害 1 放臭屁

宿便使腐败菌增加，会产生硫化氢、氨等气体，使人容易排出恶臭的粪便及屁，造成生活上的不便与困扰。

危害 2 小腹凸起

据调查显示，每2天才排便一次的女性，比每天都排便的女性发生腰腹臃肿的几率高出11倍。宿便堆积会导致人体摄取的食物无法被有效消化，体内持续堆积代谢后的粪便，将使人出现各种病症，亦容易导致小腹凸起。

无法顺畅排便时，肠道内会堆积许多脂肪与毒素，由于小肠长度非常长，若全部堆积粪便时，就会使小腹凸起。

无法排出体外的各种脂肪与蛋白质的代谢物质，会在肠道中开始腐败，产生大量气体，使腹部体积增大，也会使腰围逐渐扩大。越来越大的腹部将使腹肌显得松垮，让腹部往前凸起，成为“大腹翁”或“大腹婆”。

危害 3 皮肤粗糙

因便秘而堆积在体内的毒素无法排出，会再度为人体所吸收，渗进血液中。肌肤是人体重要的排毒器官，人体通过皮肤表层来进行排毒，会引发肌肤粗糙、暗沉，肤色蜡黄，出现黄褐斑和面疱等。

危害 4 头痛

便秘将导致肠内的腐败细菌增生，产生大量的有害物质。携带大量毒素的血液，无法运送充足的氧气到脑部，容易使让人体出现头痛与健忘。

危害 5 全身酸痛

宿便产生的有害物质随着血液流至全身时，其中过多的疲劳物质会使肌肉酸痛；有毒物质会导致血液循环受阻，进而引发手脚冰冷等症状。

危害 6 罹患慢性疾病

体内堆积的腐败物质增多时，会产生活性氧化物质与其他有害物质，当其一起循环至质全身时，会大大破坏人体的免疫系统，导致免疫功能下降，使人体容易感冒，甚至罹患各种慢性疾病。

危害 7 有致癌危险

腐败物质持续堆积在肠道中，会直接造成肠道细胞的突变或死亡，甚至引发大肠癌；而女性身体内部的激素受到腐败物质的异常干扰，导致荷尔蒙分泌受阻，也可能使女性罹患乳腺癌。

便秘族，请这么做。

便秘的原因，通常为不正常的饮食习惯、生活节奏过于紧张、平常很少喝水、经常熬夜、缺乏运动或没有定时排便的习惯。要改善便秘，先从这些改变做起：

1 不要边看书边上厕所，以免分散注意力。

2 蹲姿可使肛管直肠的角度增大，有利于排便。

3 早晨大肠蠕动最快，有利于养成排便习惯。

4 凌晨1～3点是大肠排毒时段，早睡有助于清晨顺利排便。

5 放慢生活节奏，有利于肠道消化吸收能力的恢复。

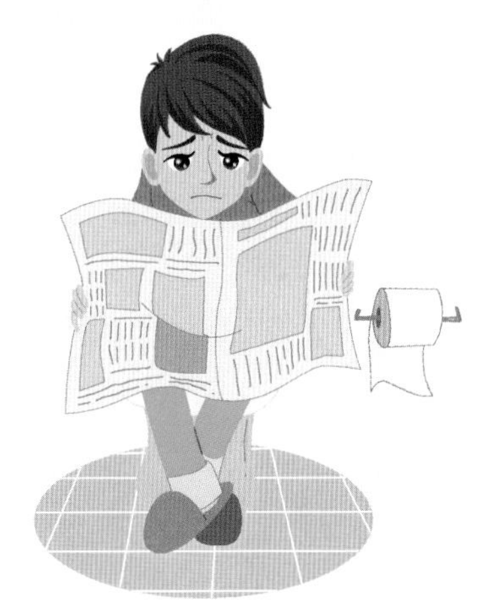

宿便对人体有什么影响？

宿便对人体的影响	引发症状	
腐败物堆积在肠道	● 腹痛 ● 粪便有恶臭	● 腹部肿胀 ● 放臭屁
腐败物刺激肠道黏膜	● 形成大肠息肉	● 引发大肠癌

Q4 口臭跟便秘也有关系？

宿便将会产生毒素，造成口臭及口腔疾病

即使平常养成清洁口腔的好习惯，难闻的口臭仍旧挥之不去，甚至还影响社交和日常生活时，那就不容轻视了。口臭的原因很多，长期便秘也是其中一个常见因素。

宿便产生毒素，引发恶臭

长期便秘，会使肠道堆积宿便，这是引发口中臭气的根源。宿便长期堆积在腹部，在有害菌的发酵作用下，会产生各种毒素。由于无法顺利排便，毒素无法排出体外，就会通过血液循环作用，流到身体各器官中。

如果毒素扩散到鼻咽部与口腔时，会引发口腔与相关器官的疾病，从而产生腐败性的臭味。这就是为何每日刷牙，仍无法改善口臭的症结所在。

除了便秘会造成口臭之外，其他引起口臭的原因还包括：牙周病、鼻涕倒流、胃食管反流性疾病、幽门螺杆菌感染、肝肾疾病等，但是这些疾病必须由专业医师诊断，才能确诊。

口臭者的肠道有害菌

口臭是肠道的健康警讯，如果没有及早应对，往往会引发各种严重的肠胃病症。

肠道菌类	口臭者肠道有害菌的数量
大肠杆菌	比正常人高出200倍
幽门螺旋杆菌	比正常人高出150倍

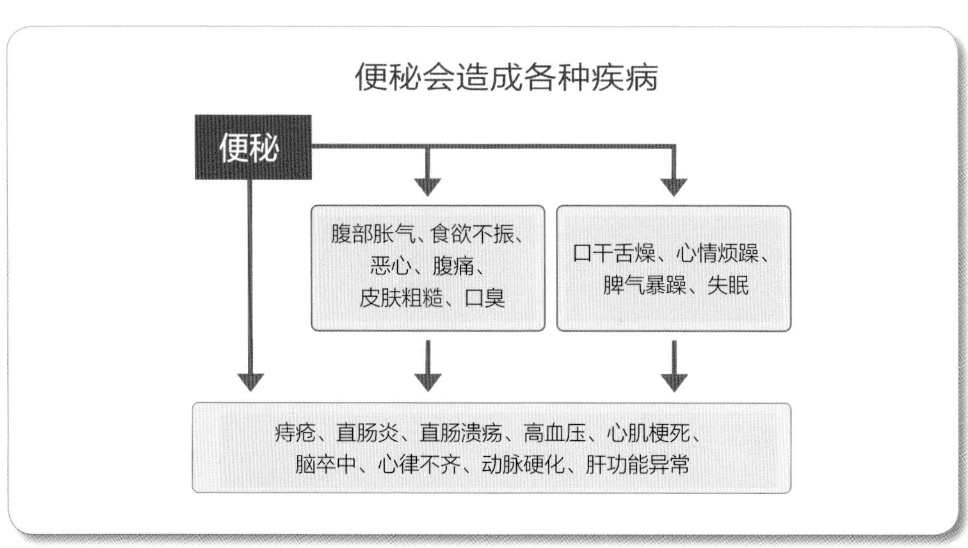

Q5 长期便秘，皮肤会变差？

宿便所产生的毒素，将引起皮肤粗糙、头发干枯

便秘者易有黑斑

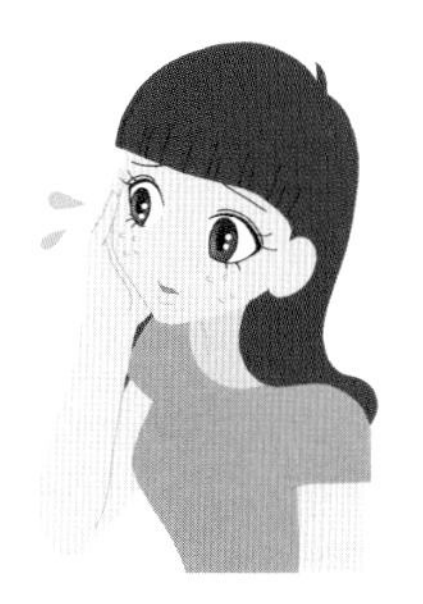

肠道环境开始恶化时，毒素会在肠道中开始活跃，并通过皮肤排出体外。皮肤表层排出的毒素，最常引发黑斑，也会使皮肤越来越粗糙，甚至使肌肤失去光泽，这都是便秘产生的毒素所导致的肌肤问题。

想要使皮肤维持在最佳状态，必须保持肠道干净畅通，将肠道内的毒素排出体外，杜绝肠内的物质转成毒素，流入血液中。只要保持血液干净，就能拥有健康的肌肤。

肠道老化使头发干枯

头发也是皮肤的一部分，肠道老化会使原本乌黑光泽的头发变得干枯。

当血液因为摄取过多高蛋白食物而呈污浊时，肠道的消化吸收能力会减弱，进而无法将营养顺畅地送达身体各部位。而原本能发挥保护作用的头发皮脂腺，也会因此出现功能性的失调，使头发干枯。

想要恢复原本自然亮丽的秀发吗？从现在起，好好保养你的肠道，别让高脂肪食物与甜食，损毁你的发丝。

造成皮肤粗糙的原因

引发原因	说明	引起的问题
肉类吃太多	1 血液会偏酸性，尿素与乳酸成分也会增多 2 乳酸通过汗液流出皮肤表面时，酸性物质会侵蚀皮肤表层	1 失去弹性 2 皮肤粗糙
宿便堆积	1 促使毒素被肠壁反复吸收 2 身体内部的新陈代谢速度变得迟缓，内分泌失调	1 肌肤失去光泽 2 出现各种色斑
肠胃代谢不良	大鱼大肉或高脂肪的饮食所产生的毒素，会随着血液流到血管中，并通过皮肤毛孔来排放毒素	1 面疱 2 暗疮
暴饮暴食	1 肠道的消化吸收能力减弱，无法将营养送达身体各部位 2 头发皮脂腺出现功能性失调	1 头发干枯 2 消化不良

Q6

过度减肥会造成便秘吗?

食物量过少、肠道缺乏润滑，容易便秘

现今许多女性为了追求苗条身材，不惜通过节食减餐来达到控制体重的目的，却往往也付出惨痛的代价——便秘。

年轻女性减肥时，经常一味地减少进食量，不仅拒吃肉类食物，就连米面等高碳水化合物食物也刻意减少摄取量，日常三餐仅摄取少量的水果与蔬菜。长时间下来，虽然能使体重降低，却导致身体排便系统的紊乱。

缺乏食物和油脂，不利于排便

不正常的节食会使进食量缩减，肠道内的食物残渣也会减少，如此就无法提供给结肠足够的刺激，容易发生便秘。由于进行节食，每餐的进食量很少，肠道内的食物量过少，体积不足，便无法有效刺激大脑的排便中枢，来引发排便的反射指令。

加上节食期间拒吃脂肪类食物，肠道无法获得适量的油脂来润滑肠壁，因而会影响排便的顺畅，导致便秘情况更趋严重。

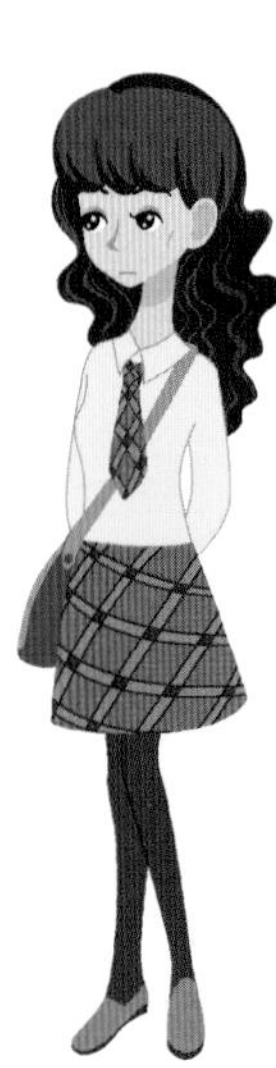

泻药会使直肠反应迟钝

许多年轻女性常对减肥过度热衷；而有的女性为了贪图快速便利，习惯服用各种市售的减肥药来帮助减重。这些减肥药常含有大量促进排泄的成分，可通过大量排泄来代谢多余的脂肪。

习惯性依赖泻药排便的后果，就是容易养成不吃泻药就无法排便的惯性，长期下来，服用的泻药量会越来越大。

因为泻药只能改善一时的症状，无法完全根治便秘。如长期服用，易使直肠失去敏感性，造成其反应迟钝，导致排泄功能下降，粪便堆积过久，就演变成习惯性便秘。

许多泻药都具有毒副作用，对人体易造成危害。含芦荟或番泻叶等成分的减肥泻药，有较多的副作用，若长期持续服用，会造成身体电解质紊乱、维生素缺乏，甚至出现肠道炎症，严重者还会引发肠癌等病变。

小心！泻药容易引起的副作用

1 药物依赖性

2 严重脱水，体内电解质紊乱

3 维生素缺乏

4 引发肠道疾病

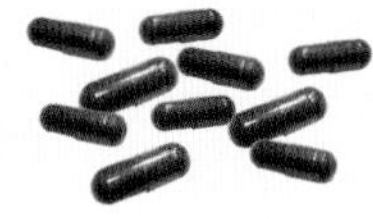

Q7 肉吃多了，比较容易便秘吗？

肉类没有膳食纤维，会影响排便的顺畅性

经常吃肉类或大量精制食物的人，由于受到偏食习惯的影响，体内普遍缺乏膳食纤维，没有膳食纤维的调节与刺激，肠道无法有效蠕动，自然会出现排便障碍。

膳食纤维摄取不足，易便秘

人体的排泄系统是为了迎合高纤维食物的消化而存在。然而现在大多数的食物都经过精制，并且很多人爱吃动物性食物，而肉类食物又欠缺膳食纤维，使人体排泄系统难以发挥原本的功效。

膳食纤维摄取不足时，身体很容易饥饿，进而会不知不觉地摄取过量食物，最终导致血糖值、血脂过高，身体也会变得肥胖。

除此之外，经常吃肉类，肠道会在新陈代谢的过程中，产生大量毒素，给肠胃带来很大的负担。

吃太多肉对身体的危害

1 肠道环境逐渐恶化→便秘、宿便

2 肠道中开始出现腐败现象→肠道废气、腐败菌活跃

3 肝脏与肾脏功能低下→肝脏与肾脏功能出现障碍

4 体内酸性物质变多→血液受到污染、细胞活动迟缓

5 慢性病开始出现→出现癌变、心血管疾病

6 老化提早发生→皮肤老化、粗糙、长斑

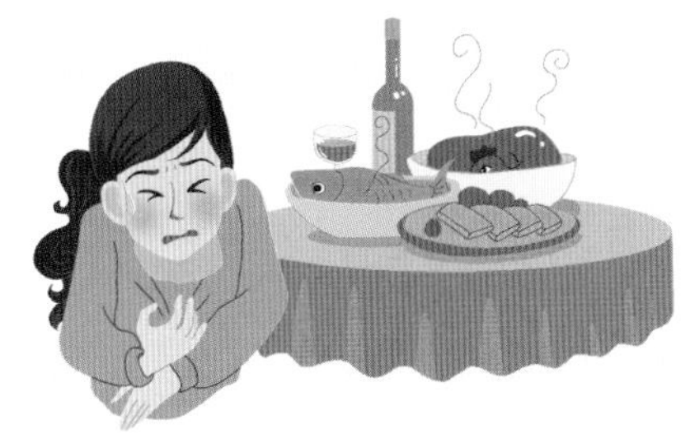

为何肉类和动物脂肪会使肠道消化不良？

食物种类	肉类 （五花肉、里脊肉）	动物脂肪 （牛油、猪油、猪皮）&人造奶油
影响肠道消化不良的原因	1 缺乏膳食纤维，无法促进消化代谢 2 不易消化，容易在肠内腐败 3 含有较多脂肪，需要分泌较多胆汁来消化	1 刺激胆汁分泌，产生大量胆汁酸 2 促进肠道内的细菌繁殖，改变肠道的菌群微生态环境，可能使胆汁酸盐形成致癌物 3 人造奶油会增加人体对维生素F的需求量，易干扰人体正常的免疫系统 4 人造奶油会使肠道内壁的渗透性增强，使细菌容易穿过肠道内壁

Q8

为何多喝水能预防便秘?

水分能有效促进胃肠蠕动，润肠通便

改善便秘，喝水最有效

身体在代谢毒素与脂肪时，需要大量的水分参与。多喝水，才能促进胃肠蠕动，顺利将肠道的毒素与脂肪排出体外。因此当你便秘时，不如先从多喝水开始，这样能得到很大的改善。

蜂蜜清肠法，有效预防便秘

蜂蜜中含有丰富的维生素E与矿物质钙、磷，能调节神经功能，有助于滋润肠道，缓解肠道干燥的问题。蜂蜜也能有效促进胃肠正常蠕动，帮助消化，改善食欲及胃肠虚弱引发的便秘。

建议每天晚上睡觉前取蜂蜜10～20毫升，加入适量温开水来饮用，注意不要用热水冲泡，以免破坏蜂蜜中的营养素。

运用蜂蜜清肠法的最佳时间在夜晚，因蜂蜜能使肠胃在睡眠期间获得滋润，促进肠胃的消化作用，有效缓解便秘，还能改善睡眠质量。需特别注意的是，蜂蜜的含糖量较高，糖尿病患者应避免食用。

正确喝水，才能充分吸收水分

除了饮用充足的水分外，掌握喝水的方式也很重要，有效的喝水方式才能让身体与肠道充分吸收水分。

有效的喝水方法，是要一口气将整杯水(200~250毫升)喝完。如果只随意喝上一两口水，无法让身体真正吸收到所需要的水分。要大口且一口气喝水，才能让身体与肠道吸收足够的水分。

喝水排毒，请这样做

1 空腹饮水

无论时间只要口渴了，都该喝水。但若想改善便秘，饮水的时间最好掌握在空腹时，才能更有效地促进胃肠蠕动。

2 大口喝水

快速喝水加上大口喝水，才能使水分充足地流到大肠中，刺激肠胃蠕动，改善便秘，而不是在胃部就被吸收，变成尿液。

3 多喝矿泉水

矿泉水属于碱性饮料，含丰富的矿物质，可帮助代谢体内废物与毒素；其中镁能促进胃肠正常运作，让食物更容易被消化。

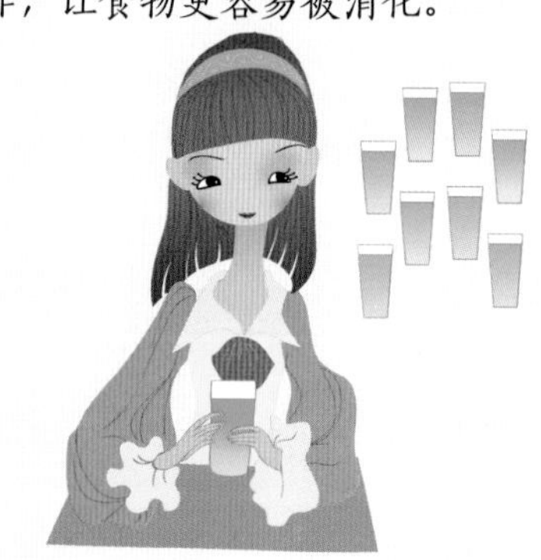

Q9 膳食纤维对肠道有什么好处?

摄取足量的膳食纤维，可清肠排毒

在膳食纤维对人体的好处尚未被科学研究发现时，很多人只把它当作食物的渣滓，不仅不重视，还把它当作无用之物丢弃。但近年来研究发现，膳食纤维不仅对人体十分有益，而且是不可多得的营养素。

膳食纤维是什么

膳食纤维可分成水溶性和非水溶性两种，前者能溶于水中，包括海带、紫菜、香菇、香蕉、苹果等，都含丰富的水溶性膳食纤维，能有效吸附毒素、帮助肠道有益菌繁殖；而圆白菜、红薯、谷类、豆类所含的膳食纤维，则属于非水溶性膳食纤维，可增加粪便体积、刺激肠胃蠕动。

膳食纤维好处多

摄取足够的膳食纤维，能帮助肠道中的有益菌大量繁殖，让有害菌无处生存，并可清理肠道，吸附毒素和废物，有效排除便秘的困扰。

膳食纤维的好处还不止这些。在饮食中适度摄取膳食纤维，可以延迟葡萄糖的吸收时间，降低血糖浓度，影响荷尔蒙的反应，因此可以治疗糖尿病，帮助控制体重。另外，膳食纤维还可以和胆酸结合，将胆酸排出体外，降低人体对胆固醇的吸收，预防心血管疾病。

膳食纤维怎么吃最有效

每天最好摄取至少3～30克的膳食纤维，建议多从高膳食纤维的食物中摄取，如全麦面包、绿叶蔬菜、糙米、胡萝卜、苹果等。

此外，每一种水果中都有充足的膳食纤维，尤其果皮中的膳食纤维含量比果肉还要高。而过去经常被人们丢弃的谷类外壳与外皮，更是丰富纤维质的宝藏。

你还在为膳食纤维摄取不足而烦恼吗？下表是每100克食物中的膳食纤维含量，可从中找到丰富的膳食纤维来源。

膳食纤维明星排行榜

排名	食物名	膳食纤维含量（单位：克）
1	黑豆	18.2
2	黑芝麻	16.8
3	绿豆	11.5
4	紫菜	11.7
5	牛蒡	6.7
6	柿子	4.7
7	红薯叶	3.1
8	糙米	3.3
9	胡萝卜	2.6
10	菠菜	2.4

Q10 肠道内的细菌都是有害的吗？

肠道细菌有有益菌也有有害菌，两者相互对抗

有益菌与有害菌对抗，保护肠道

肠道中有有益菌也有有害菌，有益菌有利于人体健康，有害菌则会产生腐败物质或毒素，两者在肠道中相互对抗。

肠道内的有益菌占优势时，肠道内的pH为6，呈现弱酸性，这是对肠道健康有益的肠道内环境。若有益菌数量逐渐减少时，肠道pH会增加为7，酸碱值接近中性，如此肠道的杀菌能力就会降低，使外部入侵的病菌有伺机作乱的机会，进而引发各类疾病。

有益菌能提高免疫力、延缓老化

有益菌能有效改善人体肠道内微生物的平衡状态，减少肠内腐败物质堆积，保持肠道通畅，并帮助人体抵抗感染性病原体，从而提高人体免疫力，预防感染，延缓老化速度。

肠道菌群在正常情况下，对人体的营养素合成、物质代谢、生长发育及免疫系统的防御发挥重要功能。肠道菌群能维持人体健康，是充分反映肠道环境稳定的指标。

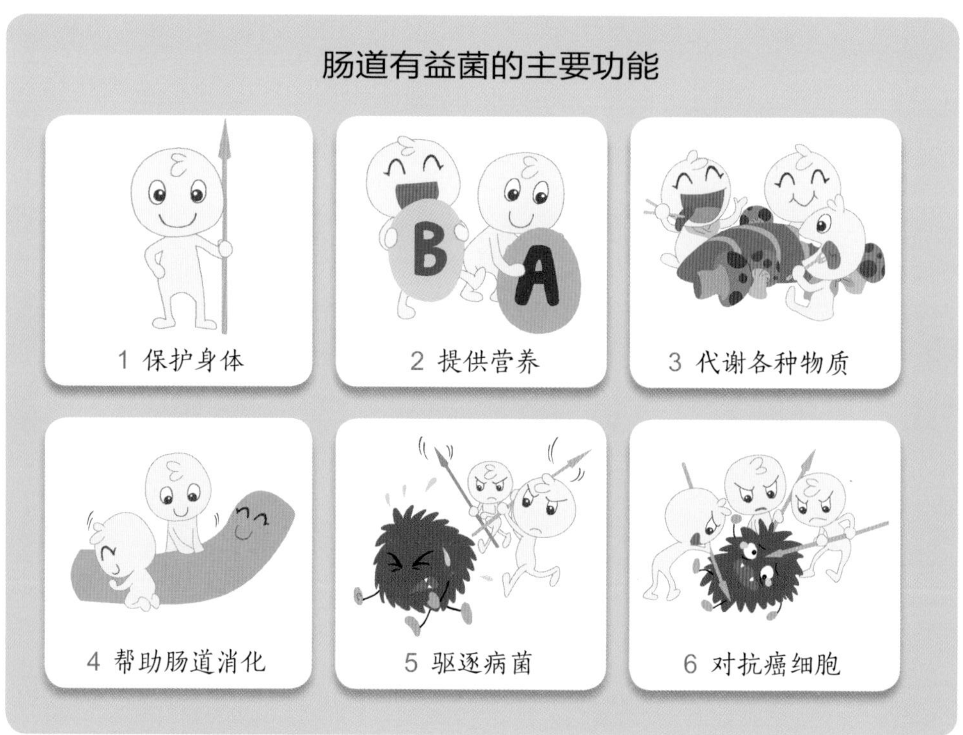

Q11 肠道健康将会影响人体寿命长短？

人体约有90%的疾病与肠道有关

肠内微生态环境将影响人体寿命

过去人们总是将保健养生的重点放在人体的心脏、肺脏与肝脏，往往认为胃肠的问题是小毛病，很少正视肠道的健康，也鲜少注重肠胃的保健。其实肠道是人体器官中最劳累的器官之一，但是一直被人们所忽略。

肠道中的细菌种类高达500多种，它是人体内最大的微生态环境。肠道内菌群的平衡与失调，对于人体的健康与否和寿命长短有着举足轻重的影响。

据医学专家研究证实，人体约有90%的疾病与肠道有关。若无法顺利排便，那些无法排出体外的毒素，会通过吸收，循环到身体各器官。专家更明确地指出，一天不排便所累积的毒素，等于一天吸3包烟所产生的毒素。

肠道老化，人体也跟着老化

肠道每天大量消化人体所摄取的各种食物，同时要进行食物的营养吸收工作，来供给身体各器官与细胞所需要的养分。

肠道是人体中重要的排毒器官，人体每天吸收各种毒素，以及代谢食物后产生的各种毒素，都必须通过正常的消化排泄来完成。

肠道也是人体中重要的免疫器官，人体中约有70%的淋巴分布在肠道中，因此肠道与人体的免疫系统息息相关。

如果肠道出现老化，肠道对病毒与细菌的抵抗能力就会衰退。身体的细胞也将无法顺利吸收养分、排出毒素，各部位器官将因此出现老化。只有好好地保养肠道，人体才能常保活力与健康。

健康肠道与免疫系统的关系

肠道与免疫系统的关系	说明
1 抗体大多来自肠道	人体约有70%的淋巴分布在肠道，因此人体的抗体多半是依赖肠道的免疫系统
2 帮助消化与吸收	肠道是人体相当操劳的器官，它每天都司掌各种食物的消化、吸收与排泄
3 发挥免疫功能	如果有害菌入侵肠道，肠道免疫系统就会产生抗体，发挥保护的功能
4 肠内细菌可影响免疫力	肠道内成千上万的细菌司掌肠道的生态平衡，也影响着免疫力的高低

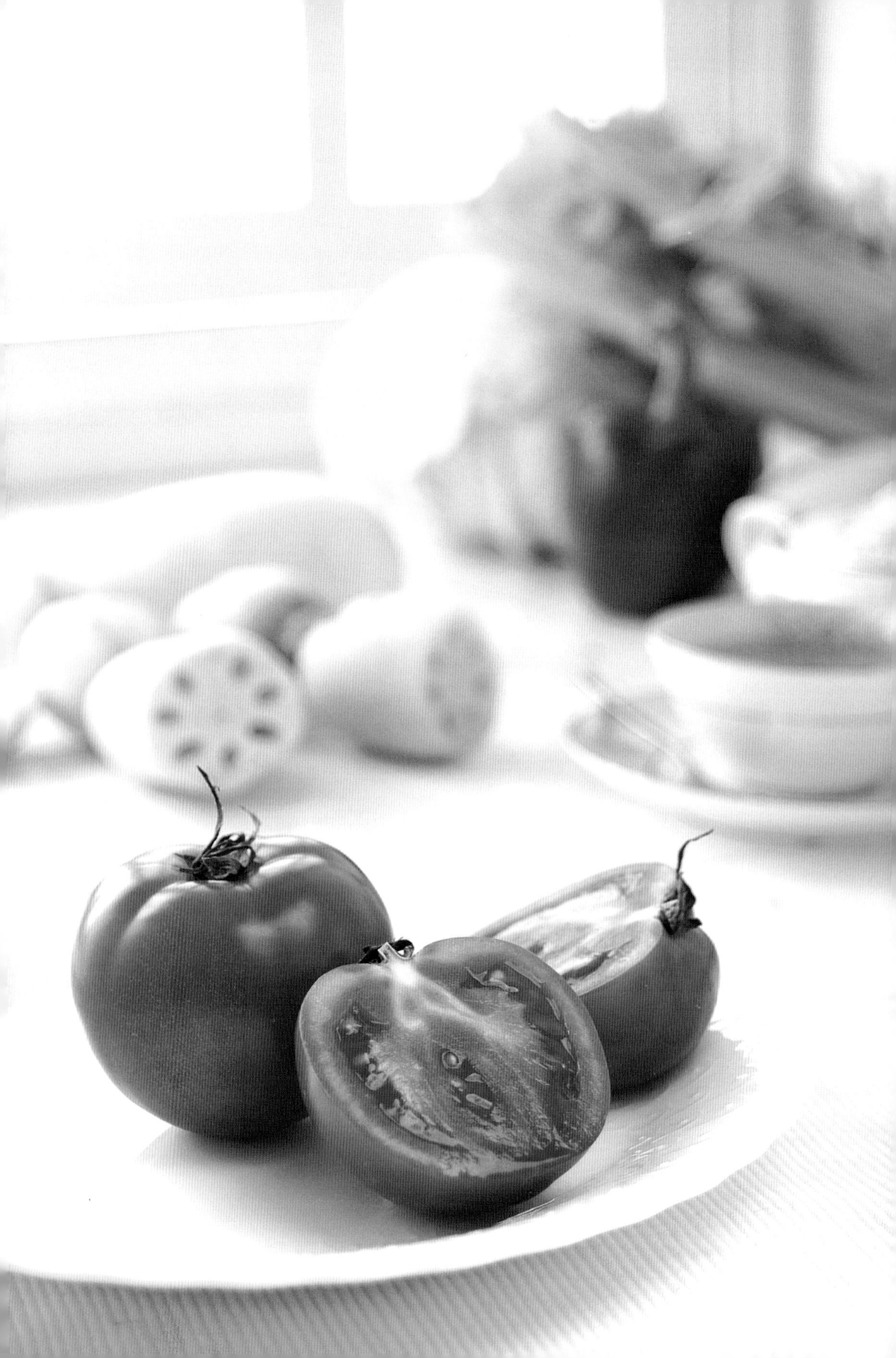

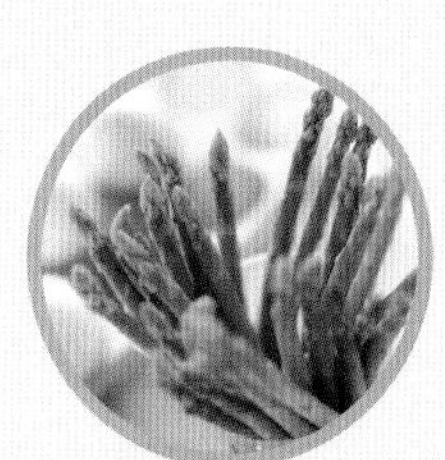

Chapter 1
健康的关键在肠道

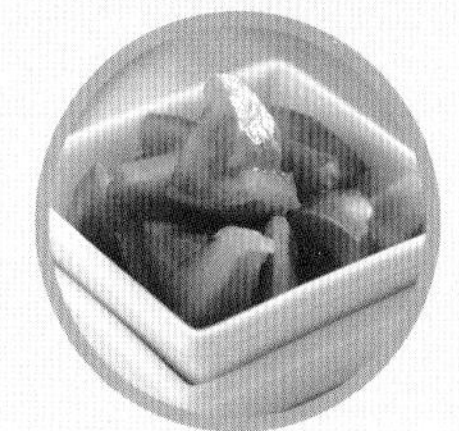

如何才能有效改善肠道微生态环境?
饮食方面，该多吃什么、少吃些什么，
才能"肠"保健康?
阅读本篇章，并贯彻执行，
你也能还原美好肠相，拥抱健康。

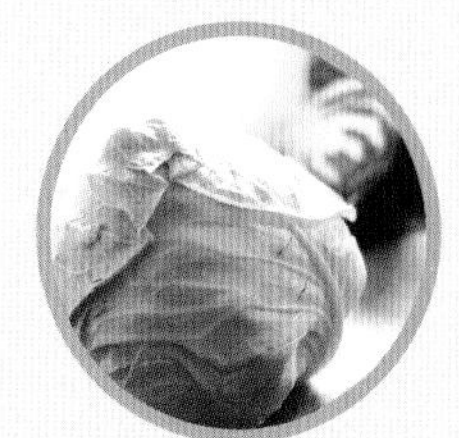

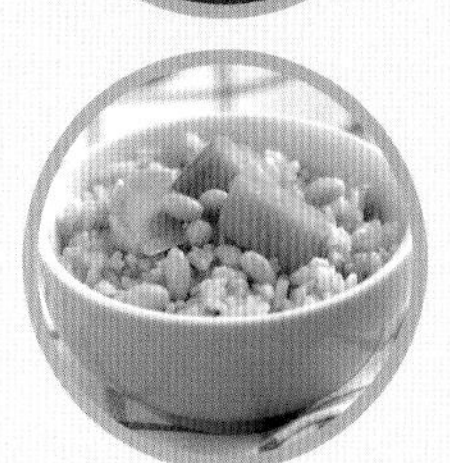

作者：庄福仁 医师

现职：庄福仁肝胆肠胃科诊所院长

学历：中国台湾大学医学系

经历：中国台湾长庚医院肝胆肠胃科主治医师
前联安诊所健检主治医师

代表著作：《胃病调理特效食谱》
《肝病调理特效食谱》
《便秘通畅特效食谱》
《肠道排毒自然养生法》

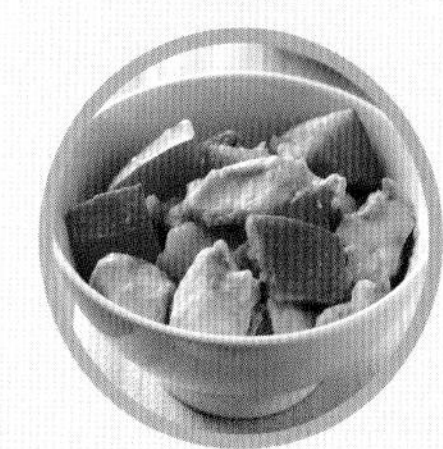

整肠排毒的5种健康好食物

健肠好食物：寡糖、碱性、发酵、黏滑性、香料类食物

寡糖食物、碱性食物、发酵食物、黏滑性食物和香料类食物，对于整肠排毒具有良好功效。以下介绍这5大类型食物的特性，以及它们能保持肠道健康的原因。

1 寡糖食物：有效清洁肠道

寡糖近年来被认为是防治便秘与大肠癌的优越营养素。多摄取含寡糖的食物，是保持肠道健康的方法之一。

寡糖到底是什么呢？它又称作“Oligo”，是一种低热量的糖类，为双糖类物质的总称。寡糖被人体摄取后，能直接帮助增加肠道内的乳酸菌数量，使有益菌在肠道中占有压倒性的优势，有助于维持肠道微生态的健康平衡。

寡糖难以被人体消化吸收，因此不会产生热量，也不会导致血糖上升，是对人体健康有益的天然糖类。

代表食物

黄豆、牛蒡、洋葱、香蕉、蜂蜜

2 碱性食物：促进肠道排毒

保持身体的酸碱平衡，是目前广为人们所接受的健康概念，多摄取碱性食物，还有助于于排除肠道内的毒素。建议平日多摄取海藻、蔬菜、水果、醋等偏碱性的食物，可以保持肠道的健康。

代表食物

海带、苹果、醋、柠檬、菠菜

酸性食物VS碱性食物

酸性食物	碱性食物
海鲜类： 鲍鱼、章鱼、虾、鲷鱼、金枪鱼、鳗鱼、三文鱼、干贝、螃蟹、蛤蜊 **肉、蛋、豆类：** 火腿、培根、鸡肉、猪肉、牛肉、蚕豆、蛋黄、豌豆、炸豆腐 **五谷杂粮类：** 花生、榛果、核桃、白米 **面食类：** 面粉、面包、用白糖做的西点 **乳制品和酒：** 乳酪、奶油、酒	**蔬菜类：** 芹菜、土豆、红薯、香菇、胡萝卜、白萝卜、圆白菜、洋葱、玉米、菠菜、竹笋、黄瓜、茄子、莲藕 **水果类：** 香蕉、草莓、苹果、菠萝、樱桃、梨子、桃子、西瓜、柠檬 **豆类：** 绿豆、红豆、扁豆、豆腐 **海菜类：** 海带 **调味料：** 醋

3 发酵食物：使肠道更有活力

要使肠道保持健康，平常不妨多吃发酵性食物。为何发酵食物能促进肠道健康？关键就在于乳酸菌。

发酵食物中的乳酸菌具有吸附胆固醇的效果，能降低胆固醇，并使胆固醇随着粪便排出体外，具有保护肠道与清洁血液的作用。

腌制食物就是一种发酵食物，含有丰富乳酸菌。在腌制蔬菜的过程中，乳酸菌等微生物会发挥作用，使蔬菜充分吸收维生素B_1与各种矿物质，人体食用后清肠效果较佳。

且因发酵食物酸度较高，能有效刺激肠胃蠕动，帮助分泌更多消化液，进而促进肠道的消化代谢。腌制食物虽富含有益菌，但也含高糖、高盐，不宜过量食用，以免引发成其他疾病。

代表食物

泡菜、酱腌萝卜、纳豆、味噌、优酪乳

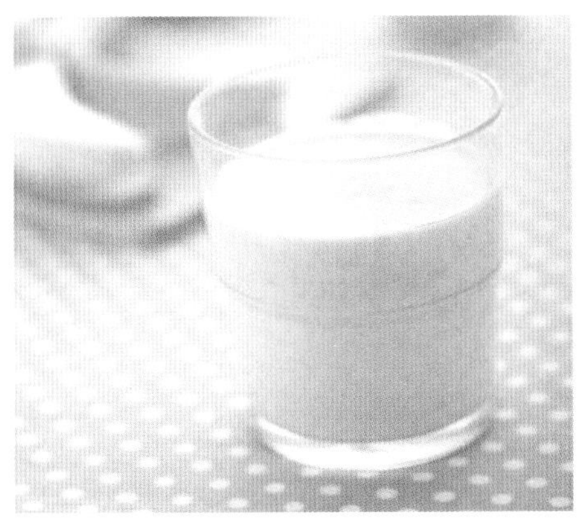

4 黏滑性食物：整肠效果最优

多吃黏滑性食物也是保持肠道健康的原则。所谓的黏滑性食物就是含有黏液的各种海菜、蔬菜等高纤维食物，这些含有黏液素的食物，能有效地改善肠道内环境恶化的现象。

黏液主要为葡甘露聚糖与蛋白质等成分结合的物质，能在肠道内形成凝胶，刺激肠道蠕动，有助于于消除便秘。同时凝胶会将食物缓慢推进消化道，防止血糖急速上升，因此也能调整血糖值。

黏液还能有效保护胃部黏膜，促进肠道消化，并促使细胞活性化，保护肝脏与肾脏的功能。

代表食物

海带、山药、秋葵、香菇、芋头

5 香料类食物：适当提供肠道刺激

平常摄取香料类食物，也可以维护肠道健康，帮助肠胃蠕动与消化。平常消化不良或经常食欲不振的人，不妨适量地摄取一些含有健胃整肠效果的香料类食物，有助于于调整胃肠功能。

薄荷、紫苏、梅干、芥末、咖喱、茴香等食物，因为含有多种香料成分，可以促进肠道分泌消化液，同时也能舒缓肠道的紧张状态，帮助肠道顺利地进行消化，从而改善便秘。

代表食物

薄荷、紫苏、芥末、咖喱、梅干

如何维持肠道内菌群平衡？

每天至少应该补充150亿～200亿个有益菌

国际科学期刊所发表的医学临床报告指出，人体每天至少应该补充150亿～200亿个有益菌，才能发挥促进肠道健康的效果。

有益菌的8大好处

1 改善肠道内环境

有益菌能抑制有害菌在肠内进行繁殖，使肠道能持续发挥正常功能，促使堆积在肠道内的毒素排出体外。

2 延缓身体老化

有益菌能启动身体细胞内的多种抗氧化物质，减少自由基对身体器官产生的伤害，延缓身体组织的老化。

3 保护内脏器官

各种有益菌的增加，能有效抑制腐败菌的繁殖，从而减少内脏吸收有毒物质的机会，可以有效保护内脏，使其能发挥正常功能。

4 调节内分泌

有益菌能有效调节身体的内分泌，使皮肤正常代谢，保持健康美丽，有助于延缓衰老。

5 参与消化代谢

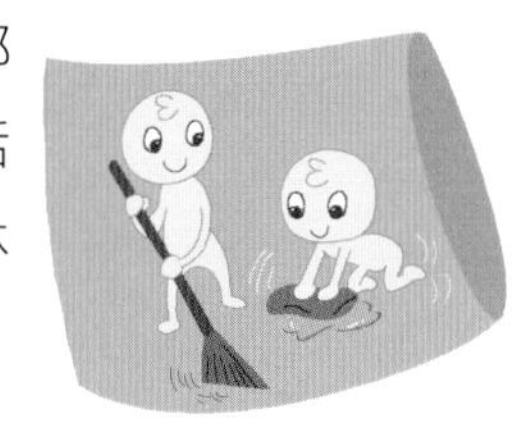

肠道内的部分有益菌含有的活性物质，能参与体内蛋白质、脂肪、糖类的代谢作用，使食物的消化运作更顺畅。

6 帮助吸收维生素

肠道中的各种有益菌能帮助人体从食物中吸收各种必需的维生素，如维生素K、叶酸、B 族维生素等。

7 促进肠道蠕动

有益菌中的乳酸杆菌，能分泌大量的乳酸物质，帮助加快肠道蠕动，促使粪便快速排出体外。乳酸杆菌也能减少有毒物质对肠壁的刺激，有效预防大肠癌。

8 增强身体的防御力

肠道中的许多有益菌都能增强身体的免疫能力。通过产生醋酸与丁酸等抗菌物质，抑制有害细菌的繁殖，如此能增强身体的免疫力，使身体免受致癌细菌的入侵。如双歧杆菌与乳酸杆菌，能阻止致癌物质亚硝胺合成，达到预防消化道癌症的作用。

认识各种常见有益菌

有益菌名称	主要功能
拟气杆菌	● 预防感染 ● 辅助消化与吸收 ● 防止有害菌繁殖
双歧杆菌（又称“比菲德氏菌”或“B菌”）	● 保护免疫系统 ● 预防身体感染 ● 帮助肠道消化与吸收
长型双叉杆菌（又称“龙根菌”）	● 辅助消化与吸收 ● 增强身体与肠道的免疫功能
厌氧性链球菌	● 预防感染 ● 防止肠道发炎
嗜酸乳杆菌（又称“A菌”）	● 赶走有害菌 ● 促进肠道蠕动 ● 阻止致癌物质亚硝胺合成

帮助有益菌繁殖的好食物

适量摄取以下6大类食物，能有效帮助提高有益菌菌数，维持肠道健康。

1 乳酸饮料

乳酸饮料中含有的丰富的乳酸菌，被认为是对抗大肠癌的重要营养成分。乳酸菌有助于对抗肠内腐败物质，预防大肠癌，并有效刺激免疫系统，提高人体对抗癌症与各种有害物质的能力。

2 乳制品

约有70%的有益菌被应用在乳制品中，因此在优酪乳、酸奶等乳制品中可摄取丰富的有益菌。其他如牛奶、乳酪等，也都是优良的有益菌来源。

3 腌制食品

以味噌腌制的蔬菜或黄豆腌渍的食物中，经常存在着大量有益菌。这是因为豆酱或味噌，能在腌制过程中产生发酵作用，促使乳酸菌增加。

4 添加有益菌的副食品

市面上可以买到各种添加乳酸菌或其他有益菌的补充营养品，方便忙碌的上班族补充肠道所需要的有益菌。

5 富含寡糖的食物

许多蔬菜与豆类食物中，都含有丰富的寡糖，其最大功能是促进肠内的乳酸菌生长，并使肠道中的有害菌逐渐减少。寡糖经人体摄取后，大多能直接抵达大肠，成为促进有益菌繁殖增长的原料，创造有利于有益菌的肠道内环境，帮助改善便秘。

6 膳食纤维

膳食纤维是肠道中有益菌的营养供给来源，当人体摄取的膳食纤维越多时，就能越有效地增加有益菌数量，从而保持肠道健康。肉类不含膳食纤维，蔬菜、水果中的膳食纤维含量较高，五谷杂粮与海菜类、菇蕈类食物中也有丰富的膳食纤维。

膳食纤维整肠有一套

高纤维饮食，可预防便秘、整肠排毒

认识膳食纤维

人体摄取在进入消化道的食物后，有部分无法被消化酵素所分解吸收的，就是膳食纤维。膳食纤维主要存在于豆类、五谷杂粮、蔬菜与水果中，分成水溶性与非水溶性膳食纤维，虽然两者的效果不同，但都是肠道中的优质“清道夫”，能发挥清除毒素和排除废物的功效，促进肠道蠕动。

膳食纤维可以说是保障肠道健康最重要的营养素，多摄取膳食纤维能促进有益菌繁殖，任何一种膳食纤维对于肠道健康皆有助于益。要提醒您注意的是，肉类中完全不含膳食纤维，如果您长期吃肉不吃蔬菜，就无法充分摄取膳食纤维，肠道的健康也会亮起红灯。

膳食纤维的清肠作用

膳食纤维为何能改善肠道健康呢？因为它可刺激肠道蠕动，缩短排便时间，预防便秘。多摄取膳食纤维，还可加速将胆固醇与甘油三酯排出体外，抑制肠道内有害菌的活动，增加肠道有益菌的数量，以稳定肠道内微生物的生环境。膳食纤维清肠排毒的功能，主要来自于它的4大特性：

1 碱性

膳食纤维属于碱性物质，能在肠道中进行中和作用，有助于驱赶有害的酸性物质，防止酸性物质堆积腐化，使肠道环境恶化。

2 黏性

膳食纤维在肠道中吸收水分时，能形成黏稠性的物质，能有助于于吸附毒素，并延缓食物通过消化道的时间，防止血糖值在短时间内快速攀升，帮助控制血糖值。

3 吸附性

膳食纤维具有吸附毒素的效果，能在肠道中吸收食物残渣的毒素与金属，并包覆成粪便，将毒素排出体外，可防止肠癌。

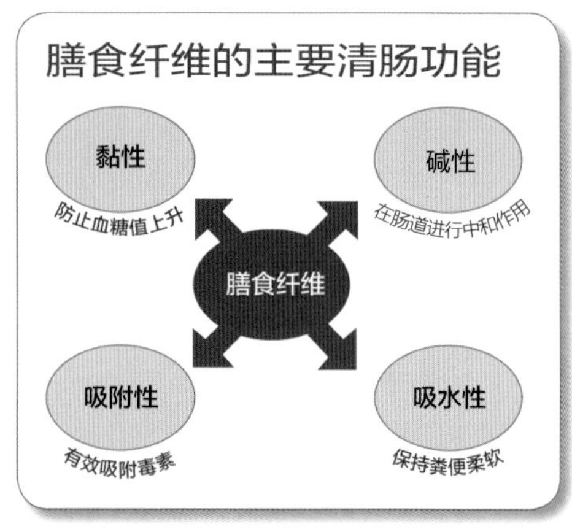

4 吸水性

膳食纤维能在肠道中大量吸收水分，保持粪便的柔软，如此粪便就能轻易地排出体外，预防排便困难。

水溶性膳食纤维

水溶性膳食纤维是能溶解于水中的纤维，具有黏性，能在肠道中大量吸收水分，使粪便保持柔软。

水溶性膳食纤维能有效增强使肠道中有益菌的活性化，帮助有益菌大量繁殖，保持肠道的生态健康。它也能有效吸附胆固醇、胆酸与甘油三酯，并有助于于减少肠道对过剩营养的吸收，促使过剩营养与毒物排出体外。

非水溶性膳食纤维

非水溶性膳食纤维是无法溶解于水中的纤维，能在肠道中大量增加粪便体积，增加粪便量，同时能吸收水分，使粪便软硬适中。非水溶性膳食纤维也能有效刺激肠壁，使肠道保持正常蠕动，帮助排便。

如何有效摄取膳食纤维?

1 每天最好摄取至少30～35克的膳食纤维。

2 多吃高纤食材，如全麦面包、绿色蔬菜、胡萝卜、红豆等。

3 食用蔬果外皮，如土豆、胡萝卜、红薯等，洗净后连皮食用。

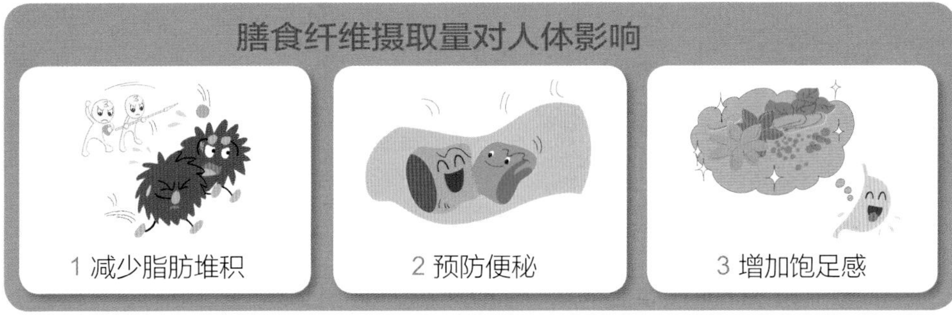

膳食纤维的类型

项目 \ 纤维类型	非水溶性膳食纤维	水溶性膳食纤维
主要功能	1 调节肠道功能 2 防止便秘 3 保持大肠健康 4 增加饱足感	1 减少血液中的胆固醇 2 调节血糖值 3 降低心脏病的发生几率 4 预防便秘
代表食物来源	全麦面包、坚果、种子、圆白菜、红薯、芋头、胡萝卜、白萝卜、谷物	香蕉、苹果、燕麦、海带、紫菜、裙带菜、香菇、蘑菇、魔芋

保健肠道必吃的5种营养素

摄取有益肠道的营养素，让你“肠”保健康

想要通过借由饮食来保健肠道，以下5大营养素千万不能少。

维生素A

维生素A有助于于消除体内毒素，避免毒素入侵肠道，还有优越的代谢效果。当摄取过多高蛋白或高脂肪食物时，不妨多补充维生素A，可避免高蛋白食物在肠道内堆积腐败而形成胺类物质，减少肠道罹癌几率。

代表食材

胡萝卜、青椒、菠菜、南瓜、西红柿、动物肝脏、鳗鱼、奶类、橄榄

B 族维生素

B组维生素能保护消化系统，具有促进消化的作用。维生素B_1与维生素B_2能促进肠胃蠕动，并促进蛋白质、脂肪与糖类的代谢；维生素B_6则可增强消化系统的功能，让食物在体内被顺利消化，并可提高人体代谢能力，避免毒素在肠道中堆积。

代表食材

黄豆、米糠、玉米、麦片、豌豆、蘑菇、动物内脏、猪肉、鳗鱼

维生素C

摄取充足的维生素C能促进肠道消化，抑制肠道内部致癌物的形成，预防致癌作用的发生，有效降低罹患食道癌与胃癌的几率。

代表食材

豌豆、青椒、木瓜、柳橙、草莓、西红柿、柠檬、橘子、猕猴桃

胡萝卜素

胡萝卜素能抑制癌细胞生成，并有效对抗已经癌变的细胞。经常摄取丰富的胡萝卜素，能降低癌症发生的几率。

代表食材

胡萝卜、红薯、南瓜、木瓜、芒果、橘子、柿子、枇杷、菠菜、韭菜、动物肝脏

果胶

果胶进入肠道时，会形成胶状物，包覆铅、汞、锰等有毒物质，将其排出体外，防止毒素堆积肠道，造成感染。

代表食材

苹果、橘子、甜菜、豌豆、秋葵、胡萝卜

小心！让肠道消化不良的黑名单食物

少吃以下8大类食物，以免造成消化不良，伤害肠道

吃对食物能保健肠胃，对肠道健康有害的食物，也要尽量避免食用。

1 肉类（五花肉、里脊肉）

肉类中完全不含膳食纤维，无法促进消化代谢。肉类中脂肪较多，不易消化，人类需要分泌较多胆汁来消化，否则食物易在肠内堆积腐败。

2 动物性脂肪和人造奶油

动物性脂肪（如牛油、猪油、猪皮等），会刺激胆汁分泌，产生大量胆汁酸，并促使肠道内细菌繁殖，改变肠道菌群的生态平衡，使胆汁酸盐形成致癌物。人造奶油会增加人体对维生素F的需求量，容易干扰免疫系统，并使肠壁的渗透性增强，使细菌容易穿过肠道内壁。

3 白糖

白糖会促使细菌在肠道中迅速繁殖，使肠道内的大肠杆菌增生；且食用过多白糖很容易使血糖升高。

4 酒精、刺激性食物

酒精、碳酸饮料或刺激性食物容易刺激肠道黏膜，加重肠道负担，影响消化功能。若经常大量食用，容易罹患直肠癌与结肠癌。

5 面包、蛋糕

食用以精制面粉做成的面包、蛋糕、糕点等，会使肠道消化不良，且会使粪便变硬，对肠道健康有害有无益。

6 油炸和烧烤食物

常吃油炸、烧烤食物，容易在体内产生致癌物，破坏肠道免疫系统。

油炸食物会使肠道消化困难，影响代谢顺畅进行。若油炸时所使用的油脂不干净，很容易引发肠道代谢障等问题。

7 烟熏、腌制食物

加工过的腌制食物在肠道中不容易消化，吃太多会增加肠道负担。若制作环境受细菌污染，人体食用后，容易导致肠道发炎。经常食用这类食物，不仅不易消化，容易积累毒素，且其中含有的亚硝胺化合物，会增加人体罹癌风险。

8 加工食物

加工食物在制作过程中会加入大量人工添加物，人体若长期摄取，会使毒素堆积肠道，影响肠道健康。例如泡方便面中含有许多防腐剂与色素添加物，容易破坏肠道免疫系统。

预防便秘5大绝招

多喝水、吃早餐、晚餐少量、改变饮食习惯、多运动

绝招1 每天多喝水

摄取充足的水分，才能使身体保持正常代谢，顺利将肠道毒素与脂肪排出体外。水还能促进肠胃蠕动，使肠道湿润，使粪便顺畅地排出。

每天喝8大杯的水（每杯200~250毫升），以温水为佳，更有利于于肠道吸收，并养成固定时间饮水的习惯。尽量避免喝蒸馏水，因为其水质较酸，较易伤害肾脏。

一日最佳的饮水时段

喝水时段	水量和种类
早晨刚起床	2杯温开水
8:30	1杯温开水
10:00	1杯柠檬水
午饭前	1杯温开水
午饭后半小时	1小杯温开水
15:00	1杯温开水或花草茶
17:30	1杯温开水
19:00	1杯温开水

绝招2 每天吃早餐

想要有效改善便秘，每天一定要吃早餐。

胃肠经过整夜的消化，到了早晨早已空空如也。如能均衡地摄取营养，则能促使肠道消化，有利于早餐的代谢。足够的膳食纤维与营养，能提供足够生成粪便的原料，对于缓解便秘是最好的改善之道。

早餐尽量多选择谷物食品，其富含碳水化合物，能提供充分的能量，可帮助消化。谷物食品中的高纤维，也能促进胃肠的代谢。

绝招3 晚餐别吃太多

晚餐吃得太丰盛时，过剩的营养会刺激胃黏膜，促使胃酸过度分泌，易引发胃溃疡；过于油腻的晚餐，也会难以消化。

由于夜晚离睡眠时间很近，如晚餐后没有进行运动，所摄取的高脂肪食物将堆积在胃肠中，无法被充分消化吸收，易使大肠的代谢出现异常，影响排便顺畅。

预防便秘的最佳用餐时间

三餐	最佳用餐时间
早餐	7:00
午餐	12:00~13:00
晚餐	17:00~18:00

绝招 4 改变饮食习惯

吃东西细嚼慢咽：当您细嚼慢咽时，口腔中的唾液分泌增加，胃酸与胆汁的分泌就会减少，如此能更有效地保护胃肠。慢慢进食能让胃肠的消化进行得更好，能使食物在正常时间内被吸收分解，以防止消化不良，改善长久以来的便秘。

多吃高纤维食物：植物性食物中的丰富膳食纤维能促进排便，有助于将肠道内的代谢物质排出体外。

多吃含矿物质的食物：钙能清洁血液，还能增强肠道功能，保持全身的循环通畅，使皮肤变得润泽美丽。

少吃高脂肪的食物：暴饮暴食会引起消化不良性的急性腹泻。急性腹泻者建议少吃肉类，多吃粥品、低纤维或流质食物等易消化的食物，让肠道好好休息与恢复。

绝招 5 多做运动

建议每晚进行仰卧起坐，白天充分利用空余时间多走路，回家后不要只坐不站。保持多运动的习惯，能逐渐帮您促进肠道代谢，消除小腹的肥肉。

走路是一种温和的全身运动，能促进血液循环，有效增强心脏功能，帮助消除血液中的胆固醇。走路也能促进肠道蠕动，帮助消化吸收，有效改善因为肠道消化障碍所引发的心血管疾病。

预防便秘5大绝招
1 每天多喝水
2 每天吃早餐
3 晚餐别吃太多
4 改变饮食习惯
5 多做运动

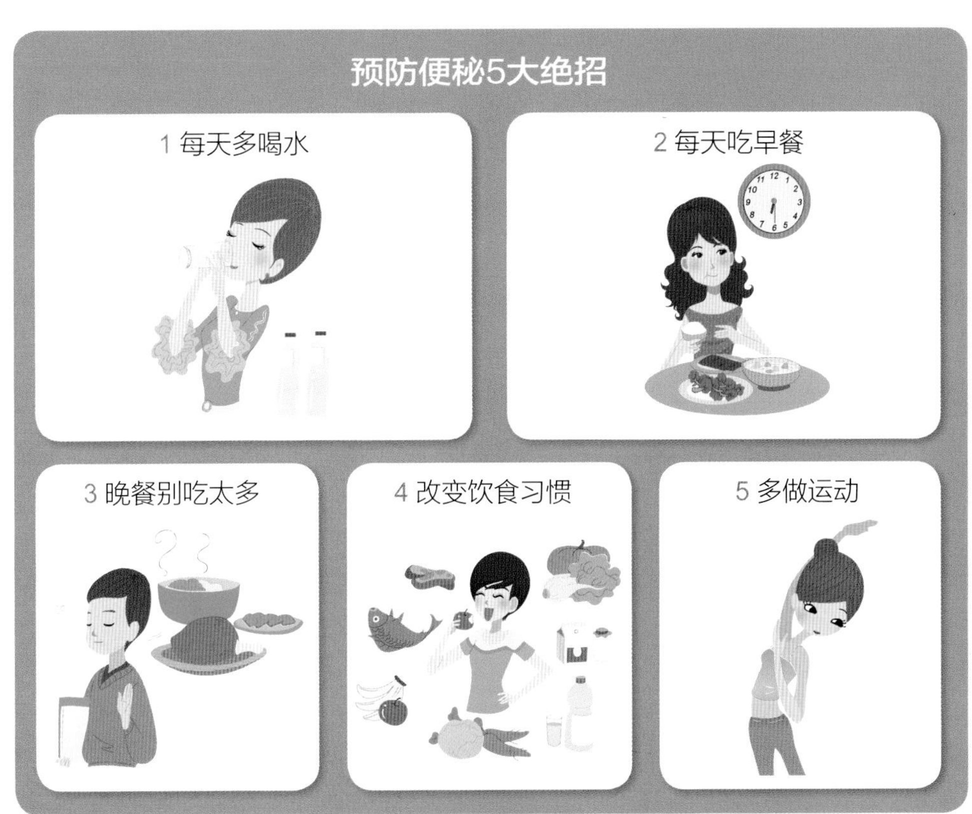

食物不可思议的消化旅程

食物进入口腔后，需经过9米的消化管道、12个小时的消化时间

人体的胃肠到底如何吸收每天摄取的食物？食物的消化为什么会碰到问题？过油或过腻的饮食，为什么会造成人体无法消化的现象呢？

肠道是司掌人体消化的主要器官，人体所吃的各种食物，都要经过肠道的消化作用。理解食物在体内的消化旅行，将使你对消化系统的构造有更进一步的认识。

漫长的消化过程

人体的消化系统从口腔开始，经咽喉、食道、胃、小肠、大肠、肛门，共长约9米。消化系统的主要职责是消化摄取的食物，吸收食物中的营养成分，排出代谢后形成的粪便。

通常整个消化过程约需12个小时，才能将食物基本消化。

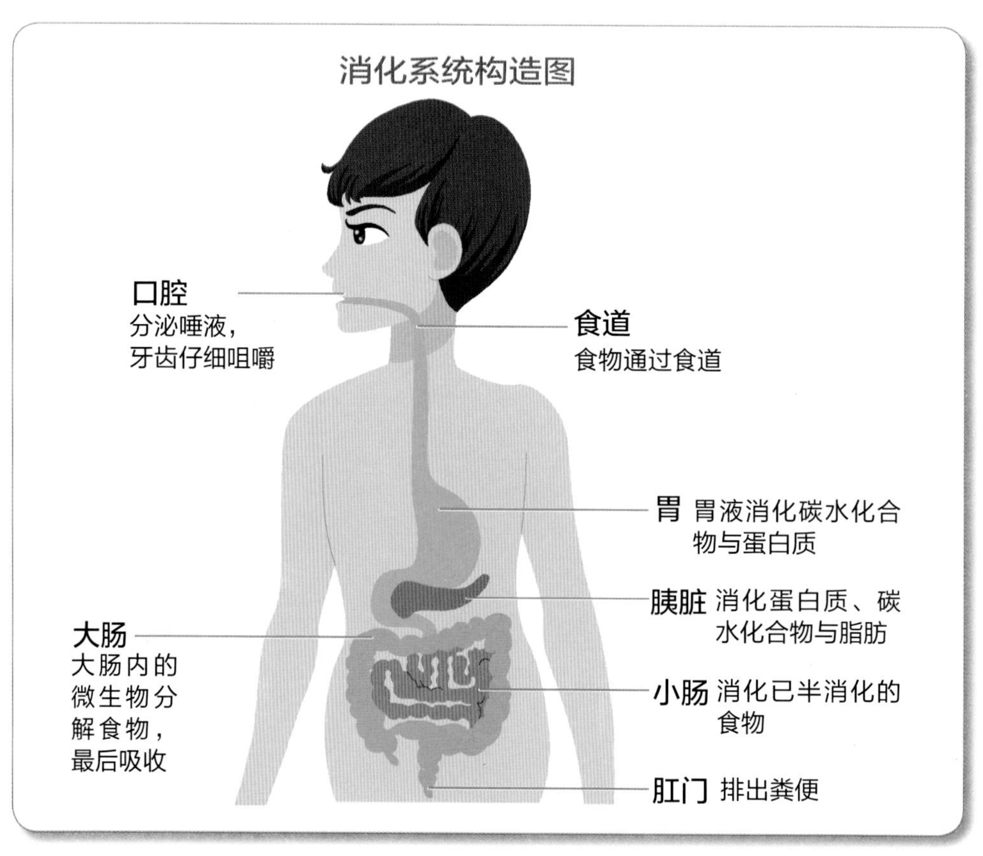

大脑与食物消化的关系

大脑在食物消化的最后阶段发挥着重要功能，脑部接收直肠发出的信号，就会产生便意，使粪便顺利排出。

大肠与大脑共同合作，主导着顺畅排便的作用，因此也很容易受到压力与紧张情绪的影响。

食物消化的过程

消化器官		在消化过程中扮演的角色
口腔		● 食物在口腔中被咬碎，与口腔分泌的唾液混合，然后被吞下进入食道，通过食道后进入胃部。
胃部		● 胃部接受食物后，会向脊髓发出食物送达胃部的信号。 ● 胃液与胃蛋白酶共同分解食物，使食物被消化吸收。 ● 食物呈现粥状，流入小肠。
小肠	十二指肠	● 肝脏、胆囊分泌消化液，主要功能是分解脂肪。 ● 胰脏分泌胰液，主要分解蛋白质与脂肪。 ● 碱性的消化液对送达的食物进行分解。
	空肠	● 吸收分解后的氨基酸、葡萄糖、维生素、矿物质与脂肪酸，通过血管与淋巴被送达全身。
	回肠	● 吸收食物中的养分与水分。 ● 把剩余的食物残渣移送到大肠。
大肠	盲肠与阑尾	● 接收小肠送过来的食物残渣。 ● 防止食物残渣出现逆流现象。
	升结肠	● 吸收食物中的水分，使食物残渣形成半液态粪便。
	横结肠	● 继续吸收半液态食物残渣中的水分，形成粥状的粪便。
	降结肠	● 使粥状粪便形成固态的粪便。
	乙状结肠	● 留存粪便，等到粪便堆积一定量时，通过蠕动送到直肠。
	直肠	● 粪便抵达直肠时，会将信号送达大脑产生便意。 ● 大肠进行蠕动，产生腹压，放松肛门即可把粪便排出体外。
大脑		● 大脑是产生便意的关键部位。 ● 胃部通过脊髓发出信号，再传达到小肠与大肠，最后传达给大脑，通过相互传达信息的方式，使排便顺畅进行。

从粪便看肠道健康

排便顺畅是健康肠道的保养重点

你每天都正常排便吗？很多人都曾认为排便是微不足道的事情，但了解消化系统的运作模式后，都会清楚地认识到，排便顺畅是保持肠道健康的重要关键。

粪便是如何形成的

正常排便意味着人体每天代谢后的毒素与废物，能顺利地排出体外，使人体能够正常地运作，毒素也不会滞留体内而引发疾病，这样就能常保肠道与免疫系统的健康。

粪便是如何形成的呢？正常情况下的直肠是空的，里面没有存留粪便。但是当食物残渣在大肠内停留时，一部分的水分会被大肠的黏膜所吸收；同时食物的残渣经过大肠杆菌的发酵作用后，就会形成粪便。

每天排便一次，每次2~3分钟

每天排便一次是最基本的肠道健康指标。如果无法每天排便一次，至少也要2天一次，若超过2天以上不排便的，就不能称为健康的排便习惯。排便量也是判断肠道健康的指标之一，每次正常排便量应至少达150克以上，约为一根香蕉的重量。如厕时间也不该过长，正常来说每次排便只需2~3分钟。

人体不同管道所排出的废物的比重

要身体健康，代谢功能一定要保持健康，才能将废物、毒素排出体外。人体每天新陈代谢后的废物，主要是通过汗水、尿液和排便这三种形式排出体外，所占比例又以排便为主，可见排便正常与否，对身体健康的影响有多大。

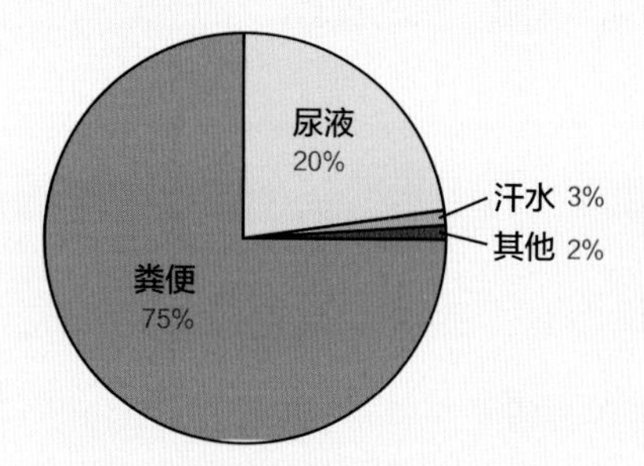

人体不同管道所排出的废物的比重

健康粪便应呈黄褐色

粪便的外观也是重要的判断依据。健康的粪便颜色，应呈现黄褐色，颜色过深，通常是堆积在肠道已久的宿便，代表你的肠道内有细菌腐化情形。若粪便出现全黑的颜色，代表肠道出现病变现象，建议就医接受治疗。若粪便浮在水面上，且粪便中的气泡较多，意味着你摄取的膳食纤维够多，肠道比较健康。

从粪便形状可看出肠道健康

颗粒状： 粪便像小鸟或兔子的粪便，呈现干燥坚硬的小颗粒状时，表示粪便含水量太少，是较严重的便秘，肠道蠕动功能明显衰弱。

硬块状： 粪便呈现较大的硬块状，表示肠道内缺乏水分，肠道蠕动情况不太理想。这类型的粪便很容易形成宿便堆积在肠道，成为疾病的根源。

水状或泥状： 粪便呈现水状或泥状时，代表含水量过多，可能是腹泻或是肠道中宿便堆积的现象过于严重。

香蕉状： 形状为长条状且软硬适中的粪便，代表膳食纤维摄取适量，能充分吸收水分和毒素，在肠道中顺利膨胀，形成香蕉状的粪便顺利排出体外。

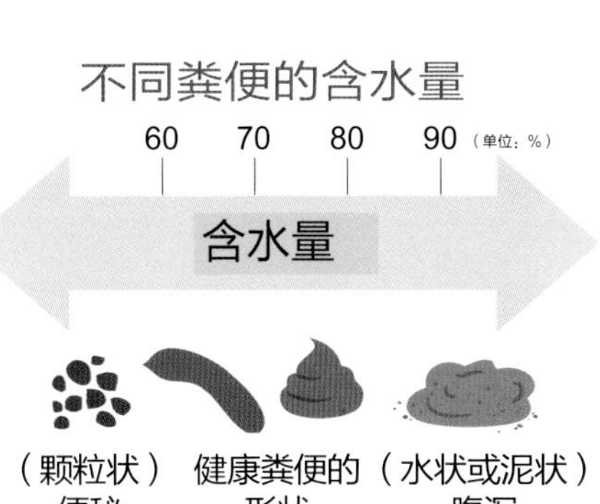

粪便是否浮于水上

粪便浮在水上，表示肠道健康。粪便会浮起，是因摄取足够的膳食纤维，产生足够气体，使粪便较轻。

粪便沉入水底，是因膳食纤维摄取较少，气体较少、粪便重量较重。若发现时常出现这种情况，就要注意补充膳食纤维，以避免便秘发生。

粪便气味臭代表有害菌多

正常的粪便，气味应呈现单纯的臭味，或没有太强烈的臭味。健康的肠道中充满各种细菌，在各种细菌的作用下产生的粪便，所发出的气味不会是令人难以忍受的恶臭。

如果你的粪便经常出现恶臭味，应该要留意肠道的代谢问题。如果粪便出现强烈的恶臭、刺鼻的酸臭或强烈的腐败味时，代表你的肠道已出现有害菌的腐败作用，并呈现老化现象。

若人体经常摄取大量有利于肠道有害菌，繁殖高蛋白食物，就会促使有害菌在肠道中繁殖与进行腐败作用，并使粪便产生各种恶臭气味。

Check！从粪便看你的健康

以下叙述符合者请打勾，勾越多，表示你的肠道越健康、年轻。

- □ **排便次数：** 一天至少排便一次
- □ **排便量：** 每次至少150克
- □ **粪便颜色：** 呈现黄褐色
- □ **粪便形状：** 完整的长条形
- □ **粪便硬度：** 软硬适中
- □ **排便状态：** 浮在水上
- □ **气味：** 没有恶臭
- □ **排便时间：** 2~3分钟

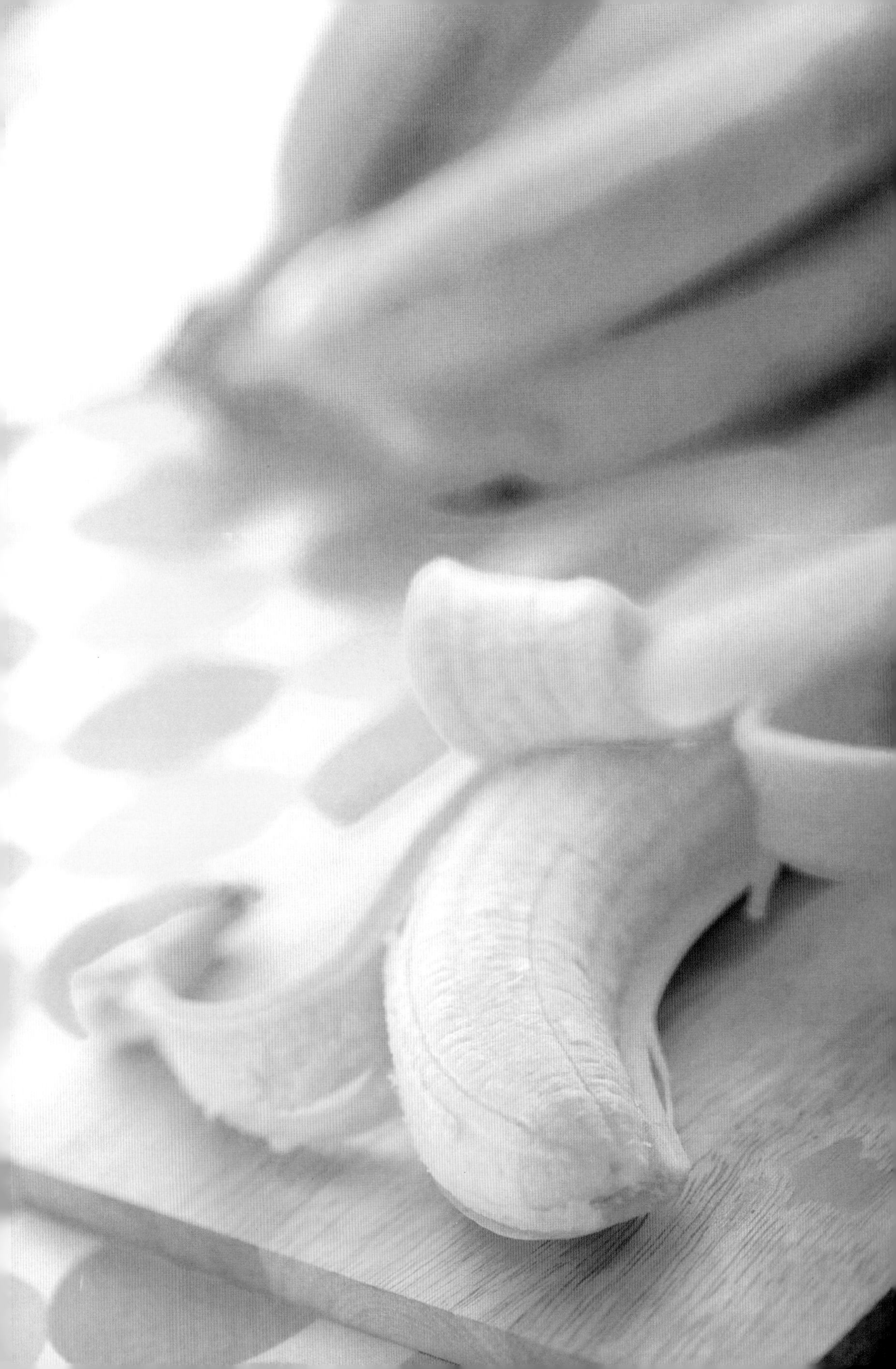

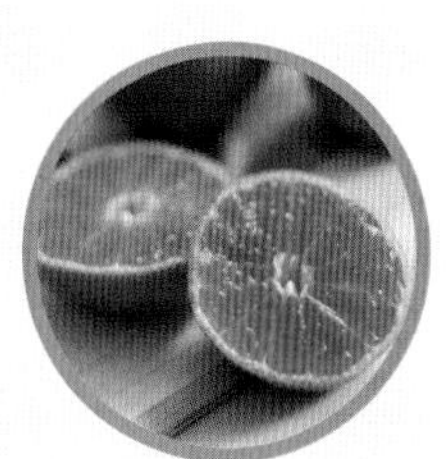

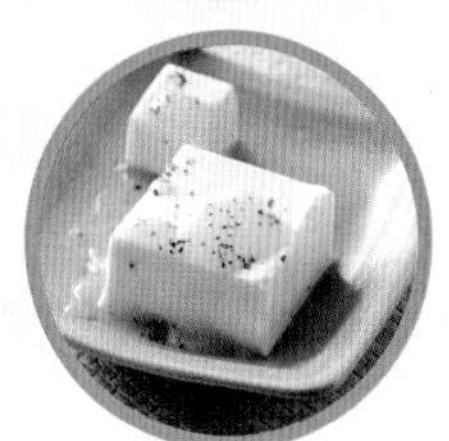

Chapter 2
肠内革命 食疗大扫毒

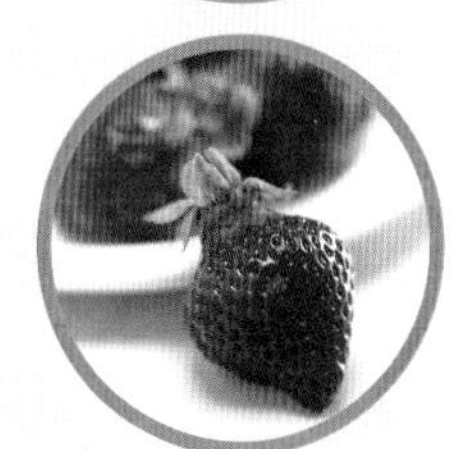

肠道的老化和毒素堆积，影响身体健康，
选择天然健康的食物，能轻松清肠排毒，
帮助肠道蠕动、增加有益菌、进行体内环保，
改变错误的饮食习惯，把握健康关键，
让您无毒一身轻。

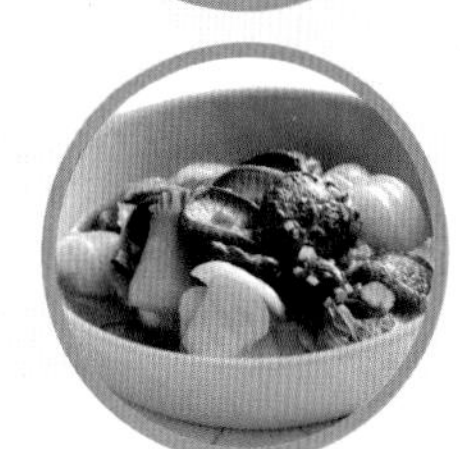

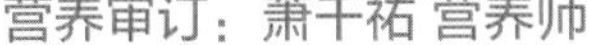

营养审订：萧千祐 营养师

现职： 中国台湾长庚技术学院疾病营养学、美容营养学
养生保健饮食概论讲师

学历与资格： 中国台湾台北医学大学保健营养学博士进修
中国台湾台北医学大学保健营养学硕士

代表著作：《维生素·矿物质功效速查图典》
《蔬果保健功效速查图典》《聪明健脑特效食谱》
《高钙防骨松特效食谱》《葱姜蒜保健特效食谱》

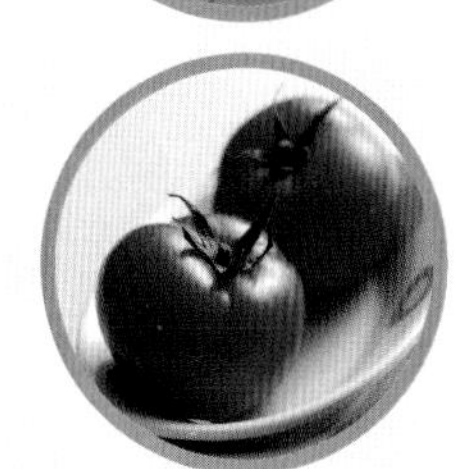

营养分析：陈彦甫 营养师

现职： 中国台湾圣嘉民老人长期照顾中心营养师

学历： 中国台湾辅仁大学食品科学研究所

资格： 专技高考营养师、素食厨师执照

经历： 中国台湾基督教医院营养师、中国台湾士林葫芦国小驻校营养师

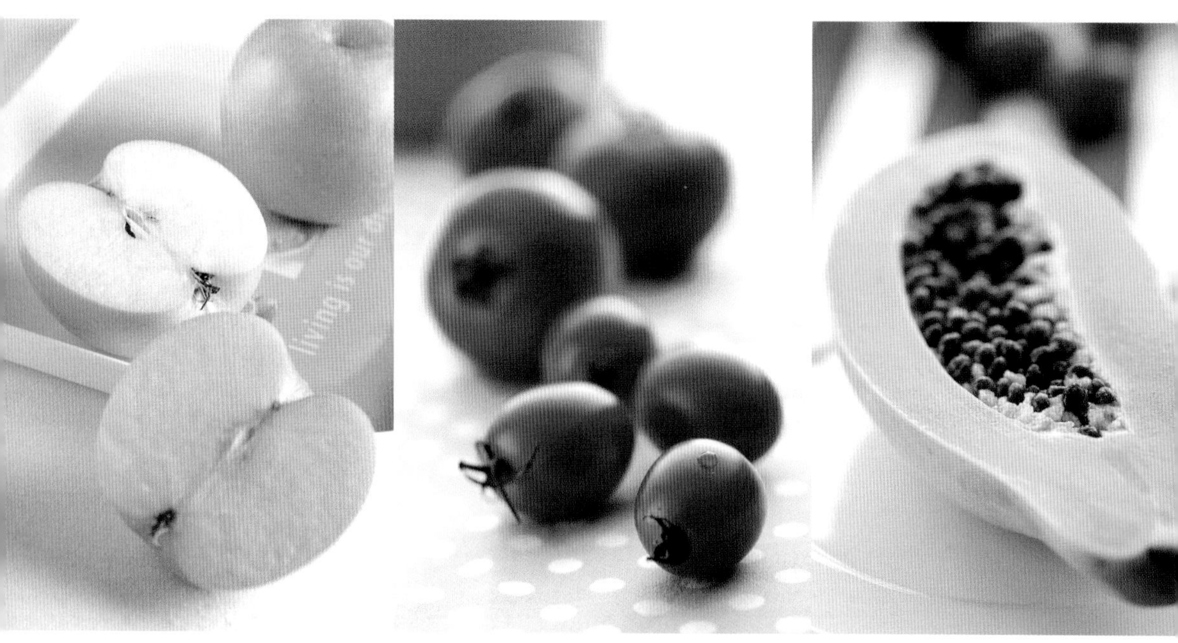

新鲜水果类

新鲜水果含有大量维生素及膳食纤维，对于促进消化、帮助新陈代谢相当有益。平常在正餐之外，也应注意每天摄取适量的水果，均衡体内的营养成分，并消除囤积在体内的不健康物质。

有几种水果对于身体的净化特别有效，如苹果能使体内有益菌数量增加、活跃与旺盛，进而促进肠道蠕动；而木瓜可改善肠胃炎、消化不良。但在选用水果时也应特别注意，避免食用过量与自身体质不适合的水果，以免造成反效果，损害身体功能。

Point 帮助肠胃消化、吸收的天然制酸剂

香蕉 Banana

健肠有效成分

5- 羟色胺、多巴胺
果胶

食疗功效

润肠通便
促进肠胃蠕动

- 别名：弓蕉、甘焦、蕉子、芽蕉
- 性味：性寒，味甘
- 营养成分：
蛋白质、脂肪、糖类、维生素 A、B 族维生素、维生素 C、维生素 E、果胶、磷、钾、镁、钙、类胡萝卜素

○**适用者：**肠燥便秘者、痔疮出血者 ✗**不适用者：**急性或慢性肾炎患者、胃酸过多者

香蕉为什么能健肠排毒？

1 香蕉是一种天然的制酸剂，能有效帮助肠胃蠕动，达到促进肠胃消化、吸收的功能。

2 香蕉中含有 5-羟色胺，有助于减少胃酸分泌，且香蕉的果肉可缓和胃酸刺激，有效改善胃溃疡。

3 香蕉中的大量果胶，能有效吸收肠内水分，使大便成形，不但能通便，还能止泻。果胶还具吸附肠道内细菌和毒素之效，防止肠内有害菌产生，还可配合其他中药材治疗肠道感染。

香蕉主要营养成分

1 香蕉的营养成分中，糖分便占了干物质的 90%以上、蛋白质占 4.4%，而脂肪仅占 0.8%，其中含有的氨基酸高达 14 种。香蕉的钾含量为 400 毫克/100 克，相较于其他水果高出许多。

2 香蕉几乎包含所有的矿物质和维生素，而且膳食纤维含量丰富。其中维生素 A 含量是苹果的 4 倍，且含有多数水果中欠缺的维生素 E，可帮助人体补充所需的营养素。

3 一根净重 100 克的香蕉，热量约为 91 千卡，大约相当于一般人一餐米饭热量的 1/3，所含的葡萄糖、果糖、蔗糖以及膳食纤维，能供给身体即时、持续的能量。

香蕉食疗效果

1 香蕉是 10 大快乐食物之一，其所含的色氨酸，经人体转化之后，能成为帮助舒压、放松的复合胺，使人消除精神紧张，维持好心情。

2 香蕉含有人体所需的能量，热量密度高，可在短时间内提高血糖，对于剧烈消耗热量的运动员而言，是补充体力的首选水果。

3 香蕉中的铁质含量充足，有助于刺激血液中的血色素产生红蛋白生成，从而改善贫血症状。

4 腹泻患者每天吃一根香蕉，可补充体内流失的钾离子。

5 香蕉中含有钾，可平衡体内过多的钠，因此经常食用香蕉的人，罹患高血压或心血管病变的几率较低。

香蕉食用方法

1 香蕉制成奶昔，加入蜂蜜，美味可口，还能使血糖缓慢上升，改善肠胃不适，搭配牛奶食用，更有放松肌肉的功能。

2 香蕉含有丰富的淀粉，适合制成各式点心，如香蕉干糖、香蕉酒等。

香蕉饮食宜忌

1 香蕉有益肠道健康，但香蕉摄取过多，可能会因为糖分在胃中发酵，而引起腹胀，影响肠胃健康。

2 香蕉中镁离子含量高，对于原本电解质较易出现紊乱的人来说，若空腹吃太多香蕉(超过4根)，容易改变体液中的钙、镁比值。若血中的镁浓度增加，对心血管系统会产生抑制作用，而引起肌肉麻痹，造成嗜睡、四肢无力等症状。

3 香蕉糖分较高，1根香蕉的热量约91千卡，约相当于1/3碗的米饭。糖尿病患者应注意香蕉食用量，每次食用以半根为宜。

香蕉蜜茶

改善便秘＋清肠排毒

1人份

- 热量 213.5 千卡
- 糖类 55.6 克
- 蛋白质 2.6 克
- 脂肪 0.4 克
- 膳食纤维 3.2 克

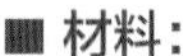

材料：

香蕉1根，绿茶叶3克

调味料：

盐少许，蜂蜜10克

做法：

1 将香蕉去皮，切丁。

2 将香蕉丁与绿茶一起放入杯中，加入滚水冲泡。

3 加入蜂蜜与盐混合后，即可饮用。

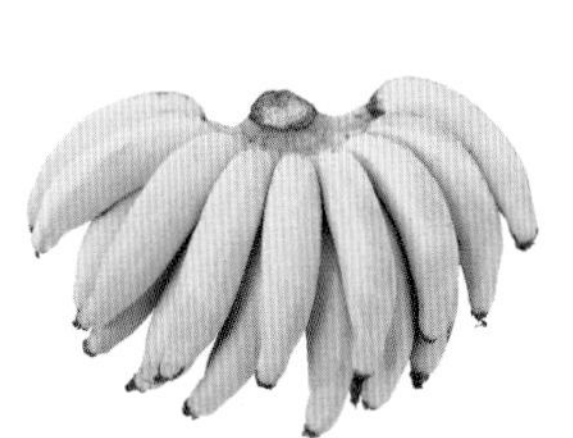

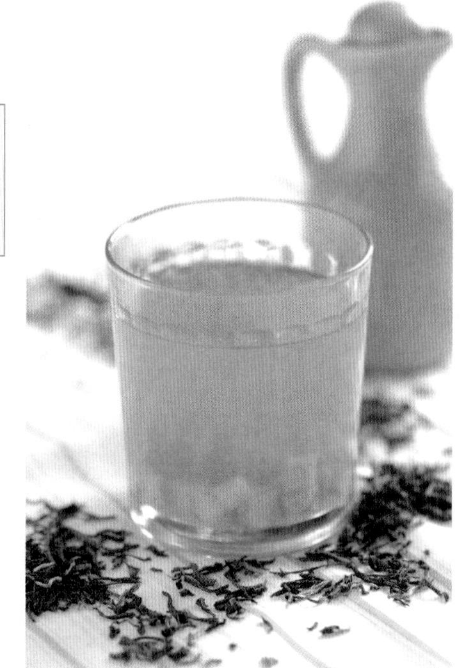

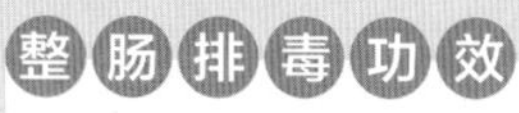

香蕉能清理肠道、改善便秘，且富含多种矿物质，具有稳定脑神经的功能；蜂蜜也有滋润肠道与安抚情绪之效，可有效舒缓头痛症状。

香蕉糯米粥

促进消化 + 健脾益胃

- 热量 709.3 千卡
- 糖类 172.2 克
- 蛋白质 11.9 克
- 脂肪 1.2 克
- 膳食纤维 7.0 克

■ 材料：

香蕉 2 根，糯米 80 克

■ 调味料：

冰糖 1 大匙

■ 做法：

1 将香蕉去皮切小块。

2 将糯米清洗干净，放入锅中，加入清水熬煮成粥。

3 煮滚后，放入香蕉块续煮，再加冰糖调味，以小火煮滚后，即可食用。

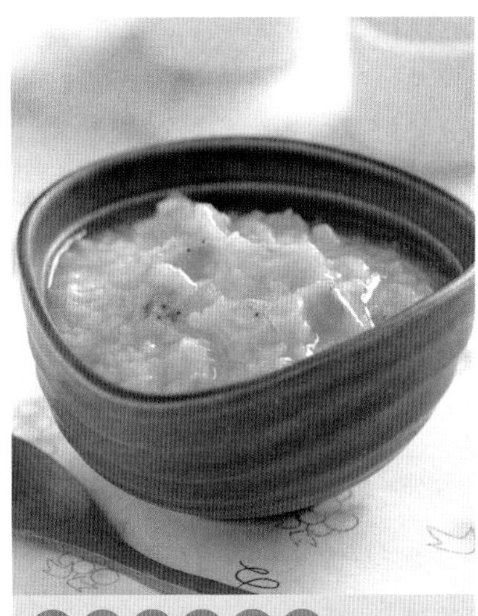

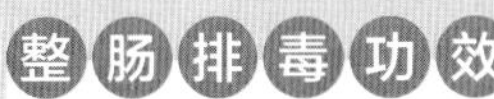

此道料理能缓解便秘的不适症状，有助于滋润肠道，促进消化。能量高的香蕉搭配属淀粉类的糯米，可快速补充元气。

芝麻香蕉

补益肠胃 + 润肠通便

- 热量 452.0 千卡
- 糖类 103.4 克
- 蛋白质 11.7 克
- 脂肪 30.2 克
- 膳食纤维 8.7 克

■ 材料：

香蕉 300 克

■ 调味料：

芝麻粉 2 大匙

■ 做法：

1 将香蕉去皮、切块，装盘备用。

2 均匀撒上芝麻粉即可。

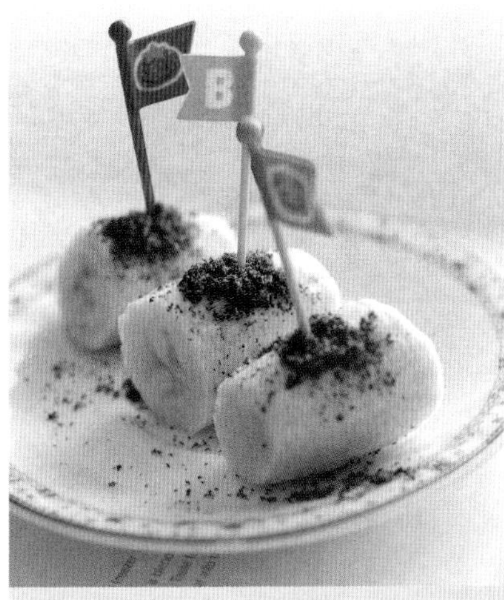

整肠排毒功效

香蕉富含钾和镁，钾能防止血压上升及肌肉痉挛，镁可消除疲劳。香蕉的水溶性膳食纤维，可加速肠道蠕动，排出有毒物质。

Point 促进新陈代谢、排除体内毒素

苹果 Apple

健肠有效成分

果胶、鞣酸

食疗功效

清净肠道
生津解渴

- 别名：柰子、天然子、沙果
- 性味：性平，味甘酸
- 营养成分：果胶、蛋白质、糖类、B族维生素、维生素C、维生素E、钙、钾、磷、铁、鞣酸、膳食纤维

○ 适用者：一般人、便秘者、消化不良者　✗ 不适用者：血糖波动较大者

苹果为什么能健肠排毒？

1 根据研究，苹果中的花青素能有效预防结肠癌。

2 苹果不但有促进消化、改善便秘的功效，还能补充无机盐和维生素等营养。

3 苹果能使肠道内有益菌数量增加、活跃与旺盛，促进肠道蠕动。据实验证实，这些有益菌能使肠道的酸碱值平衡，并会分泌一种可被肠道细胞作为能量来源的化学物质。

苹果主要营养成分

1 100 克的苹果中，含有蛋白质和脂肪各 0.2 克、水分 86 克、糖类 13.5 克、膳食纤维 1.2 克、维生素 C4 毫克、钙 4 毫克与钾 119 毫克。

2 苹果富含糖类、无机盐、维生素、有机酸、多酚、纤维素及黄酮类植物性化学物质，能维持体内酸碱值的平衡，具有降血脂、降血压、稳定血糖等作用。

苹果食疗效果

1 苹果中所含的果胶，可以帮助肠道内有益菌的繁殖生长，这些有益菌除了能改善肠道健康外，还可能减少罹患癌症的风险。据研究证实，苹果中的多酚可抑制癌细胞的增殖。

2 苹果口感爽脆，能生津解渴，也可以舒解身心压力，解酒提神。

苹果食用方法

1 苹果皮中的抗氧化物质及膳食纤维含量相当高，其抗氧化、抗癌等功效更强于果肉。专家建议，吃苹果时最好不削皮，但前提是要将农药彻底洗净。

2 将苹果捣碎制成泥，可喂食幼儿或不便咀嚼的年长者及病患。

苹果饮食宜忌

1 肠胃疾病患者不宜食用过量的苹果，早上空腹时也不宜食用，否则会引起肠胃不适。

2 苹果的糖分含量约占 13.5%，以单糖为主，吸收率高，血糖波动较大者若在空腹时食用，易引起血糖波动，造成身体不适。

苹果酸奶

防老抗癌 + 帮助消化

- 热量 325.6 千卡
- 糖类 48.7 克
- 蛋白质 7.5 克
- 脂肪 12.4 克
- 膳食纤维 3.3 克

■ 材料：

苹果 1 个，开心果 5 克，
酸奶 1 盒（120 毫升）

■ 调味料：

蜂蜜 1 大匙

■ 做法：

1 将酸奶倒入大碗中；苹果洗净去皮与籽，切丁。

2 将开心果捣碎，连同苹果丁加入酸奶中。

3 淋上 1 大匙蜂蜜，充分搅拌后即可食用。

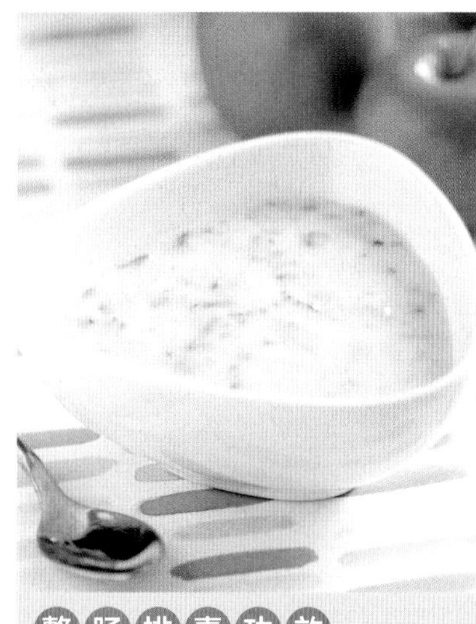

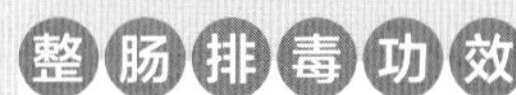

苹果的果胶纤维能促进肠道蠕动；蜂蜜的寡糖可促进肠道有益菌的繁殖；酸奶中的乳酸菌有整肠效果，多吃能有效改善肠道老化。

冰糖炖苹果

2
人份

润肺养胃 + 美颜降火

- 热量 203.4 千卡
- 糖类 49.0 克
- 蛋白质 0.7 克
- 脂肪 0.5 克
- 膳食纤维 2.9 克

■ 材料：

苹果 2 个

■ 调味料：

冰糖 20 克，柠檬汁 1 小匙

■ 做法：

1 将苹果洗净削皮，对半切开后，去蒂及籽备用。

2 取锅，放入 200 毫升水、苹果和调味料，以小火炖煮约 20 分钟即可。

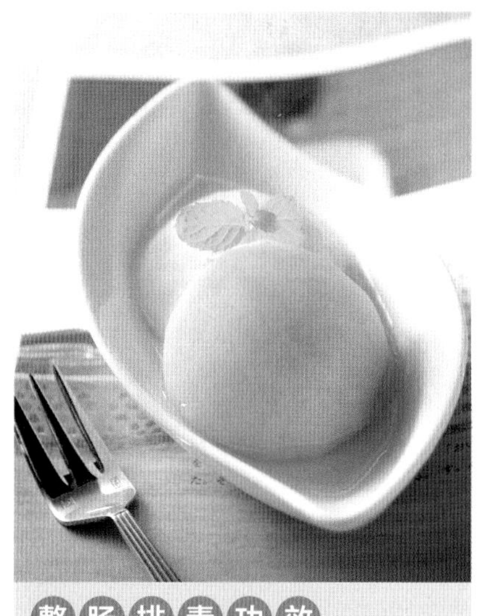

整肠排毒功效

苹果中含有的水溶性膳食纤维，能有效降低肠胃中的胆盐量，减少肠中有害物质；冰糖可润肺、止咳、化痰、祛火。

苹果豆浆

健胃整肠＋稳定情绪

- 热量 69.9 千卡
- 糖类 14.2 克
- 蛋白质 4.3 克
- 脂肪 2.6 克
- 膳食纤维 5.5 克

■ **材料：**

苹果 1 个，
无糖豆浆 150 毫升

■ **做法：**

1 将苹果洗净去皮与籽，切块备用。

2 将苹果块和无糖豆浆放入果汁机中打匀即可。

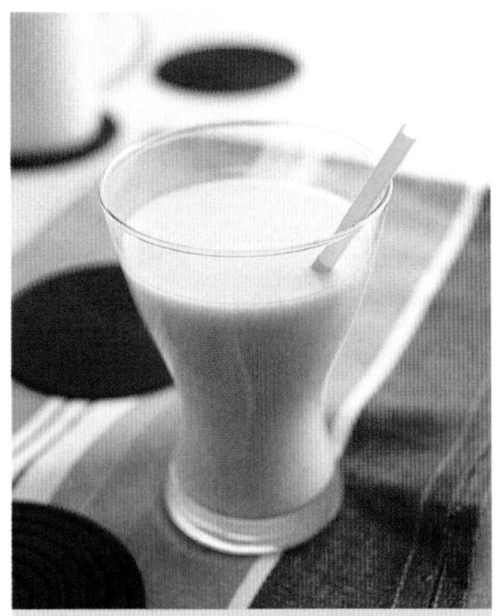

整肠排毒功效

黄豆中含有丰富的皂苷与植物性雌激素，不仅能改善妇女更年期的不适症状，同时对血压的平稳、毒素的排除都有不错的效果。

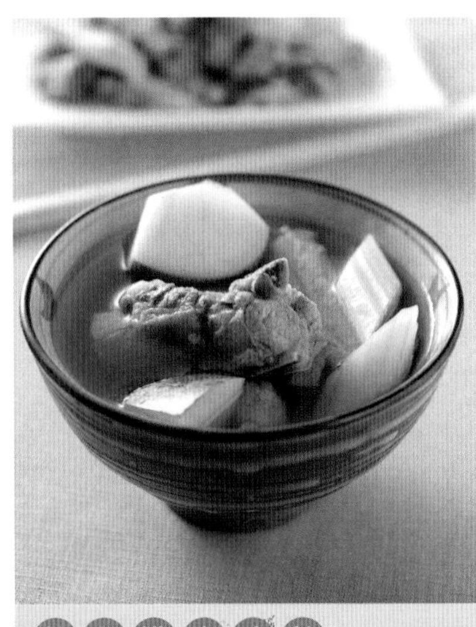

整肠排毒功效

苹果含多种碱性物质，可增强肠道排泄功能；排骨富含优质蛋白质；西芹中的芹菜素能降血压，高血压患者可适量食用。

苹果炖排骨

排毒降压＋滋补脾胃

- 热量 939.0 千卡
- 糖类 50.9 克
- 蛋白质 55.6 克
- 脂肪 57.6 克
- 膳食纤维 7.2 克

■ **材料：**

西芹 100 克，苹果 350 克，
排骨 300 克

■ **调味料：**

盐 1/4 小匙

■ **做法：**

1 将苹果洗净切小块；西芹洗净，撕除老筋后切小段备用。

2 将排骨洗净切块，放入滚水中汆烫过捞出备用。

3 汤锅中加入适量的水煮滚，放入汆烫过的排骨块，再将切好的苹果块和西芹段放入汤锅内，以小火熬煮 25 分钟。

4 最后加盐调味即可。

Point 生津解渴、帮助排毒的"百果之宗"

水梨 Pear

健肠有效成分

酵素
膳食纤维

食疗功效

预防感冒
帮助肠道蠕动

- 别名：雪梨、白梨
- 性味：性寒，味甘、微酸涩
- 营养成分：类胡萝卜素、膳食纤维、苹果酸、酵素、B 族维生素、维生素 C、维生素 E、钾、铁、磷、钙、镁、糖类

○ **适用者：**口干舌燥、便秘、消化不良者　✗ **不适用者：**容易腹泻者

水梨为什么能健肠排毒?

1 水梨含有丰富的酵素，可帮助肠道蠕动、促进消化。

2 水梨的膳食纤维含量很高，可以帮助排便，改善新陈代谢。

3 许多水果中的果糖都易使身体发胖，水梨却有促进大肠代谢的作用，可安心食用，不用担心热量堆积而导致发胖。

4 水梨还有促进胃酸分泌、帮助肠胃消化、增进食欲等作用。

水梨主要营养成分

1 水梨含有膳食纤维、糖类、钾、B 族维生素、维生素 C、维生素 E、果胶等营养素。

2 水梨爽脆多汁，甜中带着怡人的微酸，可生津解渴，有"百果之宗"的美誉。

3 水梨的含水量在水果中数一数二，高达约 90%，是一种天然的健康饮料。

水梨食疗效果

1 秋天天气干燥，若出现皮肤痒、口鼻干燥、干咳少痰等症状，吃水梨可缓解。

2 水梨中所含的钾，有助于人体组织与细胞正常运作，并可以调节血压。此外，维生素 C 可以保护细胞、增加白细胞活性，维持皮肤弹性与光泽，对于伤口愈合相当有益。而水梨中所含的果胶，则有助于降低胆固醇。

3 选购水梨时，以外型匀称、坚硬有重量感，果顶脐部附近肥厚为最佳选择。

水梨食用方法

1 将水梨洗净，挖去果芯，不用削皮，切除顶端，放入一片大蒜及一匙冰糖，盖上顶盖，将其放入碗中，以米汤蒸炖后食用，可预防感冒、治疗咳嗽。

2 将蜂蜜加入水梨中熬煮，给肺病患者食用，可改善其不适症状。

水梨饮食宜忌

1 糖尿病患者应避免食用过多水梨，以免造成血糖升高。

2 螃蟹和水梨同属于寒性食物，不宜一起食用，以免引起腹泻，损伤肠胃。

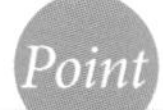 促进新陈代谢，身体健康窈窕

西红柿 Tomato

健肠有效成分

膳食纤维

食疗功效

抗老防癌
预防贫血

● 别名：番茄、柑仔蜜

● 性味：性微寒，味甘、微酸

● 营养成分：维生素 A、B 族维生素、维生素 C、类胡萝卜素、钙、钾、磷、铁、柠檬酸

○ **适用者：**长期便秘者及糖尿病患者　✗ **不适用者：**肠胃虚弱者

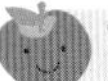 西红柿为什么能健肠排毒?

1 西红柿中含有丰富的膳食纤维，可促进人体新陈代谢，适合长期便秘的人食用。

2 膳食纤维除了能改善便秘，还可以吸收肠道内多余的脂肪，并且将之排出体外。饭前先吃一个西红柿，能过滤掉食物中所含的油脂，帮助燃烧脂肪。

西红柿主要营养成分

1 西红柿中含有大量的维生素 C，一个西红柿约含 50 毫克的维生素 C，是一个成人一天所需的维生素 C 总量，因此吃西红柿有助于增强抵抗力。

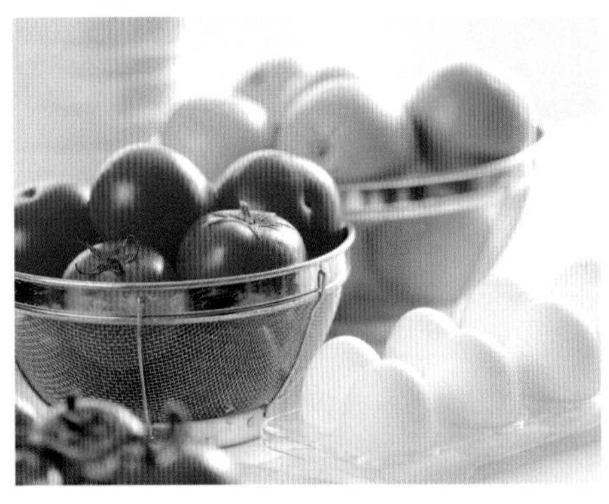

2 西红柿里所含的柠檬酸、铁质等，可帮助消除疲劳、预防贫血及强化血管功能。

西红柿食疗效果

1 西红柿含有维生素 P，可改善高血压；磷、钙、铁等矿物质可促进儿童成长发育；茄红素则可消除自由基。

2 医学界近年发现，西红柿中还含有谷胱甘肽，为一种抗癌、抗老化物质。临床实验证明，人体内谷胱甘肽的浓度若上升，癌症的发病率便会下降，同时还可有效延迟体内细胞衰老。

西红柿食用方法

1 新鲜西红柿蘸白糖食用，可改善牙龈出血的症状。

2 将西红柿打成汁每天饮用，不但可改善身体功能，还能养颜美容。

西红柿饮食宜忌

1 未成熟的西红柿中含大量具有毒性的番茄碱，应避免食用。

2 西红柿性寒，肠胃不适者不宜大量食用，以免损害身体。

蜂蜜佐西红柿

1 人份

护心强身＋滋肠补胃

- 热量 172.5 千卡
- 糖类 41.0 克
- 蛋白质 2.7 克
- 脂肪 0.6 克
- 膳食纤维 3.6 克

■ 材料：

西红柿 2 个

■ 调味料：

蜂蜜 2 大匙

■ 做法：

1 将西红柿洗净，去蒂切块。

2 将蜂蜜淋在西红柿上块即可食用。

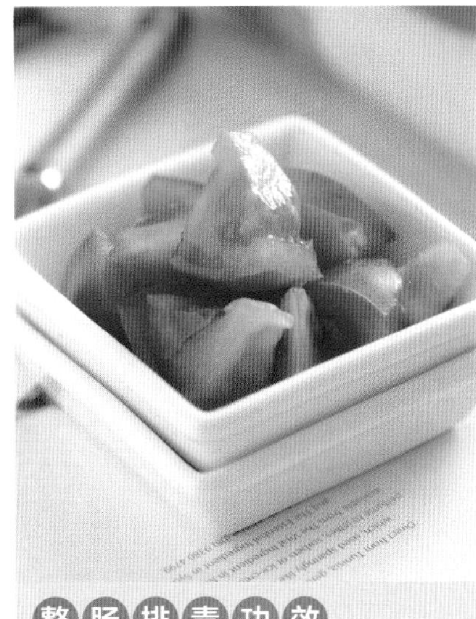

整肠排毒功效

蜂蜜具有润肠通便的效果；西红柿则能清洁肠道。两者相互搭配食用，能促进消化，有效改善便秘症状。

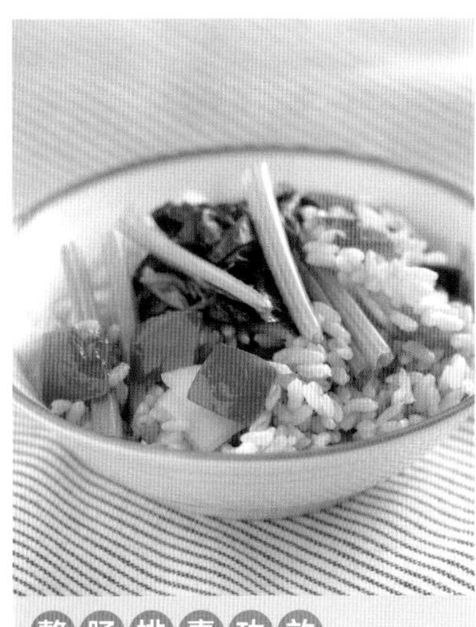

整肠排毒功效

菠菜具有优越的润肠效果，糙米中丰富的膳食纤维能促进消化，经常食用能帮助改善肠道干燥和便秘症状，有利通便。

菠菜西红柿糙米饭

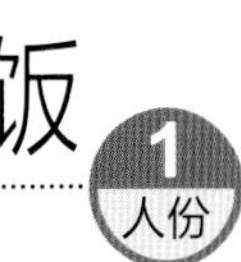

促进消化＋润肠通便

- 热量 416.2 千卡
- 糖类 85.4 克
- 蛋白质 10.7 克
- 脂肪 3.6 克
- 膳食纤维 7.5 克

■ 材料：

菠菜 80 克，西红柿 1 个，洋葱半个，糙米 90 克

■ 调味料：

盐、胡椒、食用油各适量

■ 做法：

1 将菠菜洗净切段；西红柿洗净，去蒂切小块；糙米洗净后浸泡 2 个小时。

2 将洋葱去皮切小块，入热油锅中炒软，再放入菠菜段一起炒。

3 加入 2 杯清水和西红柿块一起煮。

4 加糙米、盐与胡椒，盖上锅盖煮熟即可。

Point 木瓜酵素有效改善新陈代谢

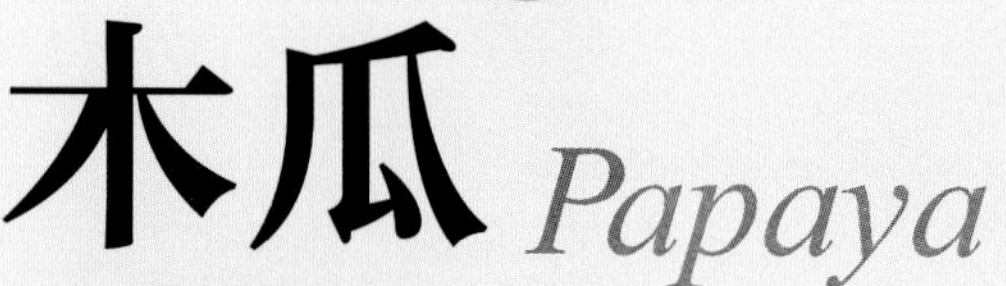

健肠有效成分

酵素

食疗功效

帮助消化
健胃整肠

- 别名：文冠果、乳瓜
- 性味：性微寒，味甘平
- 营养成分：
糖类、维生素 A、维生素 C、钾、膳食纤维、β－胡萝卜素、木瓜酵素

○ **适用者：** 营养不良、消化不良、肥胖者　✗ **不适用者：** 孕妇及过敏体质者

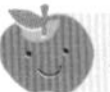

木瓜为什么能健肠排毒？

1 木瓜含有一种称为木瓜酵素的乳状液汁，可分解出和胰蛋白维生素 E、胃蛋白维生素 E 一样的维生素 E。这种维生素 E 能够分解蛋白质，具有消化肉类中蛋白质的功效。饭后吃木瓜，可帮助消化，也可改善肠胃炎、消化不良等症状。

2 木瓜中所含的木瓜酵素，能协助体内脂肪分解成为脂肪酸。

3 木瓜含有可帮助分解肉食的木瓜酵素，平常饮食若多肉少菜，容易使脂肪堆积在下半身，木瓜酵素可分担肠胃工作量，改善下半身肥胖。

木瓜主要营养成分

1 每 100 克木瓜中含热量 52 千卡、维生素C 74 毫克、钾 220 毫克、水分 85 克、膳食纤维 1.7 克。

2 木瓜含有大量维生素 A 和维生素 C、磷、钙及纤维素，可维护视力健康，清理肠胃。

木瓜主要营养成分

1 木瓜含有一种能消化蛋白质的酵素，有助于人体对食物的消化和吸收，具有健脾之效。

2 番木瓜碱可帮助对抗肿瘤，阻止体内致癌物质亚硝酸胺的合成，对淋巴细胞性白血病尤其具有强烈的抗癌活性。

木瓜食用方法

1 将木瓜切片与半杯牛奶一同放入果汁机中，再加入适量的水和蜂蜜，打成木瓜牛奶，不但美味可口，还可养颜美容、帮助消化。

2 将 100 克的白米和 30 克的木瓜放入水中，熬煮至粥熟米烂，再加适量红糖食用，可改善足部水肿和小腿抽筋等症状。

木瓜饮食宜忌

1 孕妇不宜多吃木瓜，因为吃过量[illegible]可能引起子宫收缩，导致腹痛。

2 食用木瓜不宜过多，尤其过敏体质者[illegible]谨慎食用。

木瓜排骨汤

丰胸润肠＋滋补养身

- 热量 588.0 千卡
- 糖类 68.7 克
- 蛋白质 25.9 克
- 脂肪 23.3 克
- 膳食纤维 9.2 克

■ 材料：

青木瓜 1 个，排骨 220 克，辣椒 2 根，姜片 3 片，胡萝卜丝 5 克

■ 调味料：

盐 2 小匙，料酒 2 大匙

■ 做法：

1 将青木瓜洗净，去皮切块；辣椒洗净。

2 将排骨洗净切块，以滚水汆烫，取出备用。

3 锅中放水煮滚，加料酒、盐、辣椒、姜片、排骨块，以大火煮开。

4 转小火将排骨炖烂，最后加入青木瓜块煮熟，放入胡萝卜丝，即可品尝。

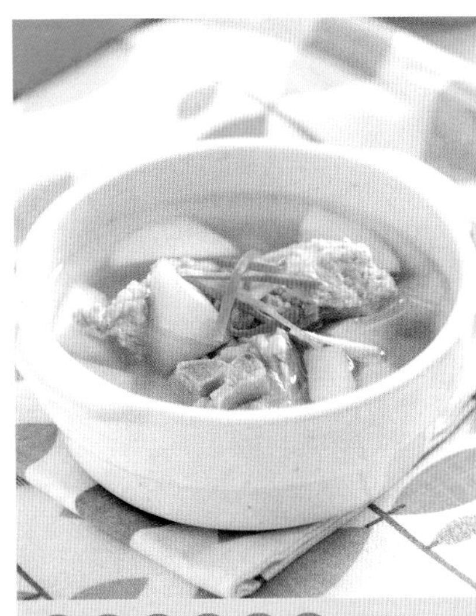

整肠排毒功效

青木瓜的木瓜酵素能有效分解排骨中的蛋白质，使蛋白质更易为人体所吸收。木瓜与排骨一同炖煮能发挥优良的滋补效益。

糖醋凉拌青木瓜

1 人份

养颜美容＋帮助消化

- 热量 75.0 千卡
- 糖类 12.0 克
- 蛋白质 0.6 克
- 脂肪 3.2 克
- 膳食纤维 1.4 克

■ 材料：

青木瓜 60 克，生姜 5 克，葱、辣椒、芫荽少许，胡萝卜 10 克

■ 调味料：

香油少许，白醋 1 小匙，糖、盐各适量

■ 做法：

1 将青木瓜、生姜、胡萝卜洗净，去皮切丝，泡冰水备用。

2 将葱、辣椒洗净切段；芫荽洗净备用。

3 将所有食材与调味料拌匀，即可食用。

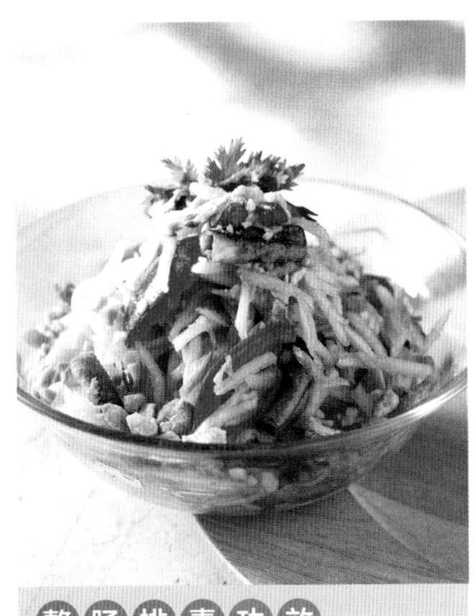

整肠排毒功效

青木瓜富含木瓜酵素，可协助分解蛋白质、糖类及脂肪，同时可分解体内老旧、坏死、受伤、异常的细胞中的蛋白质。

Point 有“肠胃清道夫”之称

菠萝 Pineapple

健肠有效成分

维生素 B_1、菠萝酵素

食疗功效

降低血压

帮助蛋白质分解及吸收

- 别名：黄梨、旺来、王梨
- 性味：性平，味甘酸
- 营养成分：氨基酸、膳食纤维、维生素 B_2、维生素 A、维生素 C、胡萝卜素、维生素 B_1、烟碱酸、菠萝酵素、钙、铁、镁、钠、钾、磷

○ **适用者：**高血压、便秘、皮肤干燥者　✗ **不适用者：**肠胃过度虚弱者

菠萝为什么能健肠排毒？

1 菠萝中所含的维生素，几乎包含所有人体所需的维生素，且含有 16 种天然矿物质，能帮助肠胃的消化与吸收。

2 菠萝水分充足，丰富的果汁能分解脂肪，净肠排毒，减轻身体负担。

菠萝主要营养成分

1 菠萝酵素的主要成分为蛋白酶，能有效增强免疫力、抗炎、溶解血栓。此外，还可帮助消化、消除便秘、净肠排毒，帮助体内环保，并能改善肝功能，预防肝病。它也具有降低胆固醇、预防癌症，改善皮肤问题及过敏体质等功能。

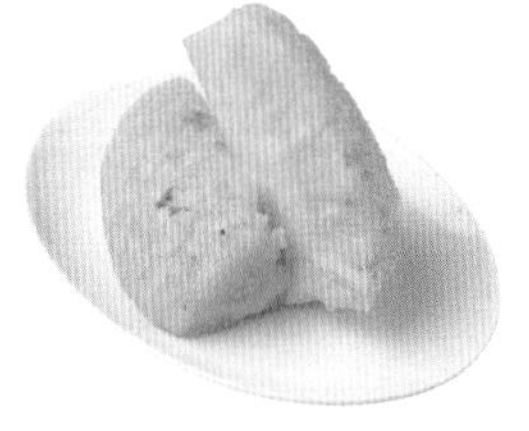

菠萝食疗效果

1 菠萝中含丰富的 B 族维生素，具滋润肌肤、养颜美容，预防皮肤皲裂龟裂之效，还能滋润毛发，增加头发光泽，舒解身体的紧绷感，增强身体的免疫力。

2 新鲜的菠萝汁具有降温的作用，可改善咳嗽、发热、喉咙痛，预防感冒。经医学证实，人类很早就懂得利用菠萝中所含的菠萝朊酶，来缓解咳嗽、喉咙不舒服的症状。

菠萝食用方法

先将菠萝削皮，再切片泡入热水中，或浸泡在淡盐水中，捞起后放冰箱，冰凉后食用，风味更香甜可口。

菠萝饮食宜忌

1 菠萝酵素虽可促进消化，但中医师曾指出，并非所有人都适合吃菠萝帮助消化，肠胃功能太过虚弱者，会因食用较酸的菠萝而感到不适，造成反效果。

2 菠萝含糖量颇高，医师表示，血糖不稳定者不宜过量食用。

菠萝葡萄蜜茶

清洁肠道＋促进消化

- 热量 89.1 千卡
- 糖类 22.9 克
- 蛋白质 0.7 克
- 脂肪 0.2 克
- 膳食纤维 1.0 克

■ 材料：

菠萝 60 克，
葡萄 25 克

■ 调味料：

蜂蜜 1 大匙

■ 做法：

1 将菠萝去皮切成块状；葡萄洗净去皮与籽。

2 将葡萄与菠萝块放入杯中，以滚水冲泡约 5 分钟后，加蜂蜜调味即可。

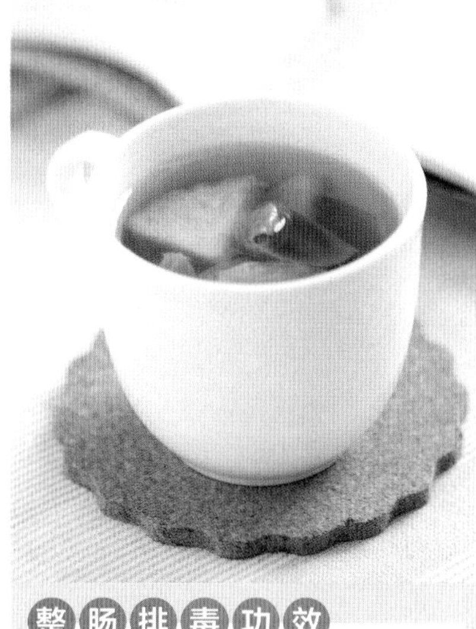

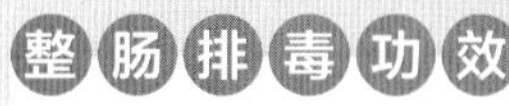

葡萄与菠萝中的有机酸能有效提高食欲，促进肠道消化；维生素 C 能清洁肠道，并能舒缓疲劳，经常饮用能增加肠道的活力。

菠萝苦瓜鸡

3
人份

消除疲劳＋健肠排毒

- 热量 454.0 千卡
- 糖类 22.7 克
- 蛋白质 42.0 克
- 脂肪 22.1 克
- 膳食纤维 7.6 克

■ 材料：

菠萝 100 克，苦瓜 300 克，
鸡腿肉 200 克，松子 10 克，
姜 2 片

■ 调味料：

盐 1 小匙

■ 做法：

1 将苦瓜去籽洗净，切块汆烫后，用少许盐腌拌备用。

2 将菠萝去皮切块；鸡腿切块，洗净汆烫。

3 取锅加苦瓜块、菠萝块、鸡腿肉块、姜片松子和水煮滚，再用小火慢炖 1 个小时左右，最后加盐调味即可。

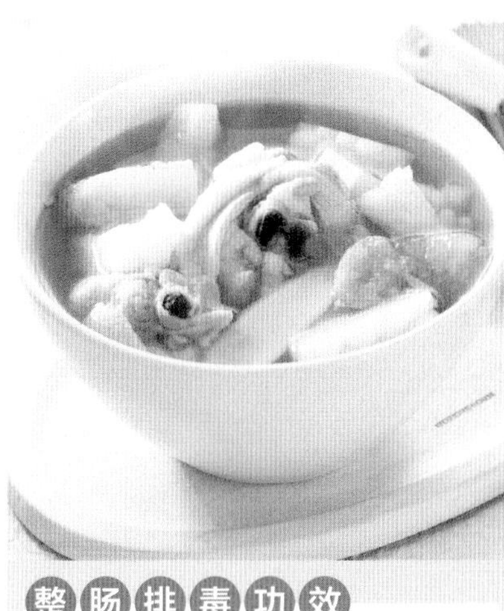

整肠排毒功效

菠萝含维生素 B1，可消除疲劳；菠萝酵素能抗炎、增加免疫力、溶解血栓、协助肝脏排毒，经常食用可加速排除肠道废物。

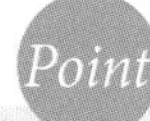 能够清肠、助消化的“果中皇后”

草莓 Strawberry

健肠有效成分

膳食纤维
天门冬氨酸

食疗功效

防癌抗炎
促进消化

- 别名：莓果、洋莓
- 性味：性凉，味甘酸
- 营养成分：
膳食纤维、维生素 B_1、泛酸、维生素 B6、维生素 C、维生素 H、维生素 K、锰、叶酸、类胡萝卜素、鞣酸

○ **适用者：**咳嗽、便秘者　✗ **不适用者：**尿结石患者、肠胃疾病患者

草莓为什么能健肠排毒？

1 草莓有“果中皇后”之称。中医师指出，草莓性凉，味甘酸，是润肺止咳、解毒消炎、养血益气、清热除烦、调理肠道的最佳选择之一。有助改善消化不良、便秘、肺热咳嗽、暑热烦渴、气虚贫血等病症。

2 草莓所含的膳食纤维，可以促进消化。此外，其所含的天门冬氨酸，可以温和而不刺激地消除体内多余的残渣。

草莓主要营养成分

1 相较于其他水果，草莓含有超高的膳食纤维及维生素 B_1、维生素 B_5、维生素 B_6、维生素 C、维生素 H、维生素 K、锰、叶酸。

2 草莓中的鞣花单宁酸（Ellagitannin）是降低癌症死亡率的重要成分。

3 草莓中独有的酚类，具有强心、抗炎、抗癌三种功效，可以降低 COX 酵素的活性，达到减轻疼痛的功能。草莓如同一种健康的天然药材，可代替 COX 抑制剂，且没有化学药物容易导致肠道出血的副作用。

草莓食疗效果

1 草莓中丰富的维生素 C，可以消除细胞组织的松弛，使皮肤紧实富有弹性。

2 草莓含有合成维生素 A 的重要物质——胡萝卜素，具有明目养肝的疗效。

3 草莓中含量丰富的鞣酸，在体内可以吸附、阻止致癌化学物质被人体吸收，有防癌效果。

草莓食用方法

1 早晨可搭配早餐，以一杯低脂优酪乳加草莓作为饮料。

2 洗净的草莓混合甜牛奶或白糖，可制成风味独特的下午茶点心。

草莓饮食宜忌

1 草莓不适合肠胃炎患者和肠胃功能欠佳的人食用。

2 尿结石患者不宜吃太多草莓，因草莓中富含草酸，容易使病情恶化。

3 草莓富含草酸盐，肾脏和胆囊疾病患者应避免食用，以免过多草酸盐囤积于体液中形成结晶。

酵母草莓汁

增加有益菌＋改善便秘

- 热量 400.4 千卡
- 糖类 92.6 克
- 蛋白质 11.3 克
- 脂肪 0.8 克
- 膳食纤维 10.4 克

■ 材料：

草莓 400 克，酵母适量

■ 调味料：

白糖 50 克

■ 做法：

1 将草莓洗净去蒂，放入果汁机中打成汁。

2 将打好的草莓汁放锅中，以小火煮 15 分钟，冷却后滤掉渣滓。

3 将酵母加入清水中稀释，再加草莓汁和白糖拌匀，放入冰箱中冰冷镇即可饮用。

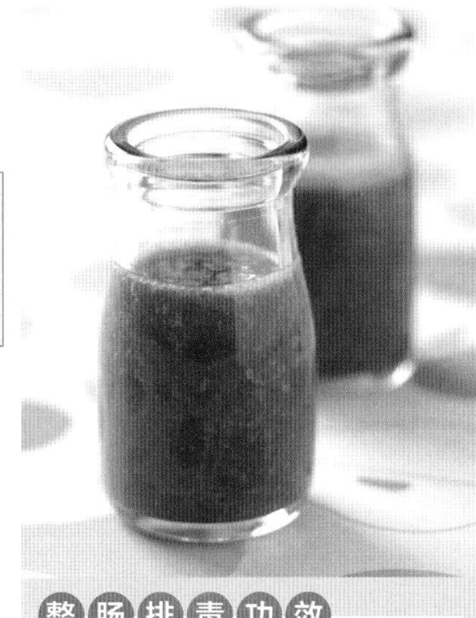

整肠排毒功效

酵母能促进肠道有益菌的增加；草莓的膳食纤维可促进肠道的微生态平衡。两者一起饮用能有效改善长期性便秘症状。

草莓红茶

预防老化＋消除口臭

- 热量 11.7 千卡
- 糖类 2.8 克
- 蛋白质 0.3 克
- 脂肪 0.1 克
- 膳食纤维 0.5 克

■ 材料：

草莓 2 个，红茶叶 4 小匙

■ 调味料：

代糖少许

■ 做法：

1 取杯以热水冲泡红茶叶，约泡 1 分钟后滤掉茶叶。

2 将草莓洗净，去蒂切块。

3 杯中放草莓块，倒入红茶汤，最后加入代糖调味即可。

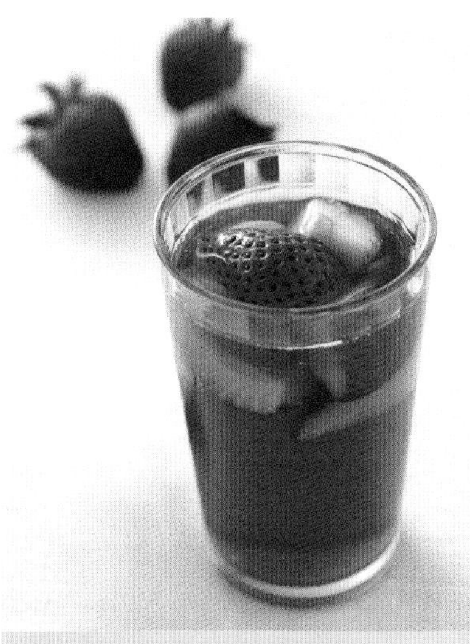

整肠排毒功效

草莓中的天然鞣酸，能保护人体细胞，防止发霉食物及化学物质对人体的伤害；红茶含丰富多酚类，具有抗老化的功效。

Point 酸甜可口，开胃助消化的良果

橘子 Tangerine

健肠有效成分

膳食纤维

橘皮苷

食疗功效

止泻止痛

降低胆固醇

- 别名：福橘、黄橘、朱橘
- 性味：性凉，味甘酸
- 营养成分：
膳食纤维、维生素 B_1、维生素 B2、烟碱酸、维生素 C、橘皮苷、葡萄糖、叶酸、锌、镁、钾、钙、铁、类黄酮、蛋白质

○ **适用者：**高脂血症及冠心病患者　✗ **不适用者：**肠胃功能不佳、胃溃疡患者

橘子为什么能健肠排毒?

1 橘子有促进消化、开胃整肠等作用。

2 橘子果肉富含膳食纤维，橘皮能抑制肠道平滑肌，具有止泻止痛等功效。

橘子主要营养成分

1 根据研究，橘皮中富含维生素 B_1、维生素 C、维生素 P、挥发油及柠檬烯等。且维生素 C 含量远高于果肉，可以降低胆固醇、对抗坏血病及抗氧化，并有预防出血或血管破裂等作用。

2 维生素 C 与维生素 P 交替作用，能使坏血病的治疗效果更显著。经常食用橘皮制成的食品，对维生素 C 缺乏症者或动脉硬化患者都相当有益。

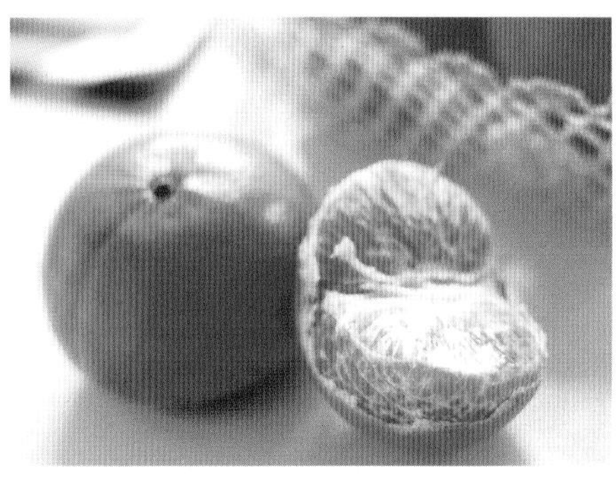

橘子食疗效果

1 丰富的维生素 C 和烟碱酸含量，是橘子具有降低胆固醇和体内血脂功效的原因，尤其有利于冠心病患者、高脂血症者。

2 据抗癌医学文献记载，橘皮所含酵素及其他成分，在对抗乳癌、皮肤黑色素瘤、肺癌与前列腺癌等方面，皆有明显疗效。

橘子食用方法

1 将橘皮放入粥中一同熬煮，具有提味效果，可促进食欲。

2 以热水冲泡新鲜的橘皮，或将橘皮洗净切条，晒干之后，再以热水冲泡饮用，芳香开胃。

橘子饮食宜忌

1 中医师指出，肠胃功能欠佳者，不宜吃太多橘子，以避免产生胃粪石。

2 萝卜会在人体中产生硫酸盐，进而代谢产生一种抗甲状腺的物质——硫氰酸。而橘子中的类黄酮在肠道中被分解后，转化为羟苯甲酸和阿魏酸，会使硫氰酸对甲状腺的抑制作用增强，进而引发甲状腺肿，因此橘子和萝卜不宜同时食用。

橘醋豆腐

润肺健脾 + 止咳化痰

- 热量 186.7 千卡
- 糖类 18.9 克
- 蛋白质 8.6 克
- 脂肪 8.5 克
- 膳食纤维 0.6 克

■ 材料：

凉拌豆腐 100 克

■ 调味料：

橘子汁 100 毫升，糯米醋 1 大匙，代糖 2 小匙，橄榄油 1 小匙，黑胡椒粗粒少许

■ 做法：

1 将凉拌豆腐切块备用。

2 将橘子汁、糯米醋、代糖和橄榄油拌匀，再加黑胡椒粗粒拌匀。

3 最后将做法 2 的材料淋在豆腐块即可。

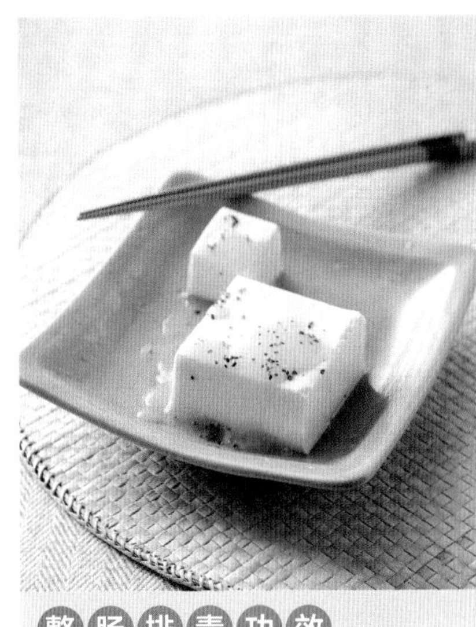

整肠排毒功效

橘子含有 170 余种植物化合物和 60 余种黄酮类化合物，其中大多数物质均为天然抗氧化物，能保护肠胃，促进肠道排毒。

盐烤橘子

开胃理气 + 止渴润肺

- 热量 80.0 千卡
- 糖类 20.4 克
- 蛋白质 1.0 克
- 脂肪 0.4 克
- 膳食纤维 3.4 克

■ 材料：

橘子 1 个（约 200 克）

■ 调味料：

盐 1/4 小匙

■ 做法：

1 将橘子洗净，不用剥皮，在顶端蒂头处切开 5 元硬币大小的开口，塞入盐。

2 用铝箔纸包覆橘子，放入烤箱烤约 5 分钟。

3 烤完的橘子，盐已溶解至果肉中，再把橘子切成适当大小，即可食用。

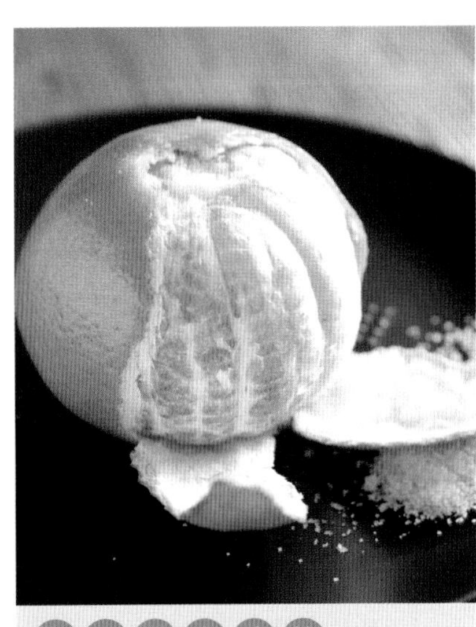

整肠排毒功效

橘络具开胃理气、止渴润肺的功效，对于消化不良、食欲不振等症有一定的治疗效果；其富含的钾离子可维持肠道功能。

Point 富含矿物质与有机酸，帮助新陈代谢

梅子 Plum

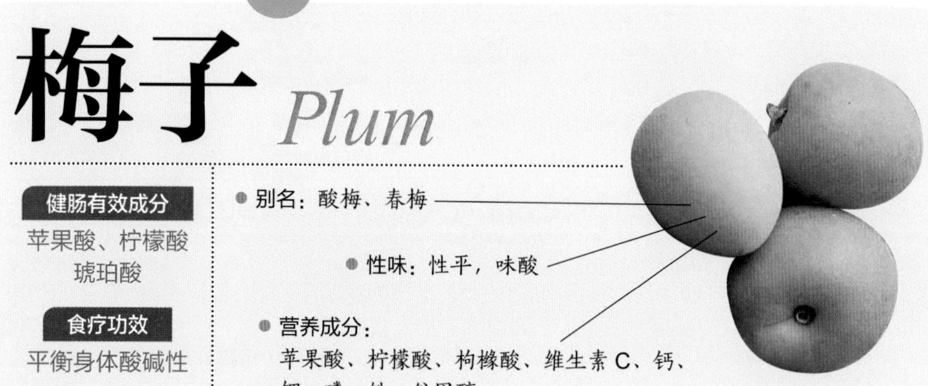

○ 适用者：痛风、癌症、高血压、高脂血症患者　✗ 不适用者：肠胃疾病患者

梅子为什么能健肠排毒?

1 梅子中含有苹果酸、柠檬酸、琥珀酸，可去除食物和血液中的毒素，具有杀菌、净化酸性血液的功效。

2 梅子可促进人体新陈代谢、消除体内因毒素积累而引起的疲倦感。柠檬酸可帮助钙质吸收，消除体内多余的乳酸，促进皮肤代谢。

梅子主要营养成分

1 梅子所含的钾，可预防夏天排汗过多所引起的低钾症状，如疲累、嗜睡、四肢无力等。

2 梅子味酸，却是碱性食品，能中和鱼、肉等食物分解后所形成的酸性物质，维持血液的弱酸性，平衡体内酸碱值。

3 梅子中丰富的矿物质与有机酸、维生素C，是孕妇喜爱吃梅子的原因，梅子的酸味可使人心情稳定、愉快。

梅子食疗效果

1 梅子能抑制人体内寄生虫的生长，改善体质。

2 痛风、癌症、高血压、高脂血症患者，85% 为酸性血液体质，而一般人的血液则呈弱碱性。多吃碱性食物可改善体质，使酸性血液转回弱碱性。专家表示，梅子除了能杀死体内细菌，还能净化酸性体质中的血液。

3 中医认为，梅子性平味酸涩，有生津健胃、敛肺温脾的效果，能改善呕吐、尿血、便血、晕车、晕船、醉酒等，并能促进肠胃蠕动、消除腹胀、促进食欲。

梅子食用方法

1 以梅干煮鱼，可帮助钙质吸收，提味开胃，很适合入菜。

2 市面上有许多梅子加工食品，可依照个人喜好及需求选购。

梅子饮食宜忌

1 胃酸过多、消化性溃疡等肠胃疾病患者及痛经、麻疹病人，不宜吃过多梅子。

2 梅子味道极酸，会刺激食道、牙齿、咽喉，过量食用会损伤牙齿。

绿茶梅子醋

消除宿便＋帮助消化

- 热量 72.6 千卡
- 糖类 14.9 克
- 蛋白质 3.3 克
- 脂肪 0.0 克
- 膳食纤维 0.0 克

■ 材料：

腌渍梅子 4 颗，绿茶粉 20 克

■ 调味料：

苹果醋 25 毫升

■ 做法：

1 将梅子浸泡在热水中泡成梅子汁。

2 将绿茶粉以 500 毫升热开水冲泡成茶汤。

3 将梅子汁与茶汤混合，再加入苹果醋调匀即可饮用。

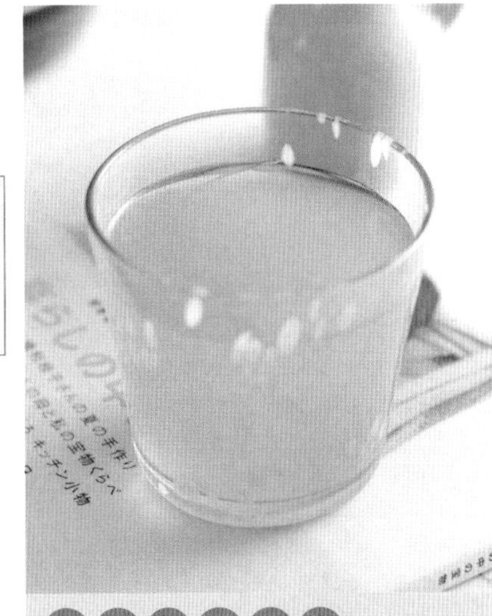

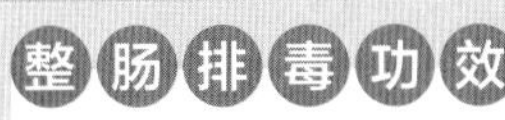

整肠排毒功效

梅子能刺激肠胃蠕动，有助消除宿便；绿茶能帮助肠胃消化；苹果醋能促进消化。常喝能维持肠胃的正常运作，利于排除宿便。

乌梅橘皮饮

健胃止呕＋敛肺生津

- 热量 58.1 千卡
- 糖类 15.0 克
- 蛋白质 0.0 克
- 脂肪 0.0 克
- 膳食纤维 0.5 克

■ 材料：

橘皮 30 克，乌梅 10 克

■ 调味料：

冰糖 1 大匙

■ 做法：

1 汤锅中加入适量的水煮滚，再放入橘皮及乌梅煮 25 分钟。

2 煮好后，滤掉橘皮及乌梅，加入冰糖拌匀即可。

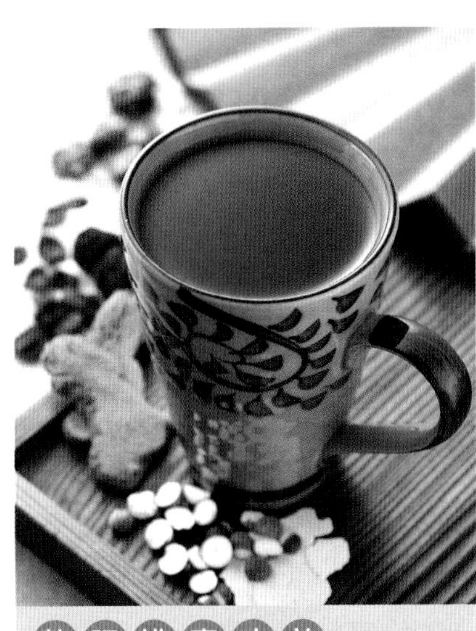

整肠排毒功效

橘皮有健胃、止呕、止呃、祛痰等作用；乌梅可整肠、生津。两者合用可促进肠胃蠕动、帮助消化、促进有害物质排出。

Point 丰富膳食纤维，能帮助消化，预防便秘

芒果 Mango

健肠有效成分

膳食纤维
芒果叶

食疗功效

促进排便
滋润肌肤

● 别名：蜜望、望果、檬果

● 性味：性平，味甘

● 营养成分：
芒果酮酸、β－胡萝卜素、叶酸、维生素A、维生素B_1、维生素B2、维生素C、蛋白质、膳食纤维、钙、铁、磷、钠

○ 适用者：容易晕车、晕船及便秘者 ✗ 不适用者：哮喘病患者、喉咙发痒者咳痰者

芒果为什么能健肠排毒？

1 芒果中所含的大量膳食纤维，可帮助促进排便，是预防及改善便秘的天然良方。

2 芒果叶的萃取物对细菌有抑制作用，除了能抑制流感病毒，也具有抑制大肠杆菌、化脓性球菌、绿脓杆菌产生之效。

芒果主要营养成分

1 维生素在芒果中占有较大的比例，经常食用芒果，对滋润肌肤、改善肤质，效果很好。

2 中医师对芒果进行食疗性味的临床分析后得知，芒果性平味甘，是生津解渴的天然果品；生食还能改善呕吐、晕车、晕船等症状，和食用酸梅有相同的效果。

芒果食疗效果

1 根据近代专家的食疗观点，芒果中富含的维生素A，具有抗癌及防癌的效果。

2 芒果中所含维生素C、矿物质等营养成分，使芒果除了具有防癌的效果之外，也同时具有预防高血压及动脉硬化的食疗功效。

芒果食用方法

1 用新鲜的芒果煎汤，再加入适量的蜂蜜，适量饮用可改善晕车、晕船，防止呕吐、恶心。

2 芒果口感酸甜，做成点心或色拉，可以开胃、促进食欲。

芒果饮食宜忌

1 咳嗽、喉咙发痒，且痰呈现白色者，应避免食用芒果，以免症状恶化。

2 哮喘病患者应忌吃芒果，或遵照医生指示再食用。

3 芒果皮含组织氨，容易引起皮肤红肿或瘙痒，过敏体质者应少吃。

4 食用芒果时，切忌与大蒜或辛辣食物同食，以免造成β－胡萝卜素代谢障碍，出现皮肤发黄的现象。

芒果芦荟优酪乳

强化免疫力 + 健胃整肠

- 热量 337.6 千卡
- 糖类 79.0 克
- 蛋白质 4.4 克
- 脂肪 2.9 克
- 膳食纤维 3.2 克

■ **材料：**

芒果 1 个，低脂优酪乳 1 瓶，芦荟叶 1 片

■ **调味料：**

蜂蜜少许

■ **做法：**

1 将芒果洗净，去皮去核，果肉切小块，备用。

2 将芦荟洗净，去皮取果肉，备用。

3 将做法 1 和做法 2 的材料放入果汁机中，再加入优酪乳和蜂蜜，高速搅拌约 20 秒即可。

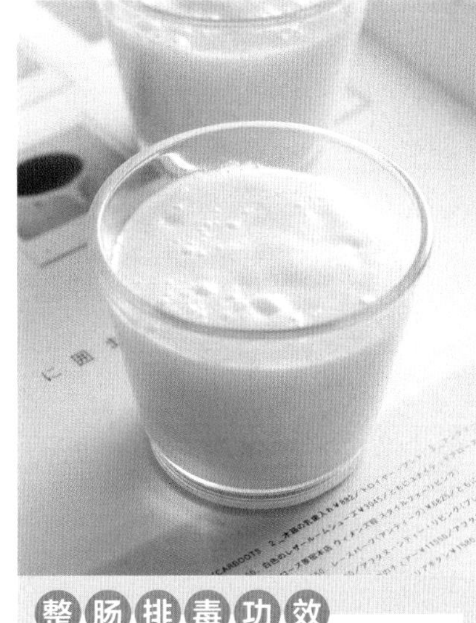

整肠排毒功效

芒果富含维生素 C 与膳食纤维，能强健肠胃，净化肠道；优酪乳含丰富乳酸菌，能改善肠道内环境，有助于提高肠道免疫力。

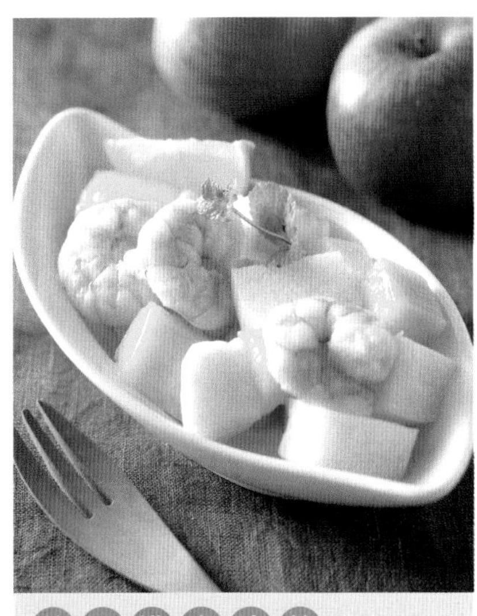

整肠排毒功效

芒果能促进肠胃蠕动，使排便顺畅；苹果的水溶性膳食纤维可减少有害物质对肠胃的伤害，并促进肠胃消化，健胃整肠。

芒果凉拌鲜虾

健补脾胃 + 促进消化

- 热量 364.8 千卡
- 糖类 39.1 克
- 蛋白质 13.6 克
- 脂肪 17.1 克
- 膳食纤维 2.8 克

■ **材料：**

芒果 1 个，苹果 1/2 个，山药 50 克，虾仁 100 克，香菜一根

■ **调味料：**

盐 1/2 小匙，橄榄油 1 大匙，柠檬汁、糖各 1 小匙

■ **做法：**

1 将虾仁放入滚水中烫熟；芒果、苹果、山药洗净去皮切块备用。

2 将所有调味料和做法 1 的材料拌匀，最后放入香菜即可。

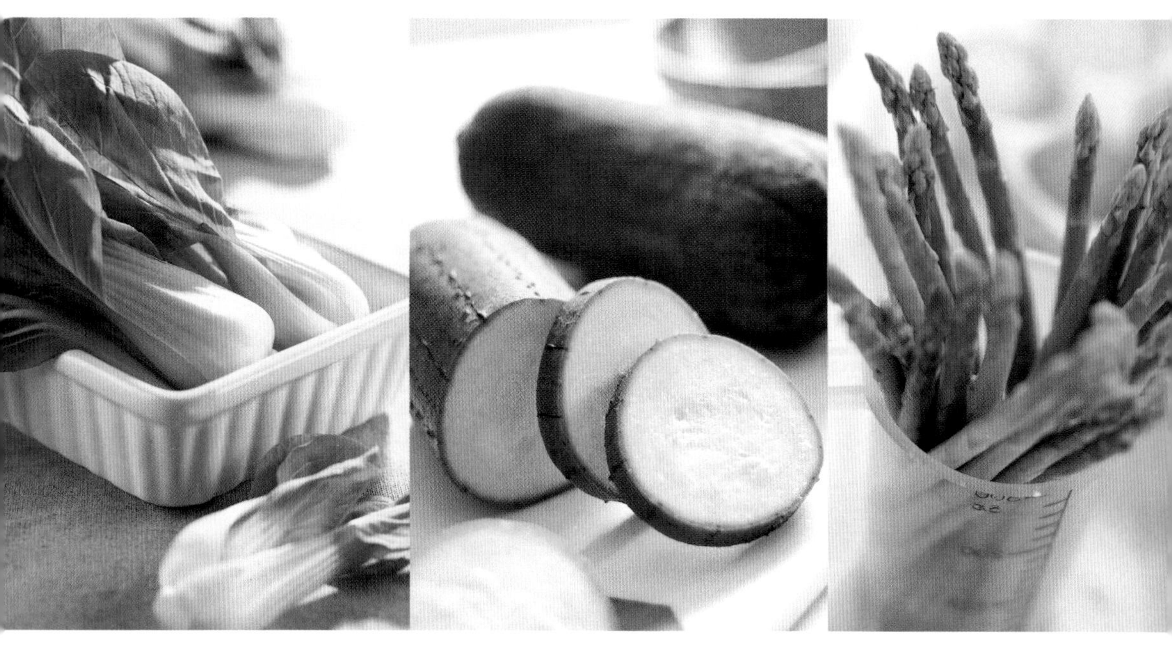

高纤蔬菜类

蔬菜中大多含有丰富的膳食纤维，对促进肠胃蠕动效果很好。据实验证明，每天起床时喝一杯蔬菜汁，可帮助解决便秘、清除体内堆积的废物。

一些蔬菜中更是含有独特的成分，对身体相当有益处，如秋葵的特殊黏液能附着于肠胃内，保护肠壁和胃壁；菠菜所含的维生素 E 能促进胃液及胰液分泌，改善排便不顺；芦荟大黄素则可强化体质、增进食欲。在现代人大鱼大肉的饮食中，适量地摄取蔬菜是健康且必要的。

Point 帮助平衡肠道内酸碱值的碱性蔬菜

空心菜 Water Convoevueus

健肠有效成分

膳食纤维

食疗功效

解毒

抑制有害菌

● 别名：蕹菜、蓊菜、通心菜

● 性味：性凉，味甘

● 营养成分：

蛋白质、类胡萝卜素、膳食纤维、钙、磷、铁、维生素 A、B 族维生素、维生素 C

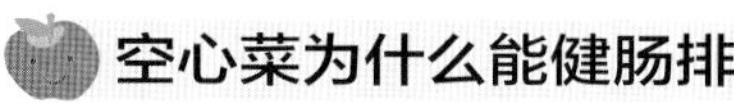

○ 适用者：高血压、糖尿病患者 ✗ 不适用者：低血压患者、孕妇

空心菜为什么能健肠排毒?

1 空心菜所含的膳食纤维，能促进肠胃蠕动，改善便秘。

2 空心菜为碱性食物，可以平衡肠道酸碱值，具利尿及消肿作用，对糖尿病患者十分有益。

空心菜主要营养成分

1 空心菜的膳食纤维及维生素 C，有助于胆固醇的代谢，高脂血症患者多食有益。

2 营养丰富的空心菜，其维生素含量比西红柿还高。

空心菜食疗效果

1 近期研究证实，空心菜的叶子中含有一定的植物胰岛素，可有效帮助糖尿病患者控制血糖。

2 生冷食物吃得较多时，容易引发食物中毒，在病情不是特别严重的情况下，可以食用空心菜，因其有一定的解毒作用。中医典籍记载，空心菜性凉味甘，打成汁饮用可解食物中毒，外用则具有消肿、祛火解毒的功效。

3 现代医学指出，空心菜的菜汁能抑制链球菌、金黄色葡萄球菌等繁殖，进而达到预防感染的保护作用。夏季吃空心菜可凉血排毒、消暑解热、防治痢疾。

空心菜食用方法

1 空心菜中的营养容易流失，在烹调时，宜以大火快炒。

2 空心菜容易因为失水而发软、枯萎，在炒菜前先以清水浸泡约 30 分钟，即可恢复翠绿、鲜嫩。

空心菜饮食宜忌

1 体虚及肠胃功能较差者，吃过量的空心菜容易导致腹泻，且孕妇及女性在生理期也不宜多食。

2 空心菜中的钾具降低血压的作用，对高血压患者有益，低血压患者则不宜多食。

3 服用中成药或中药前，应避免食用空心菜，以免降低人体对药物有效成分的吸收。

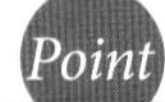 促进胃液分泌，助消化的“蔬菜之王”

菠菜 Spinach

健肠有效成分

维生素 E

食疗功效

延缓老化

调节肠胃

● 别名：菠柃、鹦鹉菜

● 性味：性凉，味甘

● 营养成分：

类胡萝卜素、维生素 A、B 族维生素、维生素 C、维生素 D、维生素 E、铁、磷、钙、硒、叶酸、膳食纤维

○ **适用者：**高血压、糖尿病患者　✗ **不适用者：**骨质疏松、腹泻者

菠菜为什么能健肠排毒？

1 菠菜可润滑肠道，改善便秘。

2 菠菜所含的维生素 E，能促进胃液及胰液分泌，可帮助消化，并对增强胃和胰腺的分泌功能有良好作用，适合高血压及糖尿病患者食用。

菠菜主要营养成分

1 菠菜中的维生素含量，比白菜高出 2 倍，比白萝卜高出 1 倍，其胡萝卜素含量较胡萝卜略高。一天吃 100 克菠菜即可满足一个成人一天对维生素 C 的需求，250 克的菠菜中则含有相当于 1 个鸡蛋的蛋白质。

2 菠菜的营养价值中西方皆认同，欧洲人称其为 " 蔬菜之王 "；《本草纲目》也记载，菠菜可通血脉、止渴润气。

3 菠菜中的矿物质硒及丰富的维生素 C、维生素 E，可以防衰老、抗氧化、预防老年痴呆症。

菠菜食疗效果

1 菠菜的胡萝卜素和维生素 C，可抑制癌细胞扩散。

2 菠菜具有养阴润燥、养血止血的作用，适用于糖尿病、高血压、肠胃功能失调、肺结核、慢性便秘、痔疮患者。

3 菠菜中所含的维生素 E 和另一种辅酶 Q10，可延缓老化、增强青春活力。

菠菜食用方法

1 菠菜带根吃，可减少营养流失。

2 料理菠菜前应先将菠菜烫过再烹调，与海带、水果一起食用，可促进草酸排出，避免形成结石。

菠菜饮食宜忌

1 菠菜性凉，体质虚弱及腹泻者，不宜食用过量的菠菜。

2 菠菜不宜与韭菜同食，以免引起腹泻。

3 菠菜中含有草酸，长期食用过量会阻碍人体对铁和钙的吸收，加重结石病患者病情，尿道结石患者尤应慎食。

醋拌核桃仁菠菜

通肠和胃 + 促进消化

- 热量 554.6 千卡
- 糖类 6.4 克
- 蛋白质 10.2 克
- 脂肪 58.2 克
- 膳食纤维 4.5 克

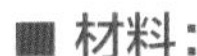

■ 材料：

核桃仁 60 克，菠菜 50 克

■ 调味料：

橄榄油 1 大匙，
酱油、醋各适量

■ 做法：

1 将核桃仁磨碎；菠菜洗净后氽烫，取出切段。

2 将菠菜段放入盘中，淋上所有调味料，最后撒上碎核桃即可。

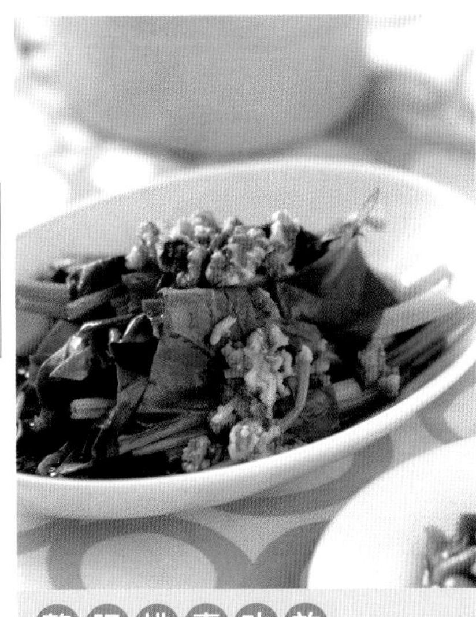

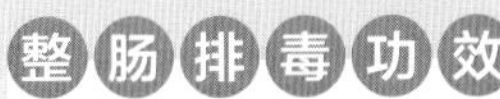

整肠排毒功效

核桃具有丰富的膳食纤维，有助于润肠通便；菠菜能促进消化，补充铁质，帮助肠道的消化作用顺畅进行。

紫菜绿菠蒸蛋

保健肠胃 + 通便排毒

- 热量 336.9 千卡
- 糖类 11.2 克
- 蛋白质 28.0 克
- 脂肪 20.1 克
- 膳食纤维 2.4 克

■ 材料：

紫菜 10 克，菠菜 50 克，
鸡蛋 180 克（2 个）

■ 调味料：

低钠酱油 1 大匙，
料酒、味醂各 1/2 大匙

■ 做法：

1 将紫菜剪小段；菠菜洗净切段。

2 先将菠菜段氽烫，用冰水冰镇后沥干。

3 取一小碟放入紫菜段与菠菜段，再磕入生鸡蛋，淋上少许混合后的调味料。

4 以小火蒸 15 分钟即可。

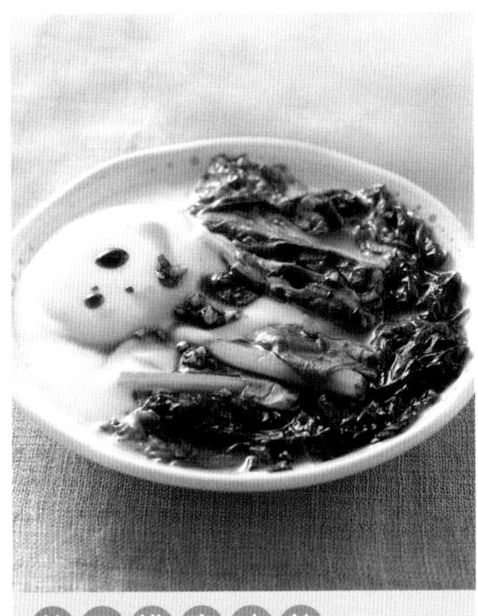

整肠排毒功效

菠菜含膳食纤维，能保持肠道健康，预防便秘，并将有害物质排出体外，预防大肠癌，同时能保护肠胃。

Point 促进肠胃蠕动，抗老化

红薯叶 Sweet Potato Leaf

健肠有效成分

膳食纤维

食疗功效

防治高血压
降低胆固醇

- 别名：地瓜叶、过沟仔菜
- 性味：性平，味甘
- 营养成分：
维生素A、维生素B2、维生素C、维生素E、胡萝卜素、钙、磷、铁、膳食纤维

○ **适用者：** 减肥者、高血压或高胆固醇血症者　✗ **不适用者：** 过敏体质的人

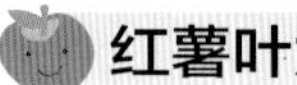

红薯叶为什么能健肠排毒？

红薯叶所含的膳食纤维较柔细，可促进肠胃蠕动，帮助消化、预防痔疮和便秘及降低大肠癌罹患率，还可增加饱足感。

红薯叶主要营养成分

1 过去人们多将红薯叶弃置不用，或用来当猪饲料。近年研究发现，红薯叶具良好的保健功能，因而日益受到人们青睐。日本人推崇其为令人长寿的新型蔬菜，香港人则给予其“蔬菜皇后”美称。

2 红薯叶的维生素A含量是菠菜的2倍，而不良物质如草酸、植酸等含量相对于其他蔬菜则较低。

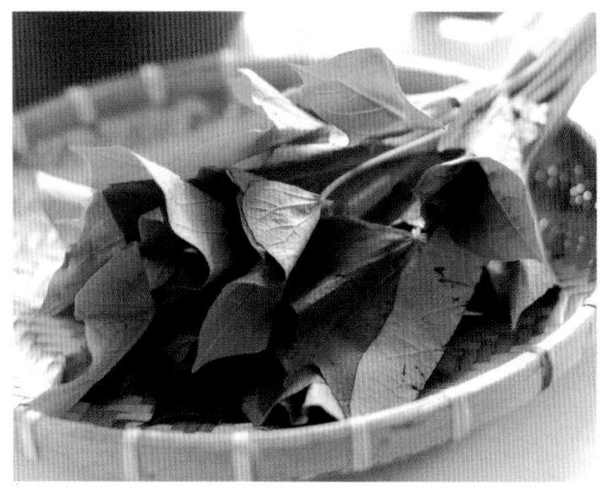

3 红薯叶中的维生素C、胡萝卜素、磷、钙、铁及必需氨基酸含量是菠菜的2倍以上，而草酸含量仅为菠菜的1/2。

4 红薯叶的营养丰富，且热量低，可增加饱足感，是减肥的好食材。

5 红薯叶含有丰富矿物质，每100克的红薯叶中便含有铁0.18~0.90毫克、钙47~94毫克、磷56~113毫克，可作为人体所需矿物质的良好供给来源。

红薯叶食疗效果

1 红薯叶具有丰富的蛋白质、鞣酸、钙、磷、铁，可以去除血液中的甘油三酯、降低胆固醇，具有清肝火、防治高血压、利尿等作用。

2 红薯叶富含酚类，而酚类具有抗癌、抗氧化之效。在红色叶及绿色叶两种红薯叶中，每100克的红薯叶中，酚类含量更高达1000毫克以上。

3 红薯叶中丰富的黄酮类化合物，可清除人体内的自由基，达到延缓衰老、抗氧化、抗炎、防癌、提高人体抗病能力等多种保健功效。

红薯叶食用方法

1 根据报告显示，红薯叶分为多种不同叶色，各具营养价值。如绿色叶营养价值最高；红色叶则含花青素，有抗突变性及抗氧化性；黄色叶及彩色叶的抗氧化活性，比其他蔬菜高出 5~10 倍。

2 红薯叶生长迅速、且病虫害少，调理方式煮、炒均宜，营养美味，色泽翠绿，是自行种植的最佳选择。若种在阳台盆栽中，还可兼作观赏之用。

红薯叶饮食宜忌

1 生红薯中的免疫球蛋白 E 具过敏原的作用，过敏体质者生食红薯，容易引起恶心呕吐、腹痛腹泻、发高烧、皮肤潮红、出疹瘙痒等症状，甚至导致昏迷，食用时应特别谨慎。

2 红薯叶容易种植，许多人会自行种植并采来食用，特别注意的是，若种植时使用农药，千万要确认农药药效退去，才可煮食。

红薯叶魩仔鱼

强健肠道＋帮助消化

- 热量 152.0 千卡
- 糖类 2.5 克
- 蛋白质 29.7 克
- 脂肪 2.1 克
- 膳食纤维 1.9 克

■ 材料：

红薯叶 60 克，
魩仔鱼 40 克，

■ 调味料：

大蒜 1 瓣，
盐 1 小匙
食用油适量

■ 做法：

1 将大蒜洗净后，去皮拍碎；红薯叶洗净。

2 热油锅，爆香大蒜，再放红薯叶拌炒。

3 最后放入魩仔鱼与盐快速拌炒，炒熟后即可起锅。

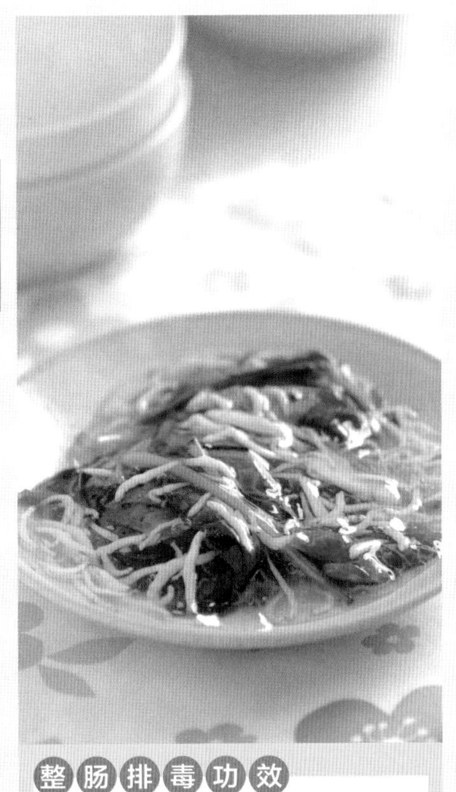

整肠排毒功效

红薯叶富含 B 族维生素，有助消除疲劳，促进肠道的蠕动与消化；魩仔鱼的钙质能维持肠道酸碱平衡，增强肠道健康。

红薯叶冬瓜汤

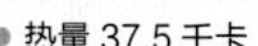

润肠通便＋高钾利尿

- 热量 37.5 千卡
- 糖类 6.4 克
- 蛋白质 2.7 克
- 脂肪 0.7 克
- 膳食纤维 3.5 克

■ 材料：

红薯叶 60 克，冬瓜 150 克，葱花、姜末各少许

■ 调味料：

盐、食用油各适量

■ 做法：

1 将红薯叶洗净，去柄切段；冬瓜洗净，去皮切块。

2 热油锅，将冬瓜块放入锅中翻炒后，加适量的水、葱花与姜末，以小火焖煮半小时。

3 加入红薯叶段再煮 5 分钟，加盐调味即可。

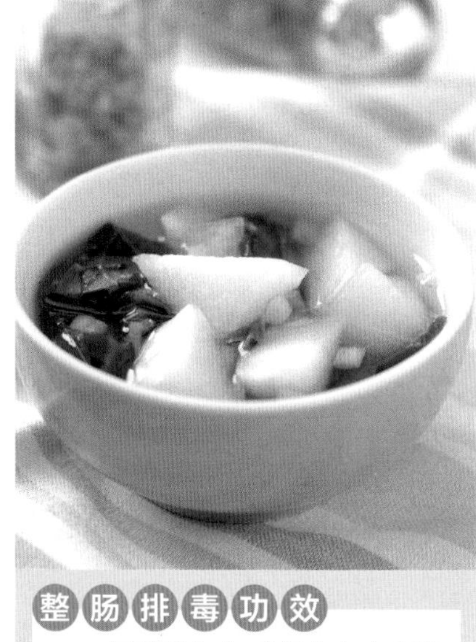

整肠排毒功效

红薯叶与冬瓜都含有丰富的膳食纤维，具有润肠通便效果；丰富的钾能帮助清热利尿，缓解便秘的不适症状。

红薯叶味噌汤

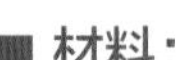

2 人份

健胃整肠＋抗氧化

- 热量 177.2 千卡
- 糖类 18.7 克
- 蛋白质 18.6 克
- 脂肪 3.4 克
- 膳食纤维 4.3 克

■ 材料：

红薯叶 90 克，小鱼干 15 克

■ 调味料：

味噌 3 大匙

■ 做法：

1 将材料洗净，挑除红薯叶的老叶、粗梗。

2 味噌加水拌匀，倒入锅中煮滚，加小鱼干煮 3~5 分钟。

3 放入红薯叶煮软即可。

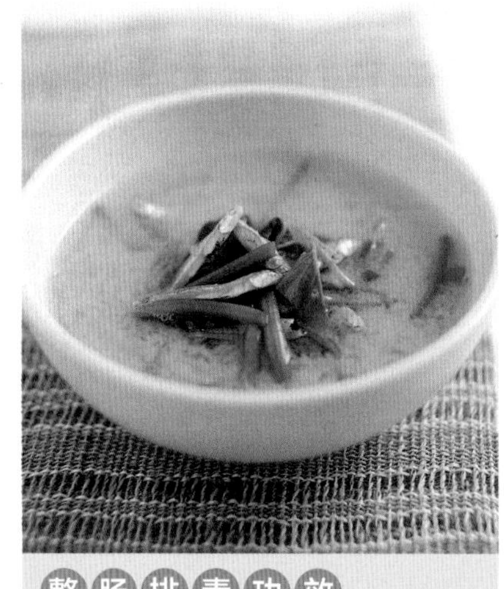

整肠排毒功效

味噌含丰富的 B 族维生素，整肠功能良好，能有效排除体内的废物；而其中的皂苷还能防止脂肪氧化、促进新陈代谢。

麻油红薯叶

保护肠壁 + 预防便秘

- 热量 145.0 千卡
- 糖类 11.2 克
- 蛋白质 6.6 克
- 脂肪 8.2 克
- 膳食纤维 6.2 克

■ 材料：

红薯叶 200 克，老姜 3 片

■ 调味料：

麻油 1/2 大匙，
酱油、米酒各 1 小匙

■ 做法：

1 将红薯叶洗净，去除老茎。

2 热油锅，加入酱油和米酒拌匀，再爆香老姜，最后加红薯叶和水，翻炒至熟。

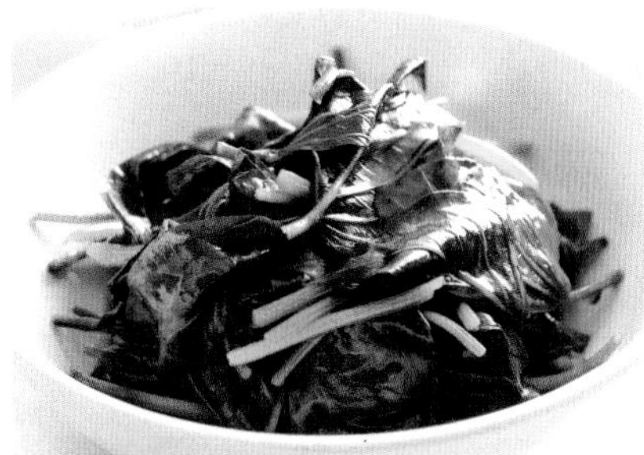

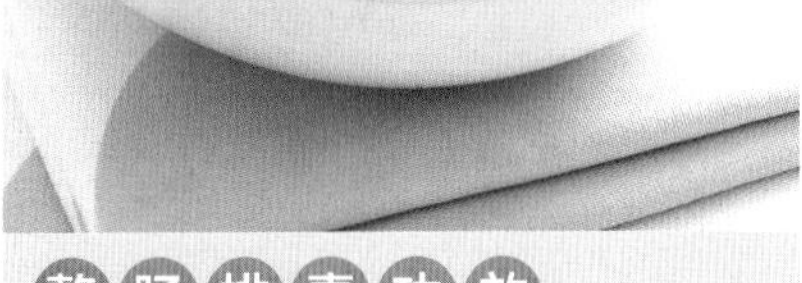

整肠排毒功效

红薯叶含多种矿物质与维生素，可维持头发、皮肤、呼吸道及消化道等部位的上皮组织健康，减少毒素对肠壁的伤害。

海参烩红薯叶

健脑益智 + 护肠排毒

- 热量 93.0 卡
- 糖类 7.8 克
- 蛋白质 15.4 克
- 脂肪 0.6 克
- 膳食纤维 2.6 克

■ 材料：

海参段 200 克，银杏 20 克，红薯叶 100 克，红葱头片 5 克，胡萝卜片 30 克

■ 调味料：

A 素蚝油 1 汤匙，麻油 1/2 小匙

B 淀粉水（淀粉、水各 2 小匙）

■ 做法：

1 将材料分别洗净备用。

2 分别将海参段、银杏和胡萝卜片汆烫后沥干备用。

3 炒锅加入红葱头片炒香，加入红薯叶及调味料 A 煮熟。

4 再将做法 1 的备料加入，最后加入调味料 B 煮熟即可。

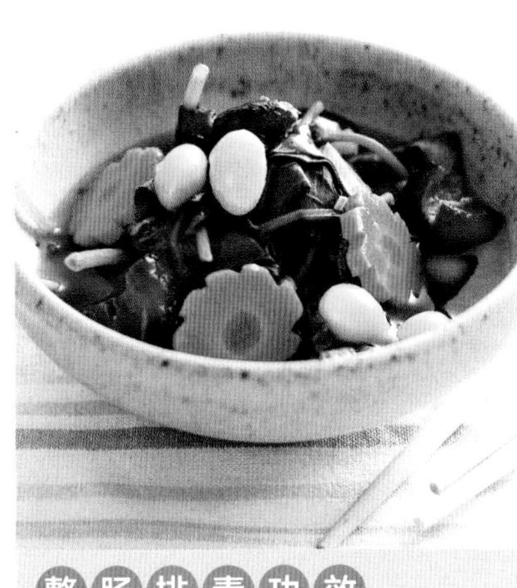

整肠排毒功效

海参营养丰富，含蛋白质、海参皂苷、维生素和微量元素等，可减少肠胃的负担，排除肠道的有害物质。

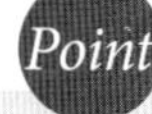丰富的膳食纤维，可预防肠道疾病

大白菜 Chinese Cabbage

健肠有效成分

非水溶性膳食纤维

食疗功效

通利肠胃
预防维生素 C 缺乏症

- 别名：结球白菜、黄芽白
- 性味：性微寒，味甘
- 营养成分：B 族维生素、维生素 C、非水溶性膳食纤维、钙、钾、铁、镁

○ **适用者：** 高胆固醇者　✗ **不适用者：** 过敏体质、气喘者

大白菜为什么能健肠排毒？

1 大白菜中的非水溶性膳食纤维，可促进肠胃蠕动，有利于肠胃消化及排毒。

2《本草纲目拾遗》记载，白菜“甘温无毒，利肠胃，利大小便”。

大白菜主要营养成分

1 大白菜中的钾含量，以芯的部分最高，钾可将体内的钠排出，具有降低血压、利尿、消除身体水肿等作用。

2 大白菜的钙和维生素 C 的含量与其他当季蔬果相比，大约为苹果的 5 倍，也比水梨高出许多。300~400 克的大白菜就能满足一个成人每天所需的维生素。

大白菜食疗效果

1 大白菜富含镁，有助于人体对钙质的吸收，可保护心脏和血管。

2 丰富的维生素 C，可清热退火、预防感冒、消除疲劳、养颜美容、降低体内胆固醇、增加血管弹性，对预防心血管疾病有相当好的作用。

3 中医认为，大白菜具解渴利尿、通利肠胃、清热除烦的功效，常吃大白菜可预防维生素 C 缺乏症。

大白菜食用方法

1 大白菜宜先洗后切，用急火烹调，可避免维生素 C 流失。

2 大白菜不宜与鸡蛋、猪肝同烹，以免降低人体对维生素 C 的吸收。

3 大白菜可以说是“全才蔬菜”，既可炒熟食用，也可生食，还能制成泡菜、酸菜、酱菜、脱水菜、腌菜、风干菜等。

大白菜饮食宜忌

1 大白菜与虾皆为寒性食物，不宜一起食用，以免引起四肢冰冷、鼻子过敏等症状。

2 大白菜属于寒性食物，食用过量容易导致腹泻、手脚冰冷，还会减少人体对矿物质的吸收和消化。

3 气喘、过敏、异味性皮肤炎体质者，应谨慎食用。

翡翠白菜卷

通肠清便＋防治高血压

- 热量 302.4 千卡
- 糖类 12.5 克
- 蛋白质 33.5 克
- 脂肪 10.9 克
- 膳食纤维 2.2 克

■ 材料：

大白菜叶 4 大叶，未炸豆皮 4 片

■ 调味料：

米酒、低盐酱油各 1 大匙，
味醂 2 小匙，鲣鱼调味粉 1/4 小匙，
淀粉水（淀粉、水各 1 小勺）适量，玉米粉、七味粉皆少许

■ 做法：

1 将大白菜洗净，烫软沥干后用纸巾擦干。

2 将豆皮摊开，用纸巾擦干备用。

3 摊开做大白菜，撒上玉米粉，再铺上豆皮，卷起后蒸熟，切段。

4 锅中加 1 杯水煮滚，加入鲣鱼调味粉、米酒、酱油、味醂，以淀粉水勾芡，淋在做法 3 的材料上，再撒上七味粉即可。

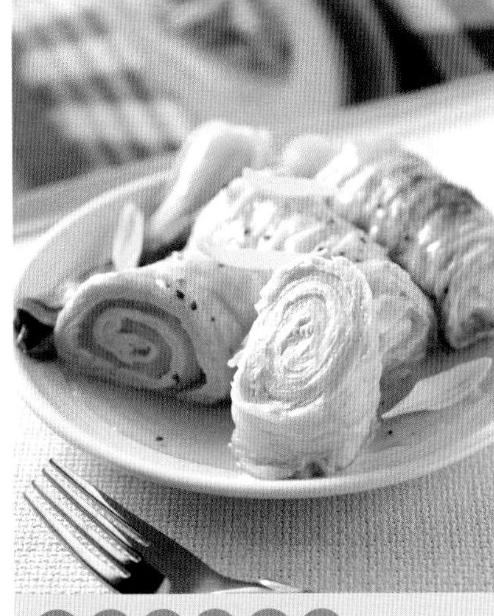

整肠排毒功效

含有丰富钾与纤维质的大白菜，最适合经常便秘者食用，除了可以预防高血压外，还具有通肠清便之效。

黑木耳炒白菜

滋养益胃＋活血润燥

- 热量 53.8 千卡
- 糖类 9.4 克
- 蛋白质 2.7 克
- 脂肪 0.6 克
- 膳食纤维 6.8 克

■ 材料：

黑木耳 80 克，大白菜 180 克，
葱段 4 克，胡萝卜丝 4 克

■ 调味料：

盐 1/2 小匙，酱油 1 匙，
橄榄油 1 大匙

■ 做法：

1 将大白菜洗净，切成大块；黑木耳泡软后，撕成小朵，清洗干净。

2 热锅加油，放入葱段爆香。

3 放入大白菜块、胡萝卜丝与黑木耳，加盐和酱油拌炒。

4 快速拌炒后即可起锅。

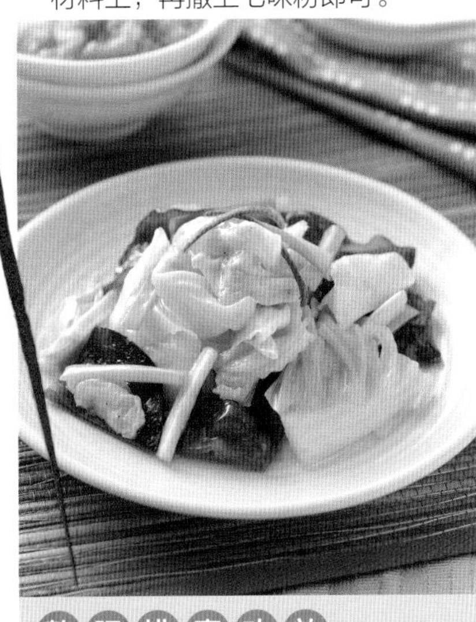

整肠排毒功效

黑木耳所含的胶质可吸附、排出消化道中的杂质、废物，降低胆固醇浓度；其木耳黏多糖更能维持肠道细胞的完整。

Point 粗纤维助大肠蠕动，能防癌抗癌

小白菜 *Pak Choi*

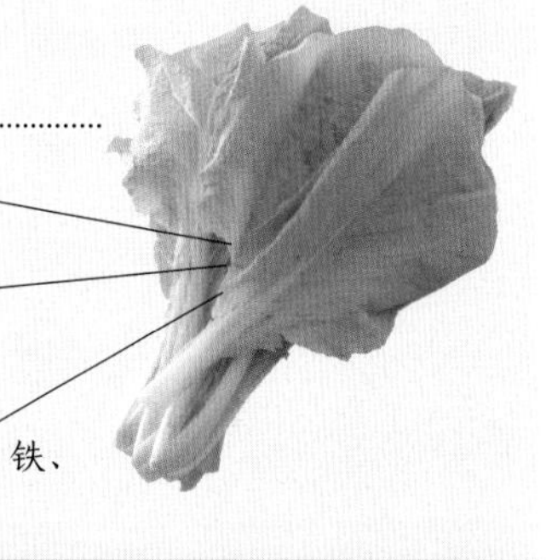

健肠有效成分

膳食纤维

食疗功效

治疗便秘

治疗丹毒

● 别名：油白菜、长梗菜、鸡毛菜

● 性味：性平、微寒，味甘

● 营养成分：

蛋白质、胡萝卜素、维生素 C、磷、铁、钙、维生素 B_1、维生素 B_2、烟碱酸

○ 适用者： 高胆固醇者、精神紧张者 **✗ 不适用者：** 脾胃虚弱者

小白菜为什么能健肠排毒？

小白菜中含有大量膳食纤维，可促进肠道蠕动，增加大肠内毒素的排出，进而达到防癌、抗癌的作用。

小白菜主要营养成分

1 据检测，小白菜的矿物质和维生素含量为蔬菜之冠；所含的维生素 C 为大白菜的 3 倍，钙含量为大白菜的 4 倍，胡萝卜素则比大白菜高出 74 倍。

2 小白菜中含有矿物质，具有能够促进人体的新陈代谢、帮助骨骼发育、增强人体的造血功能之效；胡萝卜素、烟碱酸等营养成分，是维持生命活动不可或缺的物质。

3 小白菜的胡萝卜素含量比西红柿、豆类、瓜类等蔬果高；丰富的维生素 C 能促进皮肤细胞代谢，预防肤质粗糙及色素沉着，延缓衰老，使肌肤更紧实。

4 维生素 B_1、维生素 B_6、泛酸等营养素，能缓解精神紧张。

小白菜食疗效果

1 中医认为，小白菜性平、微寒，味甘，无毒，可解毒利尿、清热除烦。

2 小白菜中的维生素 C 会在人体内形成一种“透明质酸抑制物”，这种物质具有抗癌功效，可降低癌细胞活性。

3 小白菜可治疗便秘、丹毒、肺热咳嗽、痔疮等疾病。

4 小白菜中大量的膳食纤维，在进入体内与脂肪结合后，可预防血中胆固醇的形成，并促进胆酸（胆固醇代谢物）排出体外，防止动脉粥样硬化，维持血管的弹性。

小白菜食用方法

1 小白菜全株均可食用，炒食或煮汤皆宜。

2 小白菜烹调时，炒、煮时间不宜太长，以免造成营养流失。

小白菜饮食宜忌

脾胃虚弱、腹泻及大便稀溏者，不宜多食和生食小白菜。

枸杞炒小白菜

滋润肠道＋调节血压

- 热量 163.3 千卡
- 糖类 22.2 克
- 蛋白质 5.9 克
- 脂肪 6.1 克
- 膳食纤维 8.9 克

■ 材料：

小白菜 300 克，姜丝 30 克，枸杞子 20 克

■ 调味料：

低钠盐、鲣鱼调味粉、米酒各 1/2 小匙，麻油 1 小匙、色拉油适量

■ 做法：

1 将枸杞子和小白菜洗净后备用。

2 锅中加入适量色拉油把姜丝爆香后，将其余调味料加入炒匀。

3 再加入枸杞子与小白菜拌炒至熟即可。

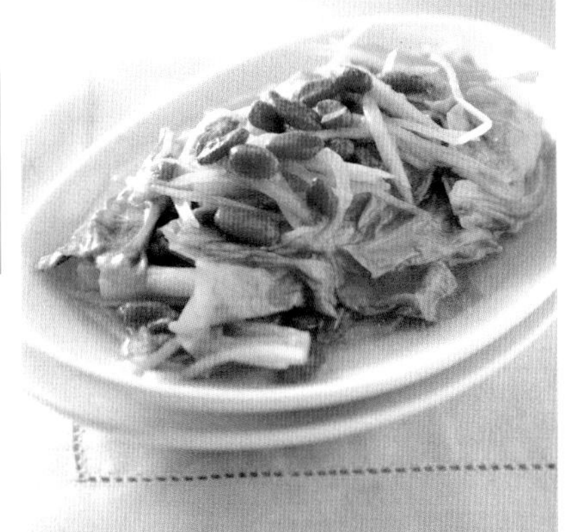

整肠排毒功效

小白菜含丰富的水分与钾，前者可以湿润肠道，促进肠道蠕动；后者可以调节血压，适合少运动、便秘的高血压患者食用。

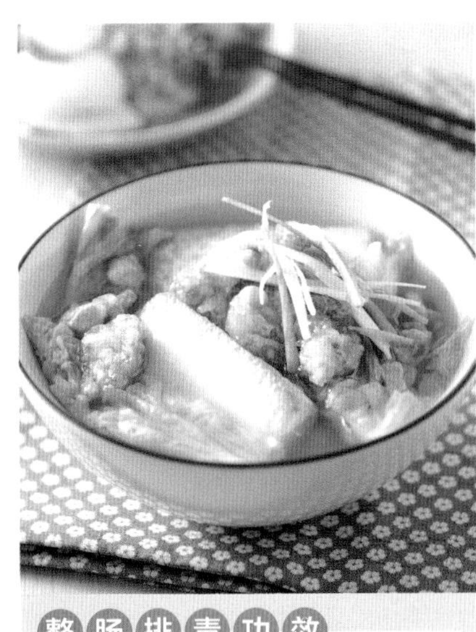

整肠排毒功效

小白菜含丰富的膳食纤维，能润肠、排毒、刺激肠胃蠕动，促进排便，帮助消化；牛蒡的膳食纤维可降低体内胆固醇。

白菜牡蛎豆腐汤

帮助消化＋降低胆固醇

- 热量 434.5 千卡
- 糖类 45.3 克
- 蛋白质 34.8 克
- 脂肪 9.7 克
- 膳食纤维 11.4 克

■ 材料：

小白菜、牛蒡各 100 克，葱丝 30 克，牡蛎 200 克，豆腐 150 克

■ 调味料：

低钠淡味噌 2 大匙，味醂 1/8 杯，色拉油 1 小匙

■ 做法：

1 将小白菜洗净切段；牛蒡洗净去皮切丝。

2 将牡蛎用少许盐水略泡，再用水轻轻冲洗。

3 热锅加 1 小匙色拉油，将豆腐煎至金黄色。

4 汤锅中加水煮滚，把其余调味料放入拌匀。

5 放入豆腐和牛蒡丝，以小火煮 10 分钟，再加入牡蛎，牡蛎不宜煮太久。

6 最后将小白菜段和葱丝放入锅中略煮即可。

Point 营养丰富，又可改善便秘的深绿色蔬菜

上海青 Rape

健肠有效成分

膳食纤维

β－胡萝卜素

食疗功效

防老化、防癌

- 别名：小棠菜、油菜
- 性味：性平，味甘
- 营养成分：
维生素 B_1、维生素 B2、维生素 C、维生素 E、蛋白质、β－胡萝卜素、钾、钙、铁

○ 适用者：一般人 ╳ 不适用者：咳嗽者、肠胃虚寒者

上海青为什么能健肠排毒?

1 上海青中含有丰富的膳食纤维，可有效改善便秘。

2 上海青含胡萝卜素、维生素及矿物质，具有消除过多胃酸、增强抵抗力、改善便秘及预防胆固醇所引起的动脉硬化等作用。

上海青主要营养成分

1 所含的维生素 C 为活性氧的清除剂，具有还原的能力，可使 α－生育酚再生，进而抵抗致癌物质，加快伤口愈合速度。

2 上海青富含 β－胡萝卜素及维生素 C，具有防癌、延缓老化、滋润肌肤之效。

3 上海青所含的膳食纤维相对于其他蔬果较细嫩，适合婴幼儿食用，对不爱吃蔬菜的小朋友是一种接受度较高的蔬菜。可将上海青剁碎后，混合绞肉，制成馄饨、包子，既营养开胃，还可预防便秘。

上海青食疗效果

1 中医认为，上海青可清除体内火热，改善牙龈肿胀及口干舌燥。

2 上海青具有去油解腻、清除内热的功效，适合搭配油腻的食物一起使用。

3 据古籍记载，上海青性平味甘，能解胸中烦闷、解酒、通利肠胃、消食下气。

上海青食用方法

1 上海青除了可用快炒、汆烫来烹调外，也能搭配绞肉制成菜肉馄饨、包子、饺子或锅贴等。

2 上海青的涩味在切碎后尤其明显，若不喜欢这种涩味，可将其汆烫，不但能去除涩味，还可保持鲜绿色泽。

上海青饮食宜忌

1 上海青接近根部的叶柄处，容易藏污纳垢，且不易洗净。料理时，最好把叶子一片一片剥下，用手搓揉，彻底洗净。

2 肠胃虚寒者，应避免过量食用，或可加入姜片与上海青一起烹煮。

3 咳嗽者不宜多食上海青。

翡翠豆皮

防癌润肤 + 降低胆固醇

- 热量 884.3 千卡
- 糖类 12.0 克
- 蛋白质 40.1 克
- 脂肪 75.1 克
- 膳食纤维 6.7 克

■ 材料：

上海青 100 克，大蒜 1 瓣，
日式炸豆皮 200 克，
高汤 200 毫升

■ 调味料：

盐 1 小匙，香油适量，橄榄油 2 小匙

■ 做法：

1 将上海青洗净切碎；豆皮用手撕成长条状；大蒜拍碎备用。

2 热锅放橄榄油，爆香大蒜碎，加入上海青末炒匀。

3 放入高汤、盐、豆皮煮至汤汁收干，起锅前加入香油拌匀即可。

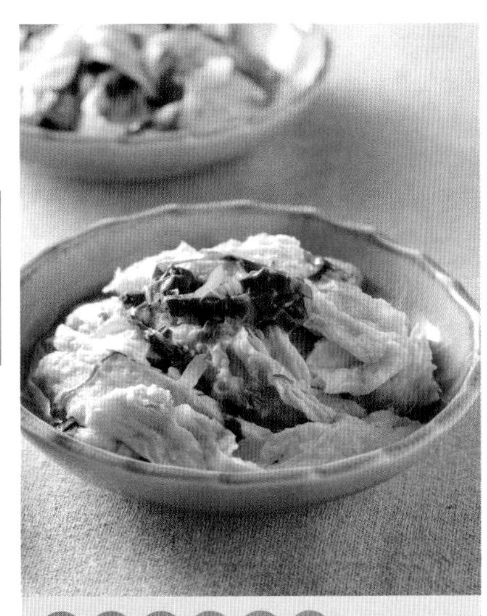

整肠排毒功效

上海青含有多种维生素与矿物质，还有丰富的纤维质，可促进肠道蠕动，有助于降低胆固醇与血糖。

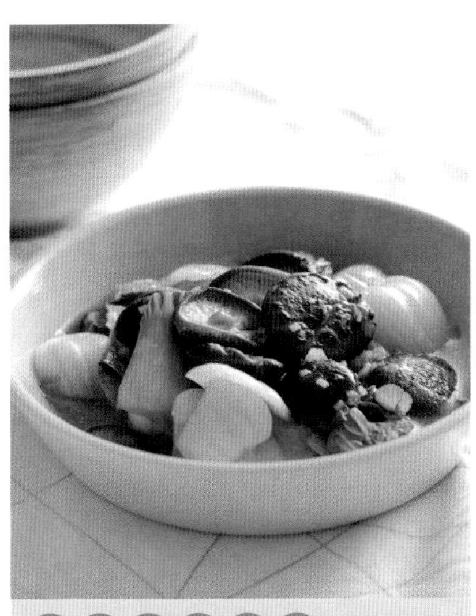

整肠排毒功效

上海青丰富的维生素 C、钙与叶酸，能预防动脉硬化、高血压及便秘。香菇富含碱性物质，能保持体内酸碱平衡，防止血液酸化。

上海青炒香菇

维持酸碱平衡 + 预防便秘

- 热量 213.8 千卡
- 糖类 12.9 克
- 蛋白质 4.9 克
- 脂肪 15.8 克
- 膳食纤维 6.0 克

■ 材料：

上海青 250 克，干香菇 2 朵，
大蒜 2 瓣

■ 调味料：

色拉油、米酒各 1 大匙，
盐 1 小匙

■ 做法：

1 将上海青洗净，切段；干香菇泡软，洗净，切块；大蒜切末。

2 热油锅，爆香大蒜末、香菇，加入上海青段、米酒、盐和水，大火快炒至菜熟软即可起锅。

Point 营养媲美高丽参的健康蔬菜

圆白菜 Cabbage

健肠有效成分

膳食纤维

食疗功效

预防骨质疏松

改善贫血

- 别名：甘蓝、包心菜
- 性味：性平，味甘
- 营养成分：
  膳食纤维、维生素 A、维生素 B2、维生素 C、维生素 K、维生素 U、钙、磷、碘、硫

○ 适用者：便秘、贫血者　✗ 不适用者：肠胃功能较差者

圆白菜为什么能健肠排毒?

1 圆白菜中的膳食纤维可帮助肠胃蠕动，具有促进排便的功能。

2 中医认为圆白菜除主治胃溃疡，还可改善便秘、恶心、贫血、皮肤生疮、肾脏病等。

圆白菜主要营养成分

1 圆白菜名称的由来，据说是日本人将其营养价值比拟为“菜中的高丽参”，用以宣传、鼓励民众食用。

2 圆白菜所含的维生素 K，可促进人体对维生素 D 及钙质的吸收。

圆白菜食疗效果

1 圆白菜味甘性平，可益肾补髓。中医认为，肾主骨，吃圆白菜有助于骨头生长、预防骨质疏松。

2 圆白菜可修复人体内受伤组织，改善胃及十二指肠溃疡所引起的不适。

3 圆白菜中丰富的钾含量可维持体内钠离子平衡，预防高血压及血管硬化。

圆白菜食用方法

1 紫色圆白菜常被用作生菜色拉的材料或盘饰，颜色美观且口感较脆。

2 相对于其他属性都偏寒凉的蔬菜，圆白菜相对比较平和，体质虚寒者可以用圆白菜代替大白菜食用。

3 圆白菜残留的农药具有挥发性，接触空气后会慢慢分解至空气中，建议先将圆白菜置于室温环境下 2~3 天再食用，可减少农药残留。

4 食用圆白菜前，可剥掉农药最易残留的外叶、切除茎部，将其放在水中浸泡 10~20 分钟后，再用流动清水冲洗 10~20 分钟。

5 圆白菜含水溶性维生素，清洗或浸泡前不宜细切，以免营养成分大量幅流失。

圆白菜饮食宜忌

肠胃功能较差者应避免生食圆白菜，因为圆白菜纤维较粗且含量多，食用后容易引起不适。

圆白菜炒鸡肉

健胃益肾+预防溃疡

- 热量 496.3 千卡
- 糖类 15.4 克
- 蛋白质 25.0 克
- 脂肪 37.2 克
- 膳食纤维 3.1 克

■ 材料：

圆白菜丝、去骨鸡腿肉块各 100 克，胡萝卜丝、洋葱丝各 30 克

■ 调味料：

米酒、味噌各 1 大匙，橄榄油 2 大匙，酱油、味醂、蒜泥、姜泥各 1 小匙

■ 做法：

1 将除了橄榄油外的调味料调匀，拌入鸡腿肉块中，静置约 30 分钟。

2 热锅放 1 大匙橄榄油，将洋葱丝、胡萝卜丝、圆白菜丝炒香后盛起。

3 倒入剩下的橄榄油，放入腌好的鸡腿肉炒熟，再将做法 2 的材料放入锅中炒匀即可。

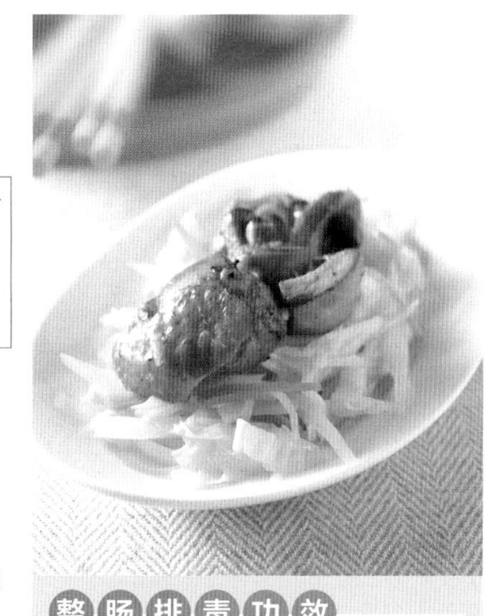

整肠排毒功效

圆白菜可健胃益肾、填补脑髓，还富含多种维生素，具保护肠黏膜细胞、修复体内受伤组织的功效，能有效预防溃疡性疾病。

黑豆炒圆白菜

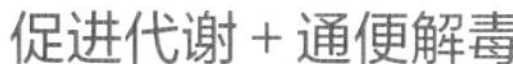

促进代谢+通便解毒

- 热量 264.2 千卡
- 糖类 25.5 克
- 蛋白质 19.1 克
- 脂肪 11.2 克
- 膳食纤维 11.1 克

■ 材料：

黑豆 50 克，圆白菜 150 克，大蒜 10 克，胡萝卜 5 克

■ 调味料：

盐 1/4 小匙，胡椒粉少许，色拉油 1 小匙

■ 做法：

1 将黑豆泡水 3 个小时后蒸熟；圆白菜、胡萝卜洗净切丝；大蒜去皮切碎。

2 色拉油入锅，爆香大蒜碎。

3 加圆白菜丝、胡萝卜丝略炒，再加入黑豆及蒸黑豆的水少许，拌炒至熟。

4 最后加盐和胡椒粉炒匀即可。

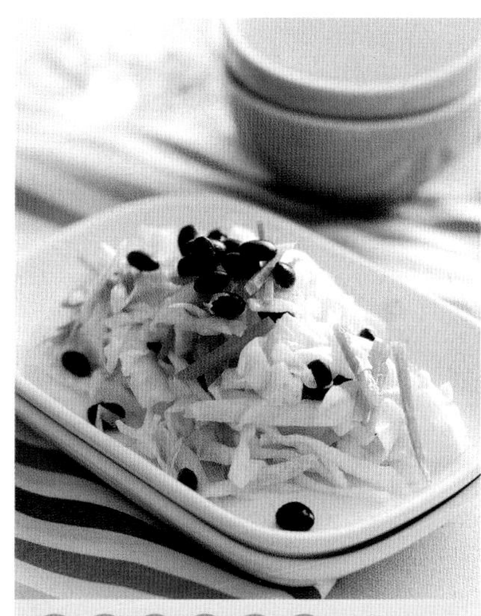

整肠排毒功效

圆白菜含维生素 U，可以促进新陈代谢；所含的膳食纤维则可增加饱足感，帮助肠道蠕动、通便排毒。

Point 富含水分和膳食纤维，帮助排便通畅

芹菜 Celery

健肠有效成分

膳食纤维

食疗功效

保健肠胃

降血压

- 别名：药芹、旱芹
- 性味：性凉，味甘辛
- 营养成分：
  β－胡萝卜素、膳食纤维、B族维生素、维生素C、钙、钾、磷、蛋白质

○ **适用者：** 排便不顺者　✗ **不适用者：** 脾胃虚寒、低血压患者

芹菜为什么能健肠排毒？

1 经科学家研究证实，芹菜中富含水分和膳食纤维，且含有一种能使脂肪加速分解的化学物质，能帮助消耗体内热量、改善肠道健康。

2 芹菜是高纤维蔬菜，在肠内消化后会产生木质素。木质素能加速肠内粪便的排出，降低致癌物与结肠黏膜的接触率，进而达到预防结肠癌的作用。

芹菜主要营养成分

1 芹菜叶的营养成分比芹菜茎略高，其中胡萝卜素含量为芹菜茎的88倍、蛋白质为11倍、维生素B为17倍、维生素C为13倍、钙含量则为2倍。

2 芹菜含有补骨脂素，可预防一种皮肤会呈红斑状的慢性皮肤病——牛皮癣。

芹菜食疗效果

1 芹菜经肠内消化分解出的木质素，为一种抗氧化剂，可预防及辅助治疗高血压、动脉硬化，浓度高时还可抑制肠内有害菌所产生的致癌物质。

2 中医认为，芹菜具有清热平肝，降压，健胃，改善头晕、黄疸、水肿、暴热烦渴、妇女经期不顺、小便热涩不利、赤白带下等功效。

3 芹菜可以镇静安神，从芹菜中分解出的一种碱性成分，对动物及人体的神经皆有安定作用。

芹菜食用方法

芹菜可热炒、煮汤或打成汁饮用。

芹菜饮食宜忌

1 芹菜性凉质滑，脾胃虚寒者、肠滑不固者、腹泻者应慎食。

2 虾、醋、黄豆、鸡肉、蟹肉、蛤蜊、南瓜等食品与芹菜相克，不宜同食。

3 芹菜有降血压之效，低血压者须慎食。

4 芹菜的钾含量较高，肾功能不佳者不宜多吃。

芹菜凉拌魔芋

润肠通便＋调节血压

- 热量 186.2 千卡
- 糖类 13.3 克
- 蛋白质 0.4 克
- 脂肪 15.1 克
- 膳食纤维 7.3 克

■ 材料：

魔芋 90 克，芹菜 2 大根，
大蒜 2 瓣

■ 调味料：

白醋、酱油、橄榄油各 1 大匙，
白糖 1 小匙

■ 做法：

1 将魔芋切块；芹菜洗净切段；大蒜去皮切碎。

2 将做法 1 中的材料放入滚水中烫熟后取出。

3 将所有调味料混合后，加入大蒜碎。

4 将魔芋块与芹菜段盛盘，淋上做法 3 的调味料即可。

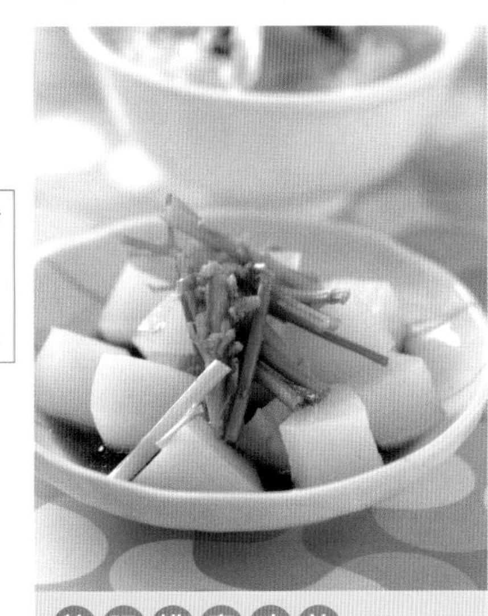

整肠排毒功效

魔芋含有丰富的膳食纤维；芹菜则具有优越的通便效果。两者调配的凉拌菜能发挥润肠通便及调节血压的效果。

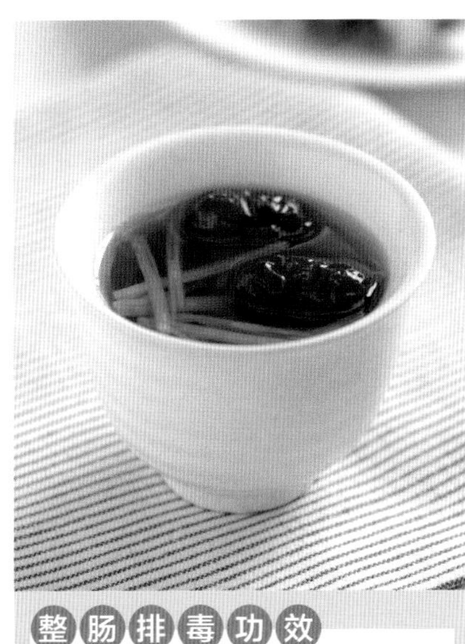

整肠排毒功效

芹菜与红枣中的维生素与膳食纤维，能促进肠道消化，预防与改善因肠道中的毒素所引起的高血压症状。

芹菜红枣茶

高纤降压＋排毒抗癌

- 热量 151.5 千卡
- 糖类 34.3 克
- 蛋白质 3.0 克
- 脂肪 0.6 克
- 膳食纤维 6.3 克

■ 材料：

红枣 20 颗，
芹菜 150 克

■ 做法：

1 将芹菜洗净切段。

2 在锅中放适量清水，将芹菜段与红枣一起放入，煎煮成茶饮即可。

Point 增强体质、有效治疗便秘

芦荟 *Aloe*

健肠有效成分

芦荟大黄素苷
芦荟大黄素

食疗功效

抗菌杀菌
养颜美容

- 别名：𦫸、象胆
- 性味：性寒，味苦
- 营养成分：
  多糖体、维生素 C、胶质、膳食纤维、芦荟大黄素苷、芦荟大黄素

○ **适用者：**便秘、有粉刺及面疱者　✗ **不适用者：**体质偏寒的人

芦荟为什么能健肠排毒?

1 芦荟大黄素（Aloin）和芦荟大黄素苷（Emodin）等成分具有增进食欲、治疗肠燥便秘的作用。食用芦荟能增强体质、强化胃功能。

2 芦荟中的芦荟大黄素，能增加大肠液分泌及脂肪分解的活性，使大肠失调的自律神经功能恢复，且没有副作用或药物依赖性。

3 芦荟能治疗便秘，即使是非常严重的便秘，也能在食用芦荟后的 8 ~ 12 个小时内通便。

芦荟主要营养成分

1 芦荟可提升人体免疫力，但芦荟的种类繁多，高达 300 多种，其中具有药效成分的只有数种。

2 蒽醌类又名“安特拉归农综合体”(Anthraquinone Complex)，具有消毒杀菌的能力，其主要存在于芦荟的汁液里。

3 芦荟含多糖和维生素，对肌肤有滋润、美白作用。

芦荟食疗效果

1 芦荟酊（Aloetin）的抗菌性相当强，能消灭细菌、真菌、病毒等病菌，抑制、消灭病原体的生长与繁殖。

2 芦荟的缓激肽酶可抵抗炎症，多糖类可增强人体的抵抗力，对治愈皮肤炎、膀胱炎、支气管炎、慢性肾炎等慢性病皆有功效。

芦荟食用方法

1 食用芦荟最简易、快速的方法，是直接生食其新鲜叶片，也可将新鲜叶片切成薄片、打成汁或油炒后食用。

2 食用芦荟前应先在皮肤上做测试，若无异常现象才可食用。芦荟会使一些过敏体质者出现身体不适，若出现刺痛、起红疹、红肿、腹痛、腹部有灼热感等现象应停止服用。

芦荟饮食宜忌

1 芦荟的表皮含有芦荟大黄素，容易引起腹泻，甚至使孕妇流产，故芦荟必须去皮才可食用。

2 体质虚弱及脾胃虚寒者，应谨慎食用。

Point 促进胃液分泌、增进食欲

青椒 Green Pepper

健肠有效成分
膳食纤维

食疗功效
增强抵抗力
预防动脉硬化

- 别名：甜椒、番椒
- 性味：性温，味甘
- 营养成分：维生素A、维生素C、维生素K、磷、铁、胡萝卜素、烟碱酸、叶酸、膳食纤维

○ **适用者：**肌肉疼痛、高胆固醇血症者　✗ **不适用者：**胃溃疡、阴虚火旺者

青椒为什么能健肠排毒?

1 青椒所具有的特殊气味，能刺激唾液和胃液的分泌，促进肠道蠕动、帮助消化、增强食欲。

2 青椒富含膳食纤维，可吸附肠道中的毒素和废物，连同粪便顺利排出体外。

青椒主要营养成分

1 青椒的维生素A、维生素K含量是蔬菜中最多的，所含丰富的铁质，有助于人体造血。

2 青椒的维生素C和胡萝卜素的含量丰富，能增强人体免疫力。

3 青椒所含的矽，可促进毛发、指甲的生长，强化指甲，滋养发根，且能净化人体的泪腺及汗腺。

青椒食疗效果

1 维生素A、维生素C都可强化人体抵抗力、预防中暑，还可促进脂肪代谢，避免胆固醇附着于血管，进而有预防动脉硬化、糖尿病、高血压等作用。

2 青椒含有促进黑色素新陈代谢的成分，可治疗黑斑、雀斑。胡萝卜素与维生素D可增强皮肤抵抗力，防止面疱和斑疹产生。

3 青椒含有的β-胡萝卜素，可转化成维生素A，保护肌肤、鼻子、支气管、肺部和肠胃的黏膜，保护肠道和身体的健康。

4 青椒富含维生素C和维生素P，具有抗氧化、促进新陈代谢、增强免疫力之效，并能降低胆固醇与防止动脉硬化。

青椒食用方法

1 青椒的外型独特，若栽种时使用农药，很容易积累在其凹陷的果蒂上，因此食用青椒前应先去蒂，再彻底清洗。

2 青椒含有脂溶性维生素中的维生素A，加油快炒可增加体内对维生素A的吸收，但要注意炒的时间不宜过长。

青椒饮食宜忌

阴虚火旺、肝经火热症、高血压、肺结核、肠胃炎、胃溃疡、眼疾、食管炎、痔疮等患者应谨慎服用。

Point 有效抗癌、排毒的鲜美蔬菜

芦笋 *Asparagus*

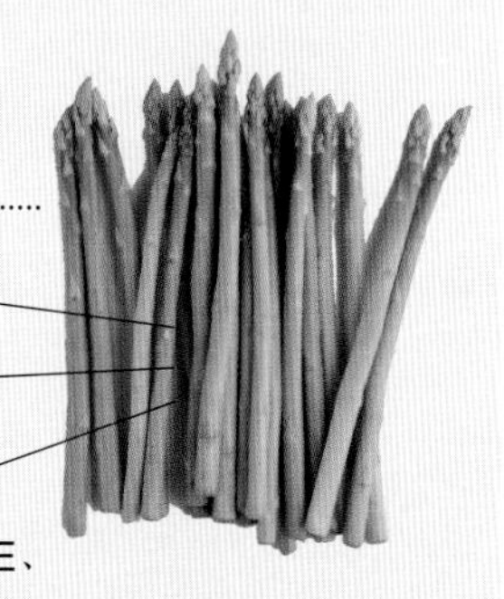

健肠有效成分

膳食纤维

食疗功效

治疗关节炎
不孕症

- **别名**：石刁柏、野天门冬
- **性味**：性寒，味甘
- **营养成分**：膳食纤维、维生素 A、维生素 C、维生素 E、蛋白质、硒、钼、铬、锰、叶酸

○ **适用者**：疲劳、神经性疼痛者　✗ **不适用者**：痛风患者、尿酸高者

芦笋为什么能健肠排毒?

1 芦笋味道鲜美，让人食欲大增，其中丰富的膳食纤维，能促进肠胃蠕动，帮助消化，改善便秘。

2 芦笋中含有天门冬氨酸和微量元素铬、锰、硒、钼，可促进身体新陈代谢，提高人体免疫力。

芦笋主要营养成分

1 芦笋含有蛋白质、维生素和多种氨基酸，且含量高于一般蔬果。根据营养学家分析报告，芦笋中的蛋白质含有人体所必需的各种氨基酸。

2 芦笋中的维生素 C 可预防心脏病和癌症、提升免疫力。

3 芦笋中独特的天门冬氨酸和多糖体，可增强体力、消除疲劳、保护心血管丝统及消化系统、改善神经性疼痛及视力衰退、促进白细胞增生等。

4 芦笋所含的钾多而钠少，具有利尿作用，可帮助排毒。

芦笋食疗效果

1 芦笋中的叶酸可帮助预防子宫颈癌、先天缺陷、心脏病、结肠癌及直肠癌。中国的药草专家用芦笋根治疗关节炎和不孕症等病，已有数千年历史。

2 芦笋中的钾，可帮助调节细胞内电解质平衡，维持心脏正常功能及稳定血压。

3 美国癌症学会推荐的 30 种蔬果抗癌食物中，芦笋排名第 16；而国际癌症病友协会研究也认为芦笋可帮助细胞正常生长，并抑制癌细胞的扩散。

芦笋食用方法

1 芦笋不宜生吃，但若以高温加热，叶酸容易流失，建议以快炒、汆烫或微波的方式烹调，以保留养分。

2 生芦笋易老化，应先在煮沸盐水中汆烫 1 分钟，冷却后再放入冰箱，2 ~ 3 天内应食用完毕。

芦笋饮食宜忌

芦笋的嘌呤含量高，尿酸高及痛风患者，不宜过量食用。

芦笋土豆蛋色拉

3 人份

保护黏膜＋提高食欲

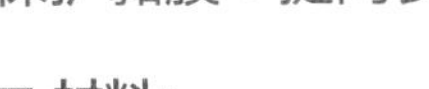

- 热量 846.8 千卡
- 糖类 32.3 克
- 蛋白质 44.5 克
- 脂肪 60.0 克
- 膳食纤维 5.3 克

■ 材料：

芦笋 200 克，鸡蛋 3 个，土豆 1 个

■ 调味料：

盐 1 小匙，无蛋色拉酱 3 大匙

■ 做法：

1 将芦笋洗净去除根部，切段；土豆洗净去皮切块；鸡蛋放入开水中煮约 7 分钟至熟后，剥壳切丁。

2 取锅煮水至滚，将芦笋段烫熟后捞出；接着将土豆煮至熟软后捞出。

3 将土豆煮熟后，捣成泥，拌入芦笋段、鸡蛋丁、盐及无蛋色拉酱即可。

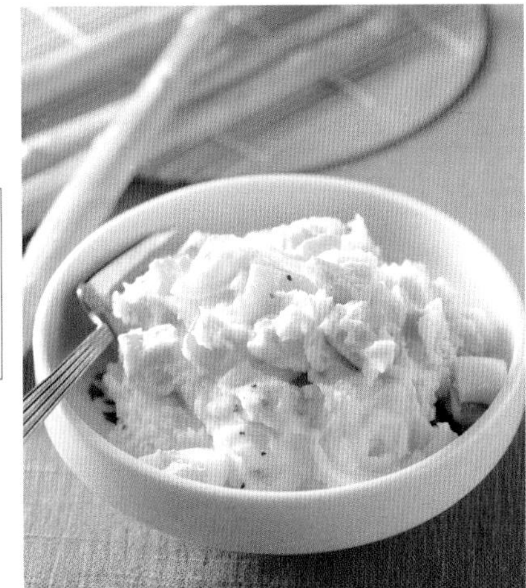

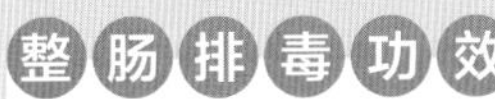

芦笋富含维生素 A，可保护消化器官黏膜；其含的天门冬氨酸，能消除疲劳、提高食欲，有助保护中枢神经丝统，消除焦虑等。

紫米芦笋卷

抗氧化＋健脾补血

- 热量 381.5 千卡
- 糖类 51.8 克
- 蛋白质 8.3 克
- 脂肪 15.7 克
- 膳食纤维 4.0 克

■ 材料：

紫米、白米各 30 克，寿司海苔 2 张，芦笋 100 克，熟核桃 20 克

■ 调味料：

低脂色拉酱 4 小匙，寿司醋 1 大匙

■ 做法：

1 分别将紫米与白米洗净煮熟，再将两种米混合并拌入寿司醋后，放凉备用。

2 将海苔对切；芦笋洗净氽烫后冰镇沥干；熟核桃磨成粉备用。

3 将海苔略烤，放入做法 1 的材料、芦笋、核桃粉及低脂色拉酱，卷好切段即可。

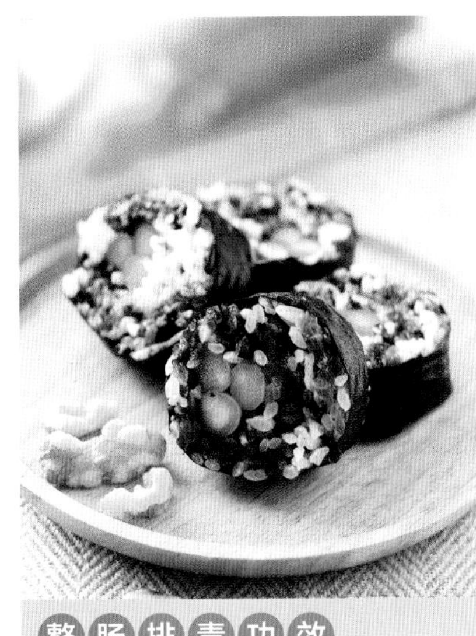

整肠排毒功效

芦笋富含铁、维生素 A、维生素 C、维生素 E 及叶酸，所含的 β－胡萝卜素比菠菜多，可抗氧化、防癌；紫米有健脾补血的作用。

Point 特殊黏液附着肠道，可保护肠壁

秋葵 Okra

健肠有效成分

特殊黏液
水溶性膳食纤维

食疗功效

降血压
帮助消化

- 别名：羊角豆、潺茄
- 性味：性寒，味甘
- 营养成分：
维生素 A、B 族维生素、维生素 C、维生素 E、维生素 K、水溶性膳食纤维、胡萝卜素、蛋白质、叶酸、烟碱酸、钾、铁、钙、磷

○适用者：发育中的儿童　✗不适用者：阳虚体质者

秋葵为什么能健肠排毒?

1 秋葵中的特殊黏液可保护肠胃；膳食纤维则有助促进消化、预防便秘，还可预防贫血及骨质疏松。

2《本草纲目》记载，秋葵是属于食疗性的植物。秋葵的特殊黏液中含有丰富的营养成分，可附着于胃黏膜上，保护胃壁健康。

秋葵主要营养成分

1 胡萝卜素及维生素 A，对眼睛、皮肤均有帮助。

2 秋葵中含有丰富的维生素 A、B 族维生素，日本人将其视为强身健体的蔬菜。

3 秋葵中对人体有害的草酸含量低，人体对秋葵中钙的吸收率比牛奶更高，是素食者及发育中儿童补充钙质的良品。对牛奶过敏者，也是很好的钙质来源。

秋葵食疗效果

1 秋葵的黏液里所含的半乳聚糖、果胶及阿拉伯胶，皆属水溶性膳食纤维，具有降血压、帮助消化之效，还可预防大肠癌等疾病。

2 中医认为，秋葵的根有排脓解淤、清热解毒和疏通血脉之效，还可用来治疗筋骨损伤。

秋葵食用方法

1 秋葵的黏滑汁液的特殊口感，常使人留下深刻印象，有人对此敬而远之，也有人深爱这种独特口感。

2 秋葵以炒、生炸或腌渍的方式烹调均适宜。

3 秋葵可生食，但必须先洗净，生秋葵冷藏于冰箱内可保存几天，鲜味不减。

秋葵饮食宜忌

1 秋葵性寒，阳虚体质者不宜食用过量；肠胃功能较差者若吃太多，容易引起腹泻。秋葵汆烫后，蘸含大蒜末、辣椒末的酱油食用，可稍微平衡其寒性，但仍应控制食用量。

2 秋葵中的钾含量较多，血液透析者要烫过再食用，不可生食。

梅香秋葵拌山药

帮助消化＋保护肠胃

- 热量 67.8 千卡
- 糖类 12.7 克
- 蛋白质 2.5 克
- 脂肪 1.4 克
- 膳食纤维 3.1 克

■ 材料：

秋葵、山药各 60 克，柴鱼片少许

■ 调味料：

紫苏梅肉 2 颗，盐、糖各少许，米醋、味醂各 1/2 小匙

■ 做法：

1 将秋葵洗净撒上少许盐，用水汆烫后，沥干水分，对切成片。

2 将山药去皮洗净切条，浸泡醋水约 10 分钟，捞起备用。

3 将所有调味料混合后，拌入秋葵片、山药条，最后撒上柴鱼片即可。

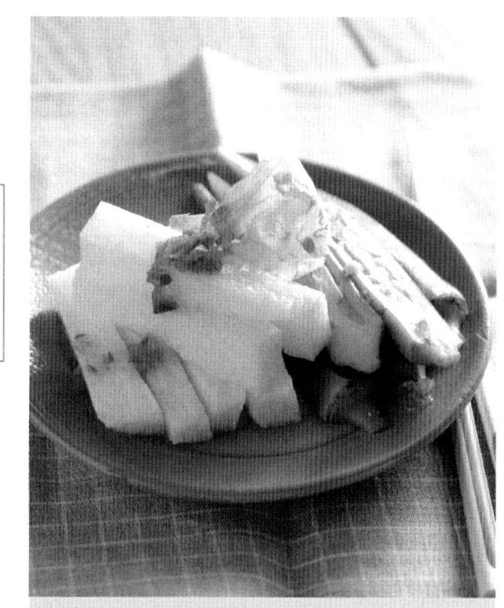

整肠排毒功效

紫苏梅含有机酸，能整肠止泻、促进胃液分泌；秋葵中的水溶性膳食纤维也能有效帮助消化，促进肠道蠕动，保护胃壁。

焗烤秋葵

养颜美容＋健胃整肠

- 热量 261.2 千卡
- 糖类 32.0 克
- 蛋白质 6.4 克
- 脂肪 13.8 克
- 膳食纤维 9.9 克

■ 材料：

小西红柿 6 颗，秋葵 200 克，乳酪丝、乳酪粉适量，洋葱丝 20 克

■ 调味料：

鲜奶油 50 毫升，盐、黑胡椒各少许，橄榄油 1 小匙

■ 做法：

1 将小西红柿洗净对切；秋葵汆烫后去蒂备用。

2 热锅放油，炒香洋葱丝，依序加入鲜奶油、西红柿、盐拌炒，转小火续煮至浓稠状。

3 将做法 2 的材料、秋葵、乳酪丝依序铺在烤具上，放入预热 200℃的烤箱中，烤约 4 分钟至表面呈金黄色后，撒上乳酪粉和黑胡椒粉即可。

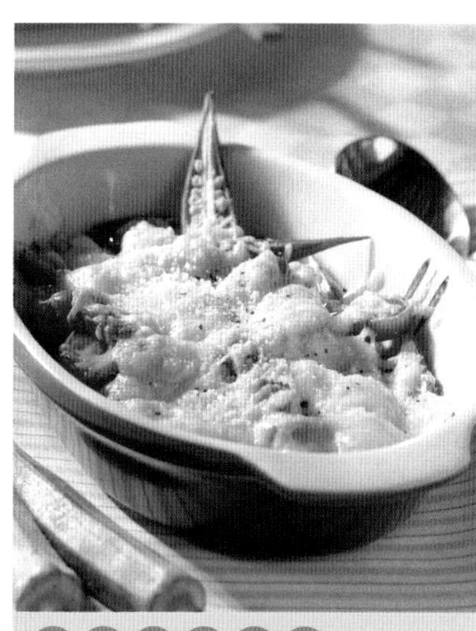

整肠排毒功效

秋葵含特殊黏液及阿拉伯聚糖、半乳聚糖、鼠李聚糖等，可帮助消化、增强体力、保护肠道；西红柿有丰富类黄酮、维生素C。

Point 营养价值和排毒保健效果兼具

玉米 Corn

健肠有效成分

维生素 B_6
烟碱酸

食疗功效

增强脑力和记忆力

- 别名：玉蜀黍、包谷、苞米
- 性味：性平，味甘
- 营养成分：
蛋白质、糖类、钙、铁、磷、硒、维生素A、B族维生素、维生素C、维生素E、维生素H、胡萝卜素、膳食纤维

○ 适用者：一般人 ✗ 不适用者：糖尿病患者

玉米为什么能健肠排毒?

1 玉米含维生素 B_6、烟碱酸等成分，可刺激肠胃蠕动、加速粪便形成及排出体外，可预防肠炎、便秘、肠癌。

2 玉米胚芽所含的营养物质，可强化人体的新陈代谢功能。

3 玉米富含膳食纤维，可以疏通阻塞的肠道，帮助身体排出宿便和积累的毒素，保护肠道健康。

玉米主要营养成分

1 近年德国营养保健协会研究发现，玉米的营养价值和保健作用相当高，且具有预防心脏病和癌症的作用。

2 玉米中的胡萝卜素、水溶性维生素中含硫氨素较多，但维生素 D、维生素 K、核黄素和烟碱酸含量较少，甚至几乎没有。

玉米食疗效果

1 玉米须含抗癌物质，是解热利尿良方，肾脏病、黄疸及溽暑引起的小便困难，皆可以玉米须煮汤饮用，以改善症状。

2 玉米黄质可以延缓视力老化、刺激大脑细胞和增强记忆力。癌症患者多吃玉米，可抑制抗癌药物对人体产生的副作用。

玉米食用方法

1 玉米含有大量淀粉，可作主食。食用玉米应细嚼慢咽，以免引起消化不良。

2 玉米不宜生食。

3 玉米粒的胚芽是营养素的集中处，应将其全部吃完。

玉米饮食宜忌

1 食用玉米过量，容易引起胀气。

2 和大米、面粉相比，玉米的糖类含量低很多，但玉米中的葡萄糖等单糖成分较多，容易被肠道吸收，影响血糖、尿糖。因此专家建议，糖尿病患者不宜多吃玉米。

玉米炒上海青

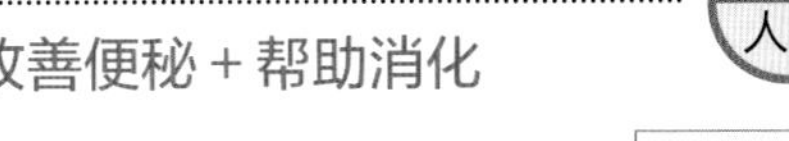

改善便秘＋帮助消化

- 热量 182.4 千卡
- 糖类 38.3 克
- 蛋白质 5.3 克
- 脂肪 0.9 克
- 膳食纤维 2.8 克

■ 材料：

玉米粒 40 克，上海青 150 克

■ 调味料：

白糖、盐各 1/4 小匙，
低钠酱油1小匙,胡椒粉1/6小匙，
淀粉水 1 小匙（淀粉、水各 1/2 小匙）

■ 做法：

1 将上海青洗净切小段。
2 锅中热水、盐，放入上海青段汆烫后沥干备用。
3 将玉米粒、酱油、白糖和胡椒粉加入炒锅中略炒，加少许水煮熟，用淀粉水勾芡。
4 最后将做法 3 的材料淋在上海青上即可。

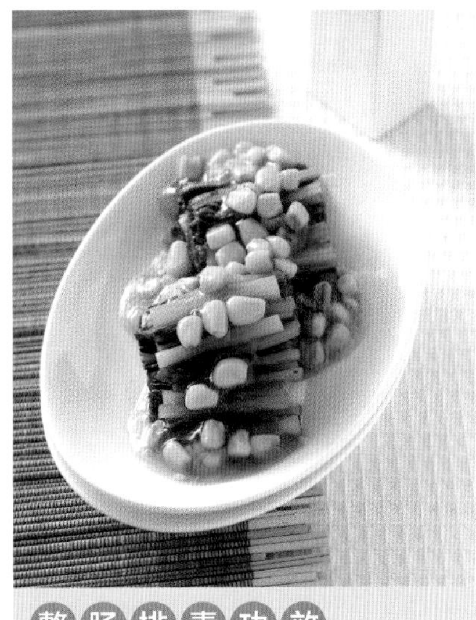

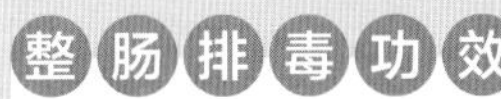

玉米丰富的色氨酸，有助稳定神经丝统；其膳食纤维可增强肠胃功能，帮助消化，排除肠道中的有毒物质，减少对肠胃的伤害。

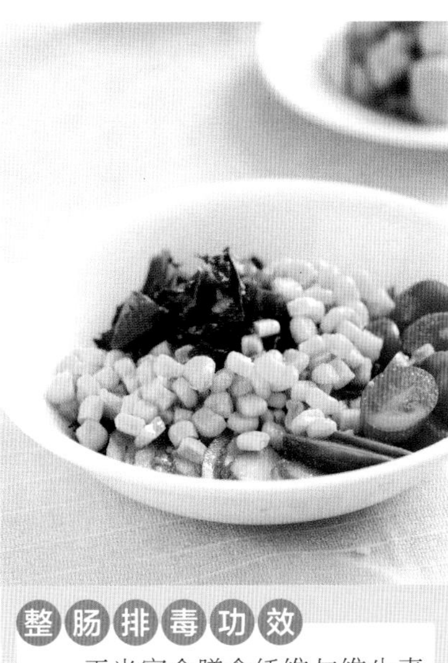

整肠排毒功效

玉米富含膳食纤维与维生素C，能促进肠道蠕动；西红柿与小黄瓜有助清洁肠道；海带芽的胶质能吸附肠道毒素，保持肠道健康。

玉米海带芽色拉

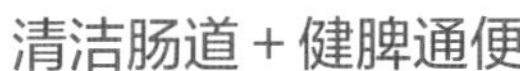

清洁肠道＋健脾通便

- 热量 427.9 千卡
- 糖类 29.1 克
- 蛋白质 9.4 克
- 脂肪 31.3 克
- 膳食纤维 7.7 克

■ 材料：

玉米粒 60 克，海带芽 50 克，
小黄瓜 1 根，小西红柿 5 颗

■ 调味料：

芝麻酱 2 大匙，白醋 1 大匙，
橄榄油、麻油、白糖各 1 小匙

■ 做法：

1 将海带芽洗净，放入水中泡软备用；小黄瓜洗净横切成片。
2 将小西红柿洗净，去蒂对切。
3 将玉米粒、做法 1 和做法 2 的材料放入盘中。
4 将所有调味料混合，淋在做法 3 的材料上即可。

Point 营养丰富、清肠排毒好帮手

西蓝花 *Broccoli*

健肠有效成分

膳食纤维

食疗功效

抗癌
提升免疫力

● 别名：绿菜花、青花菜、绿花椰菜

● 性味：性平，味甘

● 营养成分：
蛋白质、磷、维生素 A、维生素 C、维生素 E、维生素 K、叶酸、烟碱酸、泛酸、类胡萝卜素、糖类、类黄酮、铬、槲皮素

○ 适用者：一般人　✗ 不适用者：无

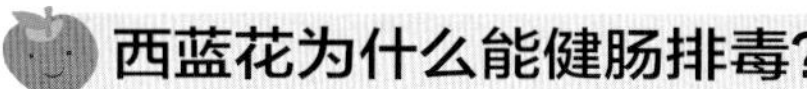

西蓝花为什么能健肠排毒?

西蓝花富含膳食纤维，可帮助通便，清除肠道废物。

西蓝花主要营养成分

1 西蓝花含丰富的钾，可预防高血压；铬能降血糖、降血脂；槲皮素则可消炎抗菌、抑制病毒、抗凝血、提高人体的免疫力。

2 西蓝花是类黄酮含量最多的蔬菜之一，可以帮助预防感染，是最佳的血液清理剂，具有防止胆固醇氧化、抗血小板凝集的功能，进而降低心脏病与中风的风险。

西蓝花食疗效果

1 常吃西蓝花可以降低直肠癌、乳腺癌及胃癌等癌症的发病率。美国癌症协会指出，西蓝花及大白菜是众多的蔬菜水果中抗癌效果最好的。

2 长期食用西蓝花可增强肝脏解毒功能、提高人体的免疫力，还能预防感冒和维生素 C 缺乏症。

3 古代西方人发现，西蓝花有开嗓、润喉、润肺、止咳等功效，他们称其为“天赐的良药”、“穷人的医生”。

西蓝花食用方法

1 清洗西蓝花时，先将其浸泡在水中几分钟，可引出菜虫，并清除农药。

2 新鲜的生西蓝花可做成各种风味菜肴和色拉，也可浸在浓味酱油内调制成腌菜。西蓝花煮熟后可搭配与各式鸡蛋、肉类、奶汁、乳酪、调味品和其他蔬菜一起食用。

西蓝花饮食宜忌

1 西蓝花含有磷，在肠道容易产生大量气体，经常放屁的人，不宜生吃西蓝花。

2 西蓝花可抗癌，但是英国医学研究指出，水煮西蓝花的过程中，抗癌成分流失率约达 70%，专家建议，蒸、微波或炒西蓝花，是较佳的烹调方式。

鲜笋西蓝花

提高免疫力＋保护肠胃

- 热量 148.8 千卡
- 糖类 15.0 克
- 蛋白质 13.8 克
- 脂肪 5.7 克
- 膳食纤维 8.8 克

■ 材料：

西蓝花 300 克，
笋片 30 克

■ 调味料：

鲣鱼调味粉 1/4 小匙香油 1 小匙，
低钠盐、米酒各 1/2 小匙
色拉油少许

■ 做法：

1 将西蓝花洗净、切小朵；笋片洗净备用。
2 在锅中放入少许色拉油炒笋片，再将其余调味料加进去拌炒。
3 加西蓝花及少许水炒熟即可。

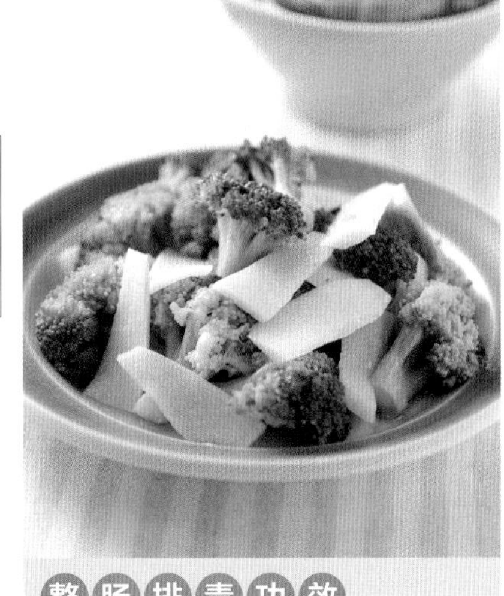

整肠排毒功效

长期食用西蓝花可以增强肝脏的解毒能力，提高身体免疫力，维持肠胃功能的正常运作。

西蓝花炒鸡肉

保肝解毒＋预防便秘

- 热量 215.0 千卡
- 糖类 8.5 克
- 蛋白质 32.2 克
- 脂肪 5.8 克
- 膳食纤维 3.2 克

■ 材料：

西蓝花 100 克，洋葱 30 克，
鸡胸肉 120 克，大蒜 1 瓣

■ 调味料：

橄榄油 1 小匙，米酒 1 大匙，
酱油 2 小匙

■ 做法：

1 将材料洗净。西蓝花切小朵；洋葱去皮切小块；鸡胸肉切块；大蒜切片。
2 将洋葱、鸡胸肉块放入容器中，搅拌均匀，静置 20 分钟。
3 热油锅，爆香大蒜片，加入做法 2 的材料炒香洋葱，再加米酒、酱油续炒，待鸡胸肉炒熟后，放西蓝花炒熟即可。

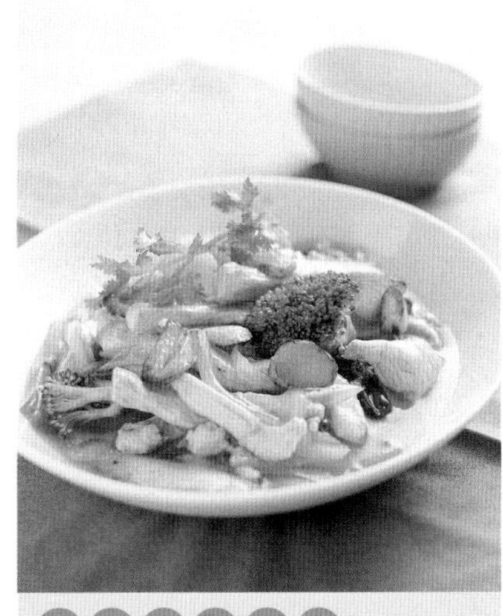

整肠排毒功效

西蓝花含丰富维生素 A、B 族维生素、维生素 C，属于十字花科蔬菜，能促进肠胃蠕动、增强肝脏解毒能力、预防癌症和便秘。

Point 排毒通便、养颜美容的保健圣品

丝瓜 Luffa

健肠有效成分
膳食纤维

食疗功效
抗过敏
通经活络

- 别名：菜瓜、湾瓜
- 性味：性凉，味甘
- 营养成分：
蛋白质、膳食纤维、维生素 A、维生素 C、维生素 E、维生素 K、糖类、磷、钙、铁、硒、镁、锌、钠、钾、铜、烟碱酸、叶酸、泛酸、胡萝卜素

○ 适用者：身体疲乏、痰喘咳嗽者　✗ 不适用者：体质虚寒、腹泻者

丝瓜为什么能健肠排毒?

1 丝瓜的膳食纤维可清除肠道杂质、促进消化、改善便秘。

2 中医认为，饮用丝瓜汁能清热、健胃、解毒、止咳、化痰。

丝瓜主要营养成分

1 丝瓜中的B族维生素、维生素C有美白、祛斑、防止皮肤老化等功效；丝瓜藤茎的汁液具有维持皮肤弹性的特殊功能，能祛皱、防皱，是绝佳的保养圣品。

2 丰富的维生素 C，可对抗维生素 C 缺乏症。

3 B 族维生素含量高，可帮助儿童大脑发育、保护中老年人的大脑。

丝瓜食疗效果

1 丝瓜汤对便秘、口臭、浓痰、痘疮、牙龈肿胀、口干鼻涸、小便赤黄刺痛等，均有疗效。

2 食用丝瓜能改善女性生理期的不适。

3 丝瓜籽有驱除肠道寄生虫的作用。

4 丝瓜萃取物能有效预防柯萨奇病毒 B 型脑炎；丝瓜组织培养液中能萃取一种具有过抗敏性的物质——泻根醇酸，其抗过敏功效十分强。

5 丝瓜能清热化痰、祛风通络、凉血解毒、解暑除烦。

丝瓜食用方法

1 丝瓜的嫩果种子脂质含量极高，食用丝瓜最好连种子一起吃。丝瓜的嫩芽及幼嫩雄蕊摘取后可炒食。

2 丝瓜应去皮后再食用。

3 丝瓜味道清甜，不宜加酱油和豆瓣酱等口味较重的调味品烹煮，以免盖过其清甜。

丝瓜饮食宜忌

1 肠胃虚寒者，食用丝瓜最好搭配生姜，宜煮至熟烂再食用。

2 丝瓜不宜生食；脾胃虚弱、肠胃功能不佳者，不宜过量食用。

3 体质虚寒、腹泻者不宜多食丝瓜。

西红柿丝瓜蜜

帮助消化＋高纤排毒

- 热量 132.7 千卡
- 糖类 30.1 克
- 蛋白质 3.5 克
- 脂肪 0.8 克
- 膳食纤维 3.7 克

■ **材料：**

西红柿 250 克，丝瓜 120 克

■ **调味料：**

蜂蜜 1 大匙

■ **做法：**

1 将西红柿洗净，去蒂切块。

2 将丝瓜洗净去皮切块，与西红柿块一起放入果汁机中打成汁，再加入蜂蜜调匀即可饮用。

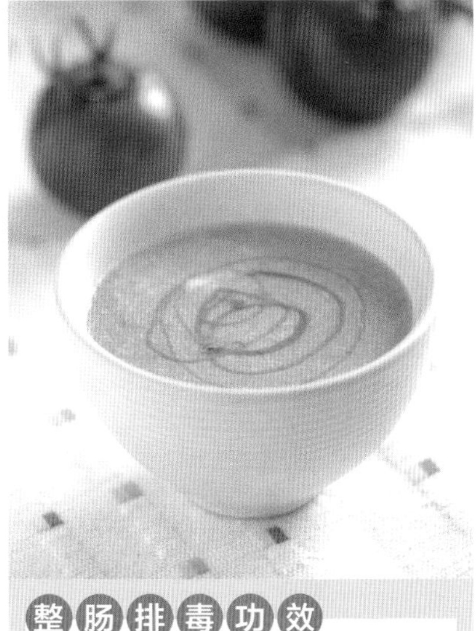

整肠排毒功效

西红柿中的果胶能清除肠道毒素；丝瓜和蜂蜜皆能有效帮助滋润肠道。因此多饮用西红柿丝瓜汁能改善排便不顺的现象。

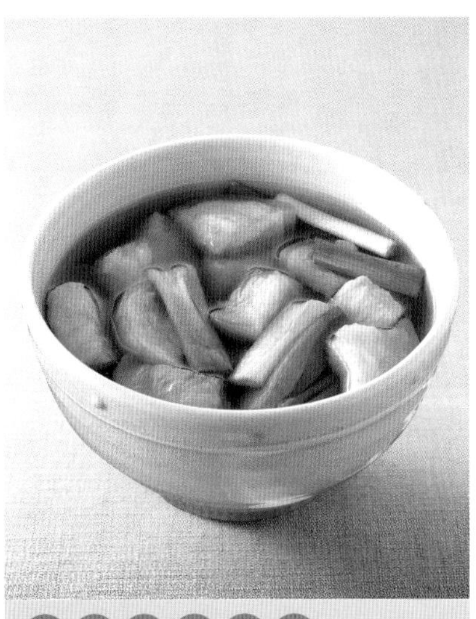

整肠排毒功效

丝瓜含皂苷、黏液、木聚糖、脂肪、蛋白质、多种维生素、矿物质等，可治发热性疾病，另外皂苷与木聚糖可帮助肠胃功能。

丝瓜茶汤

清热解毒＋通乳消痈

- 热量 58.2 千卡
- 糖类 10.2 克
- 蛋白质 3.0 克
- 脂肪 0.6 克
- 膳食纤维 1.8 克

■ **材料：**

丝瓜 300 克，茶叶 7 克，葱 1 根

■ **调味料：**

盐 1/2 小匙

■ **做法：**

1 将丝瓜洗净去皮，切小块；葱洗净，切段。

2 将水、丝瓜块、葱段和盐加入锅中，煮滚后转小火，煮至丝瓜熟软，再加茶叶，浸泡至入味即可。

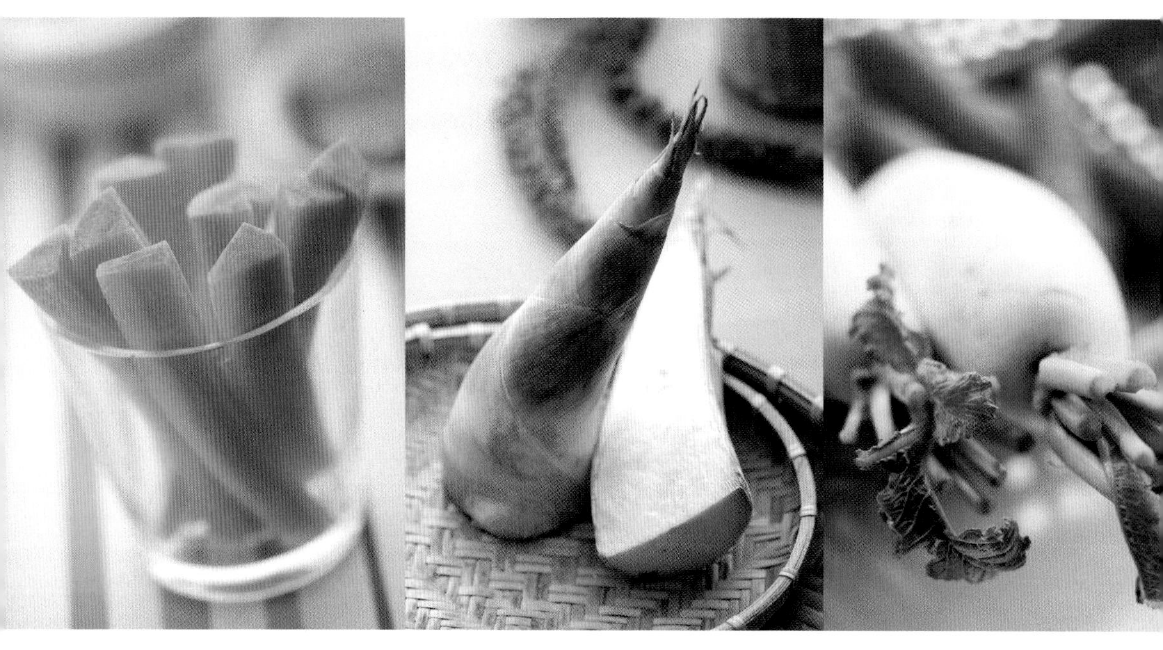

元气根茎类

根茎类食物用作药膳相当普遍，如山药的黏蛋白对人体具有特殊的保健功效，能维持血管弹性，预防脂肪附着在心血管上，降低动脉粥样硬化的发生率；莲藕的鞣酸有止血作用，从清朝就被认定为养生御膳。

一些根茎类食物不但可当配菜，还能作为主食，如营养丰富的土豆是欧洲人不可或缺的食物。但应注意的是，根茎类食物产自土中，食用前务必彻底清洗，而且一些根茎类食物，如土豆及红薯，热量及糖分较高，不宜过量食用。

Point 从古至今都被作为改善便秘的良方

红薯 Sweet Potato

健肠有效成分
膳食纤维

食疗功效
预防动脉硬化
抗癌

- 别名：地瓜、甘薯
- 性味：性平，味甘
- 营养成分：
膳食纤维、维生素C、维生素E、类胡萝卜素、糖类、铁、钙、钠、磷、蛋白质

○ 适用者：便秘、减肥者　✗ 不适用者：糖尿病患者

红薯为什么能健肠排毒?

1 红薯中大量的膳食纤维，具有预防便秘及直肠癌的功效。

2 古代医籍《本草求原》记载，红薯可“宽肠胃，通便秘，祛宿淤脏毒。”清朝乾隆皇也曾吃红薯，来改善老年性便秘。

3 中医认为，吃红薯后容易放屁，这是肠道通气的现象。红薯偏碱性，膳食纤维含量高，能促进肠胃蠕动，中和体内酸性物质，保健大肠。

红薯主要营养成分

1 红薯中含有大量的黏液蛋白，有助于胆固醇排出，降低动脉硬化及高血压的发生率。

2 多吃红薯可提高血液中的维生素C含量，预防维生素C缺乏症。

红薯食疗效果

1 碱度高的红薯，可维持人体血液中的酸碱平衡。

2 红薯水分多、体积大、消化慢，容易使产生饱足感，且热量不高，是一种良好的减肥食品。

3 红薯富含胶原蛋白及黏液多糖类物质，可维持血管的弹性与畅通，进而预防动脉硬化。

4 医学研究指出，红薯是一种抗癌效果不错的食物。

红薯食用方法

1 夏季天气燥热，红薯应以蒸食为宜；冬季寒冷，则可用烤的。蒸红薯时，不宜与米饭混合，若用同一个电锅蒸煮最好能分层，以免红薯的糖分渗透进米饭，使米饭在湿热的气温中加速软烂。

2 红薯皮可帮助平衡人体酸碱值，使血液调整为弱碱性，从而预防疾病发生。

红薯饮食宜忌

1 红薯糖分高，糖尿病患者不宜多吃。

2 红薯中含有的植物固醇，是一种类似于雌性激素的成分，容易使子宫壁增厚，增大子宫肌瘤，女性应注意其摄取量。

黄豆红薯糙米饭

清肠排毒＋帮助排便

- 热量 774.8千卡
- 糖类 145.0克
- 蛋白质 25.6克
- 脂肪 10.2克
- 膳食纤维 14.3克

■ 材料：

黄豆45克，糙米100克，红薯1个

■ 做法：

1 将糙米与黄豆清洗干净，用清水浸泡2个小时。

2 将红薯去皮切块，和糙米、黄豆一起放到电锅中，加适量清水煮成饭，即可食用。

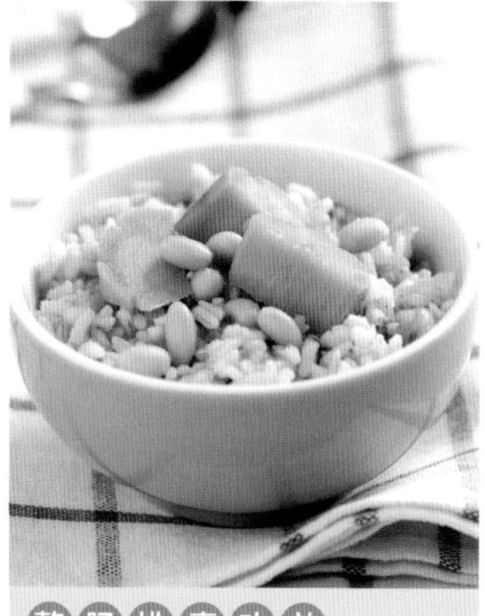

整肠排毒功效

黄豆中丰富的膳食纤维与矿物质，能促进肠道顺利消化；红薯能帮助排便；糙米能有效清除肠道毒素、废物。

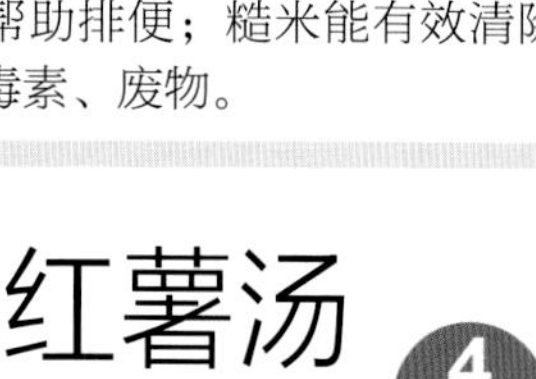

小白菜红薯汤

4人份

利尿降压＋改善便秘

- 热量 274.3千卡
- 糖类 61.5克
- 蛋白质 4.0克
- 脂肪 0.0克
- 膳食纤维 8.4克

■ 材料：

小白菜、红薯块各200克，玉米须100克

■ 调味料：

低钠盐1/2小匙

■ 做法：

1 将材料洗净备用。

2 取锅加适量的水煮滚后，加入玉米须煮20分钟左右。

3 再加红薯块煮熟后，挑除玉米须。

4 再加入低钠盐及小白菜略煮即可。

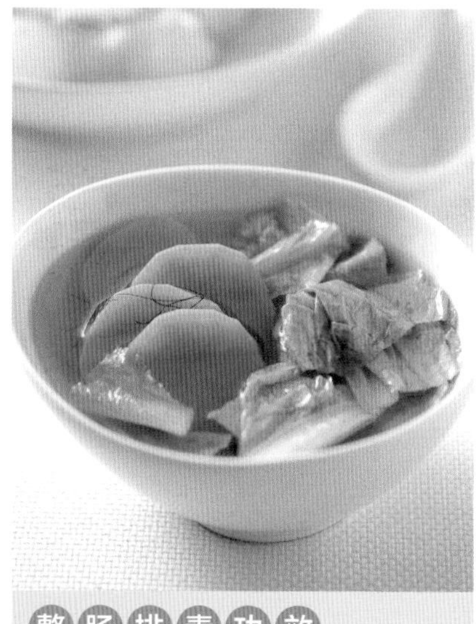

整肠排毒功效

红薯含有多种维生素、矿物质，可治热病口渴、解酒毒；膳食纤维可促进肠道蠕动，帮助排除有害物质。

杏仁红薯

促进消化＋高纤通便

- 热量 350.7千卡
- 糖类 56.7克
- 蛋白质 6.4克
- 脂肪 10.9克
- 膳食纤维 10.7克

■ 材料：

南杏20克，红薯150克

■ 调味料：

白糖2小匙

■ 做法：

1 将红薯去皮洗净，以模具压成花状，蒸熟后待凉备用。

2 将南杏用热水略烫，放凉备用。

3 将红薯、南杏和白糖混合，置入冰箱冰镇一晚即可食用。

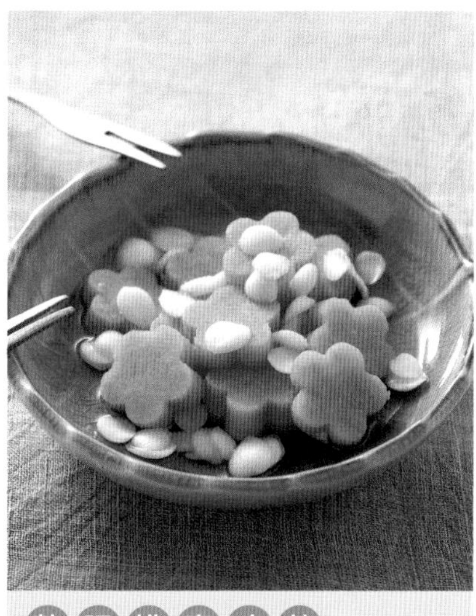

整肠排毒功效

杏仁可润肺、消积食、散滞气、止咳化痰，促进消化，排除体内废气，润肠通便；红薯富含膳食纤维，可减少肠中毒素囤积。

蜜汁红薯

促进肠道蠕动＋清热润肠

- 热量 388.4千卡
- 糖类 93.5克
- 蛋白质 2.0克
- 脂肪 0.6克
- 膳食纤维 4.8克

■ 材料：

红薯200克

■ 调味料：

冰糖、蜂蜜各20克

■ 做法：

1 将红薯洗净去皮，切小块。

2 在锅中放入清水200毫升，放进冰糖使其融化，接着再放入红薯块与蜂蜜。

3 水烧开后，去掉浮在水面的泡沫，再以小火慢煮。

4 等到汤汁煮至黏稠时，即可熄火。

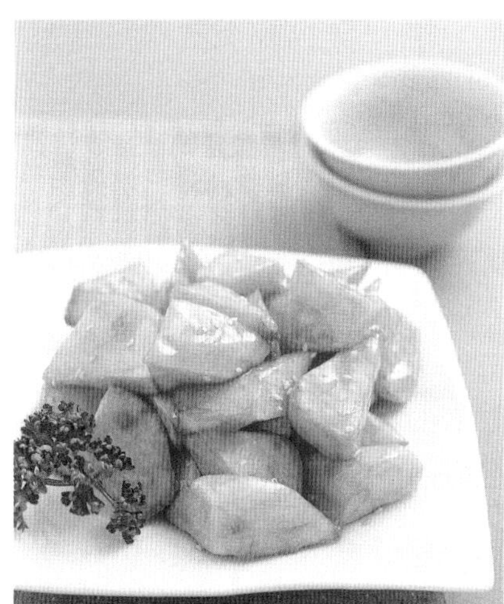

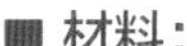

整肠排毒功效

红薯中含有丰富的膳食纤维，可促进肠道蠕动，缩短食物在肠道的停留时间。而蜂蜜有润肠的效果，有助改善便秘。

Point 高纤清肠的天然补品

牛蒡 Burdock

健肠有效成分

膳食纤维

食疗功效

预防慢性高血压
降低胆固醇

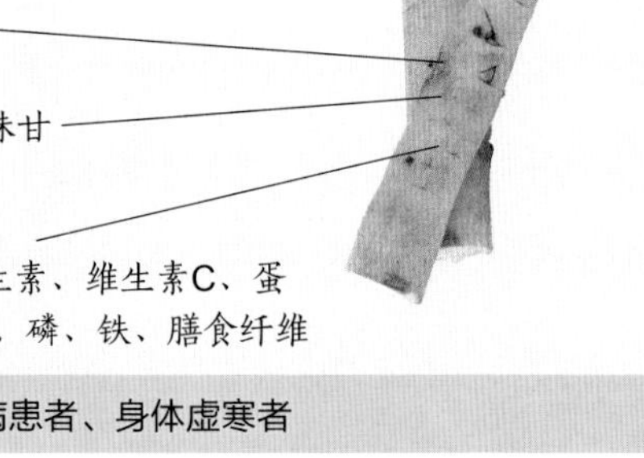

● 别名：牛大力、牛菜

● 性味：性寒，味甘

● 营养成分：
牛蒡糖、寡糖、B族维生素、维生素C、蛋白质、脂肪、菊糖、钙、磷、铁、膳食纤维

○ 适用者：高血压患者　✗ 不适用者：妇科肿瘤病患者、身体虚寒者

牛蒡为什么能健肠排毒?

牛蒡中的膳食纤维可以刺激大肠蠕动，帮助排便，减少体内毒素，阻止废物在体内积存，并能降低体内胆固醇浓度。

牛蒡主要营养成分

1 牛蒡中的菊糖十分特殊，可促进荷尔蒙分泌精氨酸，具有帮助强健筋骨、增强体力之效。

2 日本饮食文化中，牛蒡几乎与“健康”、“养生”等词息息相关，其营养价值有“东洋人参”的美称。

牛蒡食疗效果

1 中医认为，牛蒡可解毒、散热、利尿、祛痰、化淤、止咳，还可改善肌肤干燥及面疱。

2 牛蒡子是牛蒡的果实，具有抗菌功效，可治疗肌肤红肿发痒、喉咙发炎等症。

3 牛蒡根含丰富的蛋白质，可使血管柔韧，将钠从细胞中分解出来、排出体外，预防慢性高血压。

牛蒡食用方法

1 牛蒡皮薄，用刀背即可刮除。牛蒡皮本身含有珍贵的营养，如果用于做红烧或炖煮类的料理，将牛蒡清洗干净即可，不需要去皮。

牛蒡饮食宜忌

1 吃牛蒡可能会使雌性激素分泌较多，妇科肿瘤者患病不宜食用。

2 牛蒡性寒，体质虚寒者需经过医师指示后再食用，以免产生副作用。

黑芝麻蒜香牛蒡

缓解便秘＋补脑养身

- 热量 410.9千卡
- 糖类 43.6克
- 蛋白质 9.4克
- 脂肪 22.0克
- 膳食纤维 12.8克

■ 材料：

黑芝麻2大匙，牛蒡150克，大蒜2瓣

■ 调味料：

白醋、白糖、酱油、料酒、橄榄油各1小匙，盐1/2小匙

■ 做法：

1 将牛蒡洗净，去皮切成细丝。

2 在滚水中加入牛蒡丝，烫过后取出。

3 将大蒜去皮，拍碎。

4 在锅中放油加热，放入大蒜碎与牛蒡丝，加入其余调味料拌炒。

5 最后撒上黑芝麻一起翻炒，即可起锅。

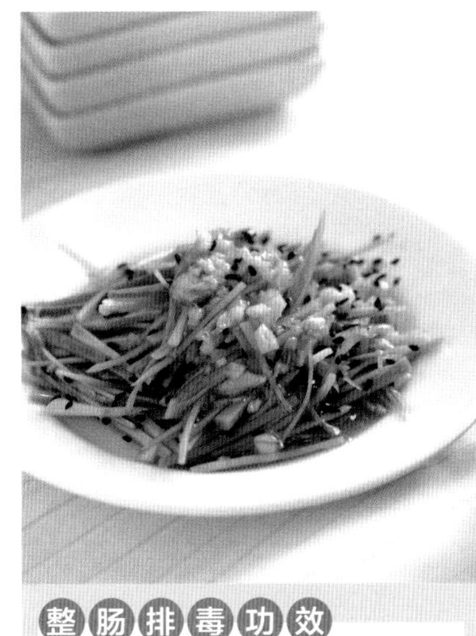

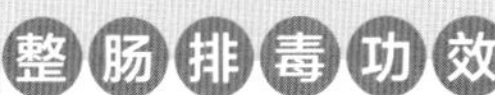

牛蒡中富含木质素与膳食纤维；黑芝麻中的脂肪酸能滋润肠道。多吃黑芝麻蒜香牛蒡，可有效缓解肠道干燥，促进排便顺畅。

牛蒡萝卜汤

清肠通便＋高纤营养

- 热量 305.0千卡
- 糖类 60.9克
- 蛋白质 12.5克
- 脂肪 3.3克
- 膳食纤维 19.3克

■ 材料：

牛蒡200克，毛豆40克，白萝卜、胡萝卜各100克

■ 调味料：

盐少许

■ 做法：

1 将牛蒡、白萝卜与胡萝卜洗净，去皮切大块。

2 将毛豆洗干净后，浸泡在水中备用。

3 将所有材料放入锅中，加入适量清水以大火熬煮，煮滚后改成小火煮约20分钟，加入盐调味后即可。

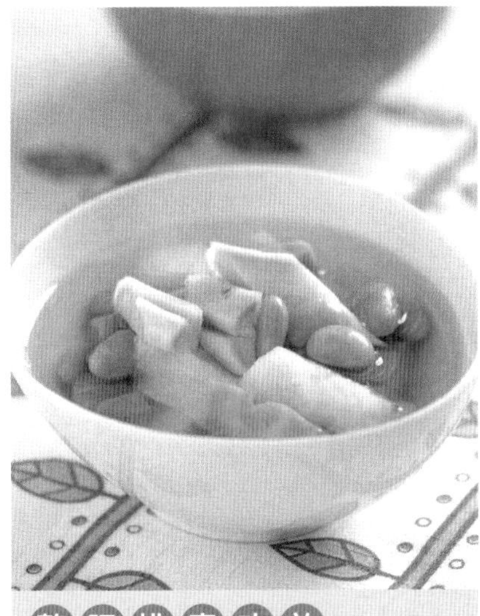

整肠排毒功效

牛蒡萝卜汤含有丰富的膳食纤维，能发挥润肠通便的作用；胡萝卜也能促进血液循环，有助于肠道代谢，使肠道保持健康。

Point 中医与西医皆公认的健康食品

洋葱 Onion

健肠有效成分

膳食纤维

食疗功效

降低胆固醇
预防癌症

- 别名：葱头
- 性味：性温，味辛
- 营养成分：
蛋白质、维生素A、B族维生素、维生素C、维生素E、维生素H、糖类、胡萝卜素、烟碱酸、叶酸、果寡糖、钙、铁、磷、硒、锌、钠、镁、钾、铜、槲皮素

○ **适用者：**血管硬化患者、高胆固醇血症者　✗ **不适用者：**眼疾患者、体质燥热者

洋葱为什么能健肠排毒？

1 洋葱在中世纪时，已被植物学家及医生用来舒缓肠道不适及改善泌尿系统功能，同时也被作为防腐剂、祛痰剂及利尿剂。

2 洋葱含有膳食纤维，不仅能提高肠道张力，刺激肠液分泌，促进肠道蠕动，帮助消化、治疗肠炎。它还可吸收肠道中的胆固醇和胆汁，进而减少人体血液中的胆固醇及降低胆结石的发病率。

3 洋葱中丰富的果寡糖，有助改善肠道菌群的微生态环境。

4 洋葱中有特殊香气的植物杀菌素，具抑菌及防腐之效。夏秋两季吃洋葱，可预防痢疾杆菌、大肠杆菌所引起的肠道传染性疾病。

洋葱主要营养成分

1 洋葱所含的黄尿丁酸，可调节细胞对糖分的利用，降低血糖。

2 特殊的槲皮素、谷胱甘肽，可以防癌抗癌。

3 洋葱几乎不含脂肪，其精油中含有硫化物的混合物，可以降低胆固醇。根据报导，洋葱是目前已知唯一含前列腺素的蔬果，且具有能启动血溶纤维蛋白活性的成分。

4 前列腺素可扩张血管，降低外周血管阻力，使钠排出体外，可降低血压。

洋葱食疗效果

1 中医认为，洋葱可发散风寒、燥湿解毒、温胃解表，适用于身痛无汗、胃寒纳呆、食积胀满、外感风寒等症。

2 美国国家癌症研究所正在进行洋葱的潜在抗癌特性实验，在动物及试管实验中，洋葱中的多种化学物质确实可抑制癌细胞生长。与大蒜相似，洋葱含有蒜素及硫化硒，可阻止致癌物质亚硝胺的合成，促进吞噬细胞对癌细胞的破坏。

3 二烯丙基硫化物的特殊成分有助于预防血管硬化、降低血脂。

4 洋葱中被检测到的槲皮素类物质，在黄醇酮诱导下会形成配糖体，具有利尿消肿作用，预防及改善高脂血症、动脉硬化、肥胖等疾病，与中医理论称洋葱有燥湿解毒功能的观点不谋而合。

5 洋葱原是民间用来治疗呼吸道疾病的传统偏方。近年纽约州立大学珂尔巴尼分校的Eric Block博士研究发现，洋葱所含的某种含硫成分，具有预防引起气喘和发炎的生化连锁反应等作用。

洋葱食用方法

1 洋葱切片生吃，可避免多种营养物质在加热时被破坏。

2 红洋葱含的槲皮素含量最高，以热炒方式烹调可保留较多的槲皮素。

洋葱饮食宜忌

1 洋葱辛温，胃火旺盛者不宜多食，以免胀气。

2 虚烦少眠、潮热多汗、五心烦热者，应避免实用洋葱等温燥食物，以免助火伤阴。

3 皮肤搔痒性疾病、眼疾、眼部充血患者应少吃洋葱。

什锦洋葱汤

降低胆固醇＋预防血栓

■ 材料：

洋葱150克，圆白菜40克，蘑菇30克，西红柿丁50克，青椒50克

- 热量 118.8千卡
- 糖类 22.1克
- 蛋白质 4.0克
- 脂肪 2.6克
- 膳食纤维 4.2克

■ 调味料：

无盐奶油2小匙，低钠盐1/2小匙，黑胡椒粉1/4小匙

■ 做法：

1 将材料洗净。我洋葱去皮切丁；蘑菇泡发后切片；圆白菜、青椒切块。

2 热锅中加无盐奶油，融化后加入洋葱丁炒到金黄色，再加入蘑菇片炒软。

3 最后放入圆白菜块、青椒块、西红柿丁，并加入适量的水煮滚。

4 加入盐及黑胡椒粉调味即可。

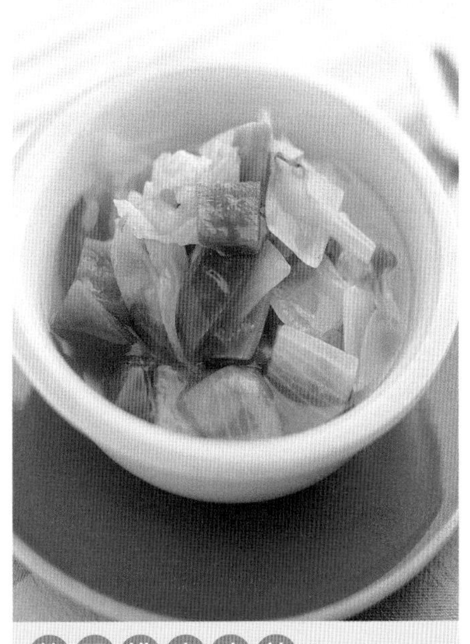

整肠排毒功效

洋葱的挥发油可降低胆固醇；西红柿的茄红素能抗氧化；果胶能保护肠壁、维持肠道细胞功能的完整，同时具有健胃整肠的功能。

紫菜洋葱色拉

1 人份

清肠排毒＋消脂防癌

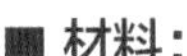

- 热量 142.5千卡
- 糖类 10.9克
- 蛋白质 3.5克
- 脂肪 10.3克
- 膳食纤维 2.5克

■ **材料：**

干紫菜10克，
洋葱1/4个

■ **调味料：**

白醋、胡椒、橄榄油各2小匙，
酱油、盐少许

■ **做法：**

1 将干紫菜放在温开水中泡开；洋葱洗净去皮切成薄片。

2 将紫菜与洋葱片混匀装盘。

3 将所有调味料拌匀，淋在紫菜洋葱上即可。

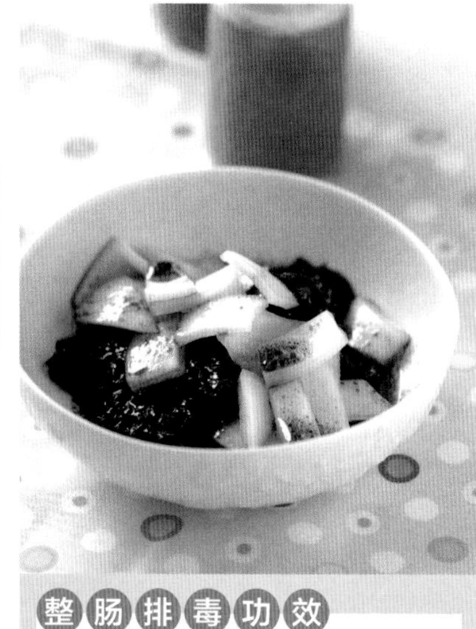

整肠排毒功效

紫菜的碘能促进新陈代谢；洋葱有净化血液与促进血液循环的功效。多吃紫菜洋葱色拉能保持肠道年轻，使皮肤变得美丽细致。

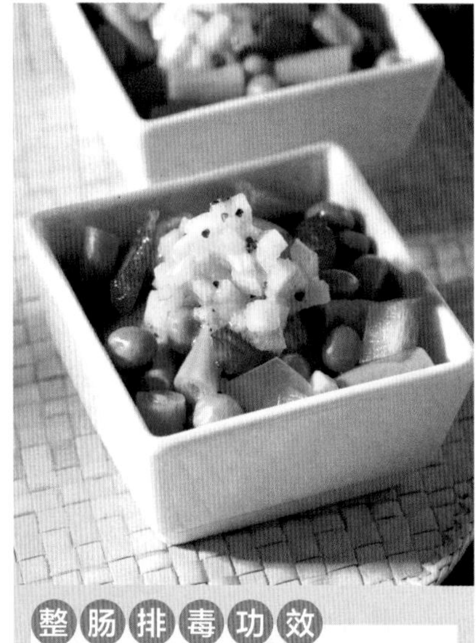

整肠排毒功效

毛豆含微量黄酮类化合物，可改善妇女更年期不适，防治骨质疏松；甜椒中的钾可平衡肠胃的酸碱值，有整肠排毒的功效。

洋葱酱拌什锦豆

5 人份

降低血脂＋平稳血压

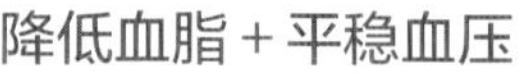

- 热量 2158.2千卡
- 糖类 225.0克
- 蛋白质 162.5克
- 脂肪 70.0克
- 膳食纤维 114.0克

■ **材料：**

毛豆荚250克，豌豆100克，
四季豆80克，紫洋葱1/8个，
红甜椒、黄甜椒各1个

■ **调味料：**

黄芥末、橄榄油各1/2小匙，
白酒、白醋、盐、黑胡椒少许

■ **做法：**

1 将所有材料洗净。紫洋葱剁碎；甜椒去蒂和籽，切块。

2 取锅放少许盐及适量水煮滚，放入豆类烫熟，去壳膜，四季豆切丁。

3 将所有调味料混合拌匀，拌入做法1、做法2的材料，盛盘即可。

Point 膳食纤维可降低胆固醇、助消化

土豆 *Potato*

健肠有效成分

膳食纤维

食疗功效

改善胃痛
消炎解毒

- 别名：洋芋、洋薯、番仔甘薯、马铃薯
- 性味：性平，味甘
- 营养成分：糖类、膳食纤维、蛋白质、脂肪、钙、磷、铁、钾、锌、胡萝卜素、B族维生素、维生素C、维生素E

○ **适用者：**营养不良者、便秘者　✗ **不适用者：**老人、糖尿病患者

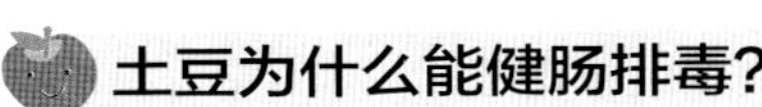

土豆为什么能健肠排毒？

1 土豆含大量膳食纤维，可调节双歧杆菌等肠内细菌的平衡，改善肠道内有害菌群增生的问题，促进肠胃蠕动及胆固醇在肠道内的代谢。

2 土豆中所含的维生素C，能促进肠道代谢，清洁肠道，增强肠道免疫力。

土豆主要营养成分

1 在土豆全部营养物质的含量中，淀粉与蛋白质分别居于第一、第二位。其中蛋白质属于完全蛋白质，易于被人体吸收利用。

2 土豆的各种营养成分比例均衡且全面，每天只吃全脂牛奶和土豆，便可满足人体一天所需的所有营养。

3 土豆中的维生素C含量高，且在高温烹煮下也不易流失。

土豆食疗效果

1 氯醛酸可抑制细胞突变，具有抗氧化作用，多存在于土豆的外皮，美国专家已证实土豆外皮的确有抗癌作用。

2 土豆有健脾益气、消炎解毒之效，可治疗慢性胃炎、十二指肠溃疡、长期性便秘和皮肤湿疹等症。

土豆食用方法

1 土豆皮颜色若异常或发青，则可能含有致癌物质龙葵素，要煮熟才可食用。清洗前先以清水浸泡，除去泥沙，刷去凹陷处的污垢，用刀削掉冲洗后仍有的斑点、变色处。

2 土豆含一些有毒的生物碱，主要是龙葵碱和毛壳霉碱，这些经过170℃以上的高温烹调后，就会分解。

土豆饮食宜忌

1 土豆含有还原酵素抑制剂，老年人应少吃。

2 发芽的土豆不可食用，因其龙葵碱含量会上升，吃了会引起瞳孔散大、恶心呕吐、喉咙干渴等中毒现象。

3 食用土豆后，体内的血糖值提升的幅度较大，糖尿病者食用时应限量。

Point 黏液皂苷及多种微量元素，帮助消化

芋头 Taro

健肠有效成分
膳食纤维
钾

食疗功效
消炎镇痛
补气益肾

- 别名：青芋、芋艿
- 性味：性平，味甘辛
- 营养成分：
蛋白质、胡萝卜素、B族维生素、维生素C、膳食纤维、烟碱酸、钙、磷、铁、钾、镁、钠、氟、皂苷

○ **适用者：**身体虚弱者　✗ **不适用者：**糖尿病患者、肠胃湿热者

芋头为什么能健肠排毒？

1 营养学家分析，芋头含有多种营养成分，其中以膳食纤维和钾的含量最多，有助肠道消化，改善便秘。

2 《本草纲目》记载：“芋子宽肠胃、疗烦热、破宿血、去死肌。”

3 芋头中丰富的黏液皂苷及多种微量元素，有助于调节人体缺乏微量元素所引起的生理异常，同时还可提高食欲，促进消化。

芋头主要营养成分

1 芋头营养丰富，可作蔬菜，也可当主食。其中大量的淀粉、矿物质及维生素，可满足身体所需，且芋头的淀粉量仅为土豆的十分之一，消化率高达98.8%。

2 芋头所含的矿物质中，以氟的含量最高，有助于洁齿防龋、保护牙齿。

芋头食疗效果

1 芋头可作为防治癌症的常用药膳主食，同时能强化人体的免疫系统。于癌症手术后放疗、化疗的过程中食用，有辅助康复之效。

2 中医认为，芋头消炎镇痛、补气益肾、开胃生津，可改善胃痛、慢性肾炎、痢疾等。

芋头食用方法

1 芋头中的淀粉和草酸钙结晶体较难消化，草酸钙具有苦味，容易使皮肤过敏。草酸钙经烹煮后会消失，故芋头不宜生食。

2 芋头削皮后，应马上使用，或可先浸泡于水中。削芋头最佳的方法，是戴手套或在流动的水中进行，以避免沾上芋头所含的黏液而引起皮肤过敏。

芋头饮食宜忌

有痰、过敏性鼻炎、哮喘、荨麻疹、湿疹患者及小儿食积、胃纳欠佳者及糖尿病患者应少食，食滞胃痛、肠胃湿热者则应忌食。

芋香烧鸡

宽肠充饥+消肿解毒

- 热量 823.5千卡
- 糖类 73.5克
- 蛋白质 52.5克
- 脂肪 35.5克
- 膳食纤维 5.8克

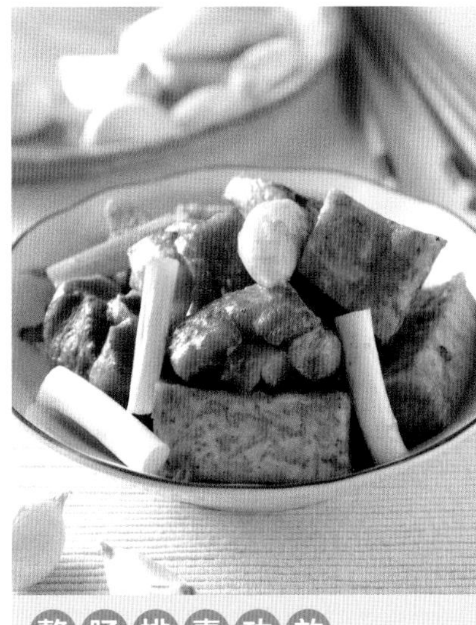

■ **材料：**

芋头、去骨鸡腿肉块各250克，大蒜末、葱段各10克

■ **调味料：**

盐1/2小匙，酱油、米酒各1大匙，白糖1/2大匙，橄榄油2大匙

■ **做法：**

1 将芋头洗净去皮切块，放入热油锅中煎至外表微黄取出；鸡腿肉块洗净汆烫后，去血水备用。

2 炒锅爆香大蒜末和葱段，放入芋头块、鸡腿肉块拌炒。

3 放入其余调味料和水煮滚，转小火炖至芋头松软即可。

整肠排毒功效

芋头含钾量较高，有降低血压的作用；丰富的纤维素可促进肠胃蠕动，减少肠黏膜接触毒性物质的时间，保护肠胃功能的完整。

牛蒡炖芋头

降低胆固醇+稳定血压

- 热量 308.4千卡
- 糖类 67.0克
- 蛋白质 7.1克
- 脂肪 2.3克
- 膳食纤维 17.4克

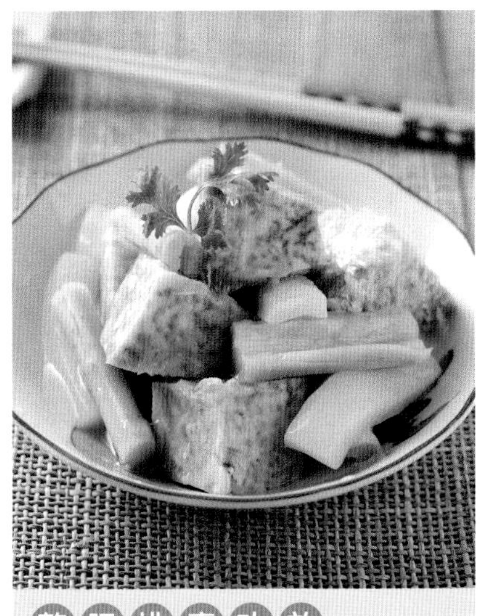

■ **材料：**

牛蒡200克，芋头80克，魔芋片50克

■ **调味料：**

盐1/4小匙，胡椒粉少许

■ **做法：**

1 将牛蒡洗净，去皮切块，略敲几下后备用。

2 将芋头洗净，去皮切块；魔芋片以滚水汆烫。

3 锅中加入适量的水，将所有食材加入炖煮，熟后略收干汤汁。

4 最后加调味料调味即可。

整肠排毒功效

牛蒡丰富的膳食纤维，可吸附、排除体内过多的钠与有害物质，减少肠道中的毒素。

Point 胡萝卜素转维生素A，助肠胃蠕动

胡萝卜 Carrot

健肠有效成分

胡萝卜素
膳食纤维

食疗功效

明目养神
通便防癌

● 别名：黄萝卜、番萝卜

● 性味：性平，味甘

● 营养成分：
胡萝卜素、维生素A、B族维生素、糖类、膳食纤维、挥发油、花青素、钙、铁

○ 适用者：高血压、夜盲症患者　✗ 不适用者：无

胡萝卜为什么能健肠排毒？

1 丰富的胡萝卜素被人体消化吸收后，会转变成维生素A，有助于肠胃蠕动，防止脂肪在皮下堆积。

2 中医认为，胡萝卜性平味甘，可润肠胃、补中下气、安五脏。

3 胡萝卜中含有的吸水性强的膳食纤维，是肠道中的充盈物质，其体积在肠道中容易膨胀，可加强肠道蠕动，利膈宽肠，通便防癌。

胡萝卜主要营养成分

1 西方人视胡萝卜为菜中上品，有“小人参”之称，荷兰人更将之列为“国菜”之一。

2 大量的胡萝卜素在进入人体后很快转化为维生素A，有明目养神、防治呼吸道感染的作用，同时还可调节新陈代谢、增强抵抗力。

胡萝卜食疗效果

1 长期吸烟者，可每日喝半杯胡萝卜汁，以保护肺部。

2 根据国外研究，胡萝卜中的大量胡萝卜素和木质素，能防治癌症。

3 胡萝卜含膳食纤维，可增加粪便体积，促进肠道蠕动，保持排便顺畅，避免人体过度吸收废弃物中的有毒物质。

胡萝卜食用方法

1 炒胡萝卜时，醋不宜加太多，以免破坏胡萝卜素。

2 胡萝卜中所含的胡萝卜素，只是维生素A前驱物，尚未转化成维生素A，因此不易被人体直接吸收。生吃时，90%的胡萝卜素会被排泄掉。

3 胡萝卜素为脂溶性物质，只能溶解在油脂中，经人体小肠黏膜作用才会转变为维生素A。故胡萝卜不宜生吃，最好以油烹调或与肉一同料理。

胡萝卜饮食宜忌

1 胡萝卜不宜用于下酒，因大量胡萝卜素与酒精同时进入人体后，会在肝脏中产生毒素，引发肝病。

2 白萝卜主泻、胡萝卜主补，二者最好不要同食。

萝卜土豆汤

预防肠道病变＋高纤润肠

- 热量 381.0千卡
- 糖类 77.7克
- 蛋白质 12.5克
- 脂肪 2.0克
- 膳食纤维 9.9克

■ 材料：

土豆2个，
胡萝卜1根

■ 调味料：

盐适量

■ 做法：

1 将土豆及胡萝卜洗净，去皮切块。

2 锅中放入清水、土豆块与胡萝卜块煮滚。

3 土豆块与胡萝卜块煮软后，加盐调味再略煮5分钟即可食用。

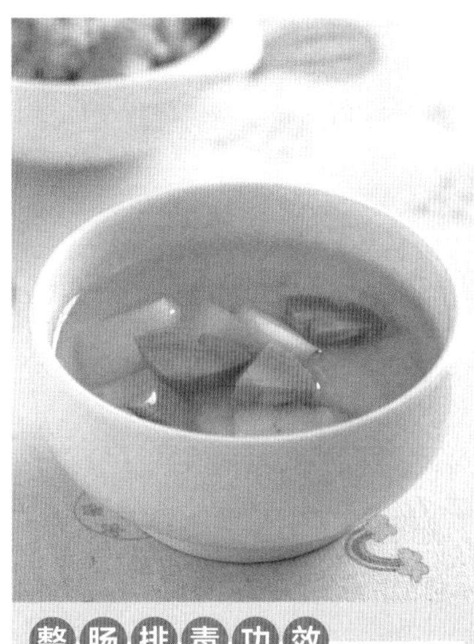

整肠排毒功效

土豆富含纤维质和维生素C，是很好的润肠食物，和充满胡萝卜素的胡萝卜一起煮汤，更能增强肠道免疫力，防止肠道病变。

苹果醋腌胡萝卜

杀菌净肠＋高纤排毒

- 热量 569.0千卡
- 糖类 117.5克
- 蛋白质 23.1克
- 脂肪 1.5克
- 膳食纤维 7.8克

■ 材料：

胡萝卜2根

■ 调味料：

苹果醋150毫升，
冰糖1小匙

■ 做法：

1 将胡萝卜洗净去皮切细丝。

2 将胡萝卜丝放入密闭容器中，倒入苹果醋，加入冰糖拌匀。

3 盖上盒盖，放置2天后即可食用。

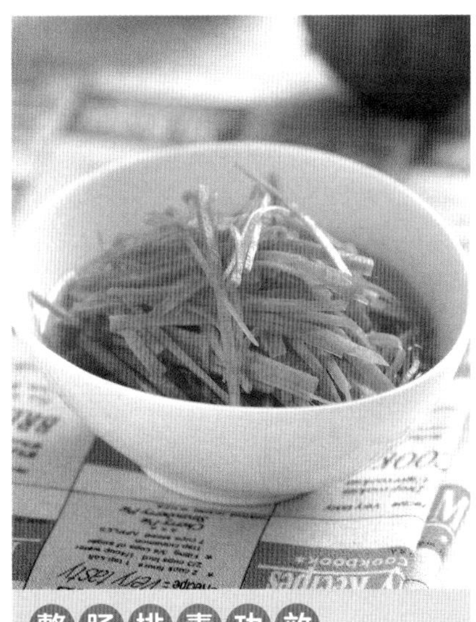

整肠排毒功效

胡萝卜富含膳食纤维，有助清理肠胃；苹果醋能刺激肠胃蠕动，增强肠胃运作功能。多吃此料理有助净化肠道，使肠道保持健康。

Point 粗纤维能顺气、缩短粪便停留时间

白萝卜 *White Radish*

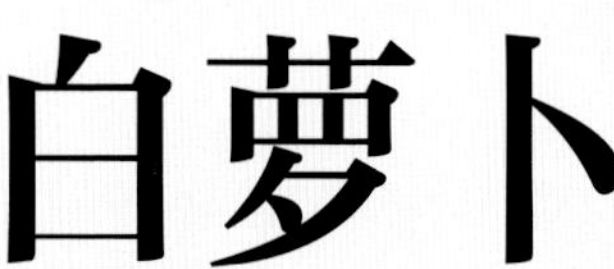

健肠有效成分

芥子油、淀粉酶、膳食纤维

食疗功效

抗癌防癌
增强免疫力

- 别名：莱头、萝卜
- 性味：性凉，味辛甘
- 营养成分：β-胡萝卜素、B族维生素、维生素C、蛋白质、糖类、铁、钙、磷、锌、膳食纤维

○ **适用者：** 咳嗽、便秘者　✗ **不适用者：** 胃溃疡、十二指肠溃疡、慢性胃炎患者

白萝卜为什么能健肠排毒?

1 白萝卜含芥子油、淀粉酶和膳食纤维，可促进消化，加快肠胃蠕动，增强食欲，同时具有止咳化痰的作用。

2 膳食纤维能刺激肠胃蠕动，缩短粪便在肠道停留的时间，预防便秘、结肠癌和直肠癌。

白萝卜主要营养成分

1 白萝卜所含的淀粉酶，能分解食物中的淀粉和脂肪，使人体能充分吸收。

2 白萝卜丰富的维生素C和微量元素锌，可增强人体的免疫力，提高抗病能力、加速伤口愈合。

3 芥子油与多种酶相互作用后，可形成具有辛辣味的抗癌成分。越辣的白萝卜，越多这种成分，防癌效果越好。

白萝卜食疗效果

1 白萝卜含木质素，能提高人体内巨噬细胞的活力，加速其吞噬癌细胞。其中所含的多种维生素能分解致癌的亚硝胺，达到防癌效果。

2 中医认为，白萝卜具有消食化滞、凉血止血、宽中下气、顺气化痰、清热生津、开胃健脾等功效，主要用于腹痛、腹胀积食、痰多、咳嗽等症。

3 白萝卜富含膳食纤维，可增加粪便体积，促进肠道蠕动，帮助排便，避免人体吸收废物中的有毒物质和致癌物质，预防肠癌。

白萝卜食用方法

1 白萝卜可生食、煮食、炒食、捣汁或煮汤饮用，还可外敷患处。烹饪以烧、拌、煮汤较合适，也可作为配料和点缀。

2 白萝卜宜生食，但食用后半小时内不能进食其他食物，以免其有效成分被稀释。

白萝卜饮食宜忌

1 白萝卜性偏寒凉，腹泻、脾虚者应慎食。

2 胃溃疡、慢性胃炎、十二指肠溃疡、单纯性甲状腺肿大、子宫脱垂等患者忌食。

3 白萝卜不可与人参、西洋参同食，因白萝卜会降低人参和西洋参的补益效果。

白萝卜咸粥

预防肠癌＋促进消化

- 热量 375.8千卡
- 糖类 81.6克
- 蛋白质 9.0克
- 脂肪 0.7克
- 膳食纤维 1.7克

■ 材料：

白萝卜80克，
糯米100克

■ 调味料：

盐适量

■ 做法：

1 将白萝卜洗净，去皮切成小块。

2 将糯米洗净，与白萝卜块一起放入锅中，加适量清水烹煮，煮好后加盐调味即可。

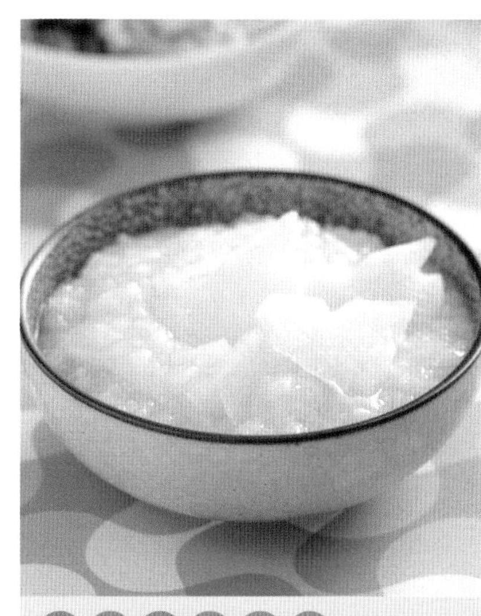

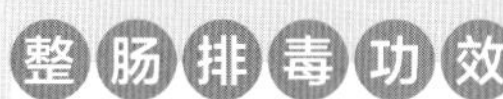

白萝卜含丰富的维生素C，具有杀菌与助消化的功效；膳食纤维可促进肠道蠕动。多吃此道粥品能避免便秘，有效预防大肠癌。

欧风萝卜色拉

消食除胀＋润肠排毒

- 热量 404.6千卡
- 糖类 37.9克
- 蛋白质 17.0克
- 脂肪 20.6克
- 膳食纤维 3.9克

■ 材料：

白萝卜250克，酸黄瓜20克，
德国香肠180克，西芹50克

■ 调味料：

白醋、白糖各1大匙，盐1/4小匙，
青辣椒酱1/2小匙，柠檬汁、食用油各少许

■ 做法：

1 将白萝卜洗净磨成泥，稍微沥干水分，备用。

2 热锅加少许油，将德国香肠放入锅中煎熟，再斜切成小块，备用。

3 将酸黄瓜切小块；西芹洗净，去粗梗切小块，备用。

4 将其余调味料和做法2、做法3的材料混合均匀，再加入做法1的白萝卜泥拌匀即可。

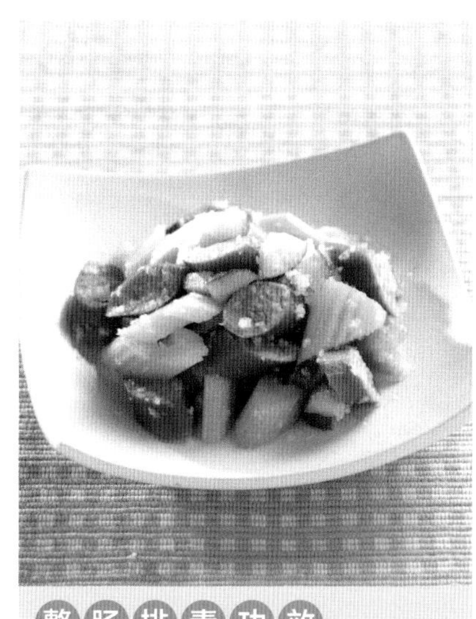

整肠排毒功效

白萝卜可去油解腻、润肠排毒，所含的膳食纤维能清除肠道中的毒素，可改善便秘、预防肠癌。

Point 清香高纤、营养丰富的优质食材

竹笋 Bamboo Shoots

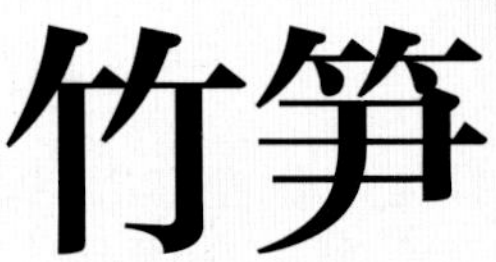

健肠有效成分

膳食纤维
含氮物质

食疗功效

清热化痰
益气和胃

- 别名：春笋 、冬笋
- 性味：性微寒，味甘
- 营养成分：B族维生素、维生素C、蛋白质、糖类、胡萝卜素、氨基酸、磷、铁、钙

○ 适用者：高血压、高脂血症者 ✗ 不适用者：关节炎、痛风、肾脏病、结石痛患者

竹笋为什么能健肠排毒？

1 竹笋中一种白色的含氮物质，是竹笋独有的清香味来源，具有促进消化、增强食欲的作用，可治疗消化不良，改善长期便秘。

2 竹笋甘寒通利，所含膳食纤维可以吸收肠道中的水分，降低肠内压力，帮助肠胃蠕动，降低粪便黏度，使之更易排出体外，从而治疗便秘，预防肠癌。

竹笋主要营养成分

1 自古竹笋便被视为“菜中珍品”， 多种维生素和胡萝卜素含量比大白菜高出 1 倍以上。

2 含有优质蛋白质、人体必需色氨酸、苏氨酸、赖氨酸、苯丙氨酸等。其中谷氨酸在蛋白质代谢过程中占重要地位，胱氨酸有维持蛋白质结构的作用，为优良的保健蔬菜。

3 竹笋中维生素、植物蛋白质及微量元素的含量均较高，可增强人体的免疫功能，强化防病抗病能力。

竹笋食疗效果

1 中医认为，竹笋味甘性微寒，无毒，药理上可益气和胃、清热化痰、治消渴、利水道等。

2 竹笋低糖、低脂、富含膳食纤维的特点，可减少体内多余脂肪，消痰化淤。对于高血压、高血糖、高脂血症、消化道癌症及乳腺癌，有一定的预防及治疗作用。

竹笋食用方法

1 竹笋炒、拌、烧、炝皆宜，也可作配料或内馅。

2 新鲜竹笋保存时不用将壳剥除，以免使清香味流失。

3 竹笋有苦味，放入水中煮滚后，浸泡于冷水中数分钟，可去除之。

竹笋饮食宜忌

1 竹笋与豆腐不宜同食，以免产生结石。

2 竹笋含有大量的草酸，痛风、关节炎、结石病、肾脏病患者不宜食用。

鲜笋烩香菇

润肠通便＋高纤排毒

- 热量 130.4千卡
- 糖类 24.3克
- 蛋白质 3.4克
- 脂肪 0.3克
- 膳食纤维 2.7克

■ 材料：

香菇5朵，竹笋100克，
葱段10克

■ 调味料：

酱油2小匙，高汤400毫升，
蚝油、冰糖、料酒各1大匙
食用油适量

■ 做法：

1 将香菇泡在水中一晚后捞出备用。

2 将竹笋洗净去皮，切大块，放入滚水中汆烫后沥干。

3 锅中放油烧热，放入葱段爆香，再加香菇与竹笋块，以大火拌炒。

4 加入高汤与其余调味料，改小火焖煮，等汤汁慢慢收干时即可起锅。

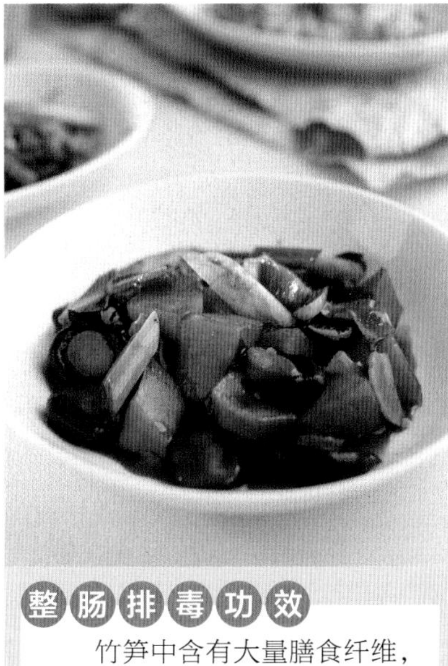

整肠排毒功效

竹笋中含有大量膳食纤维，能发挥润肠通便效果；香菇能代谢肠道毒素，保持肠道健康。多吃可预防、治疗便秘。

竹笋虾米扒豆腐

益气和胃＋清热利水

- 热量 290.0千卡
- 糖类 43.3克
- 蛋白质 16.3克
- 脂肪 3.8克
- 膳食纤维 2.9克

■ 材料：

竹笋块、豆腐块各100克，
虾米10克，葱段5克

■ 调味料：

番茄酱、白糖各1大匙匙
糯米醋2小匙
色拉油1小匙

■ 做法：

1 将竹笋洗净汆烫后沥干；虾米泡水后沥干备用。

2 将豆腐过油炸熟备用。

3 炒锅中加1小匙色拉油，加其余调味料煮匀，再加入做法 1 和做法 2 的材料略煮，最后撒上葱段即可。

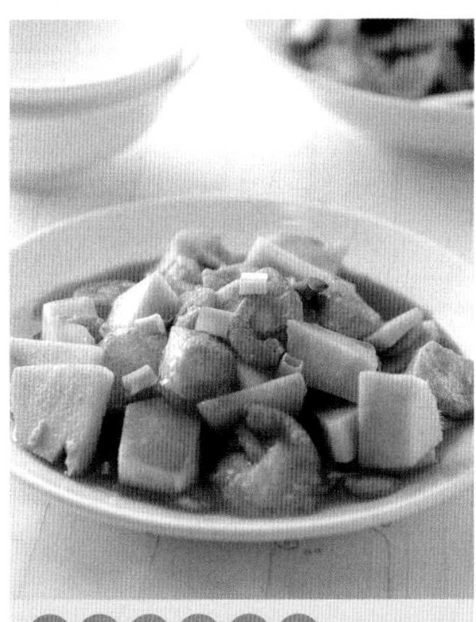

整肠排毒功效

竹笋含丰富的3大营养素、维生素与矿物质；大量的膳食纤维，可以刺激肠胃蠕动、帮助消化、减少体内废物，让人有饱足感。

Point 膳食纤维能包覆毒素及废物、帮助排便

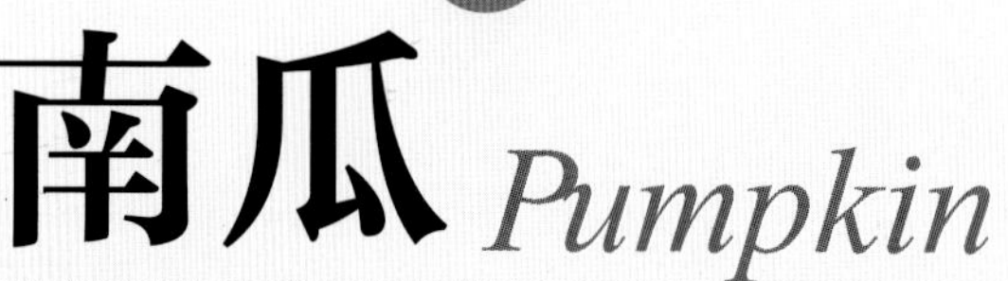

健肠有效成分
膳食纤维

食疗功效
补血、抗癌

- 别名：金瓜、番瓜、倭瓜
- 性味：性温，味甘
- 营养成分：
蛋白质、糖类、膳食纤维、β-胡萝卜素、维生素C、钙、磷、铁、瓜氨酸、精氨酸、葫芦巴碱、甘露醇、天门冬氨酸

○ **适用者：** 高血压患者　✗ **不适用者：** 黄疸、脚气病患者

南瓜为什么能健肠排毒？

南瓜所含的膳食纤维，可包覆肠道中的废物与毒素，增加粪便量，且使其更柔软，有助排便通畅，促进肠胃蠕动，改善长期便秘。

南瓜主要营养成分

1 南瓜是维生素A的优质来源。

2 南瓜的营养成分丰富且齐全。嫩南瓜的维生素C及葡萄糖含量较丰富；老南瓜则含有较多的钙、铁及胡萝卜素。

3 南瓜中含有钴，具有补血作用，适合贫血者食用。

南瓜食疗效果

1《本草纲目》记载，南瓜性温味甘，入脾胃经。具有消炎止痛、解毒杀虫、补中益气、化痰排脓、益肝血、生肝气、安胎等功能。

2 食用南瓜能抑制体内亚硝酸胺的突变作用，防止癌细胞产生。

3 南瓜籽可有效杀灭血吸虫幼虫，可用于治疗蛲虫病。

4 现代医学研究指出，南瓜可以有效预防及治疗糖尿病、高血压、肝病等病变，且有“防癌食物”之称。日本北海道有一个村子，村民的主食为南瓜，全村几乎无人罹患糖尿病和高血压，南瓜因此成为风靡日本的天然保健食品。

5 多吃生或蒸至半熟的南瓜，有助降低血压。

南瓜食用方法

1 南瓜营养含量丰富，料理时可作主食或配菜，还可作为药膳。

2 嫩瓜适合当作蔬菜，味道爽口；老南瓜则可作为饲料或杂粮，不少地方又称之为“饭瓜”。

南瓜饮食宜忌

1 食用南瓜过量会助长湿热，皮肤患有疮毒、易受风发痒、黄疸和脚气病患者皆不宜大量食用。

2 南瓜不宜和羊肉、醋、茶同时食用。

健康南瓜粥

防癌抗老＋补血通便

- 热量 353.8千卡
- 糖类 77.0克
- 蛋白质 10.2克
- 脂肪 1.0克
- 膳食纤维 4.0克

■ 材料：

南瓜220克，
白米60克

■ 做法：

1 将南瓜洗净，去皮、瓤、籽后，切块。

2 将南瓜块与洗净的白米，一起放入锅中，加入适量清水熬煮成粥即可。

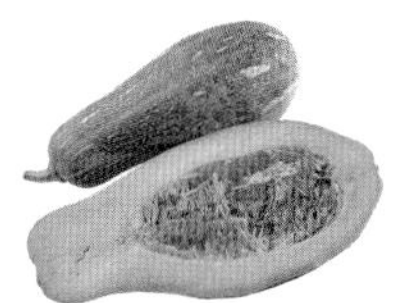

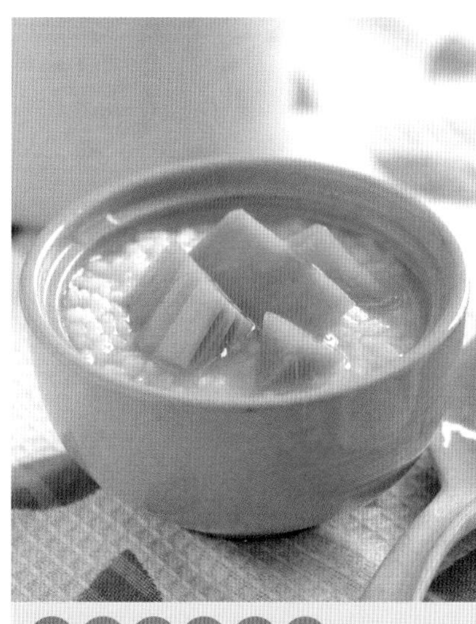

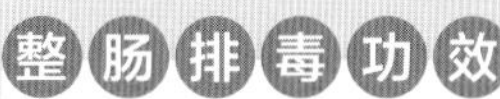

南瓜中的胡萝卜素能防止身体氧化，有助于清除肠道中的致癌物质；膳食纤维能促进肠道消化，有效防止便秘与肠道内环境恶化。

南瓜鸡肉面线

3 人份

降低血糖＋美容减肥

- 热量 620.2千卡
- 糖类 87.6克
- 蛋白质 37.5克
- 脂肪 13.3克
- 膳食纤维 5.6克

■ 材料：

南瓜丁、鸡肉各100克，
黄甜椒1个，罗勒叶20克，
大蒜末10克，面线3小束

■ 调味料：

盐1小匙，橄榄油2小匙

■ 做法：

1 将面线放入滚水中煮熟，捞出放入冰水中浸泡，备用。

2 将南瓜丁和肌肉洗净备用。

3 将黄甜椒洗净，去籽和蒂，切丁。

4 热锅放油，爆香大蒜末，依序放入鸡肉、南瓜丁、黄甜椒丁炒软，最后加盐及罗勒叶拌匀。

5 将面线 拌入做法 4 的材料中拌匀即可。

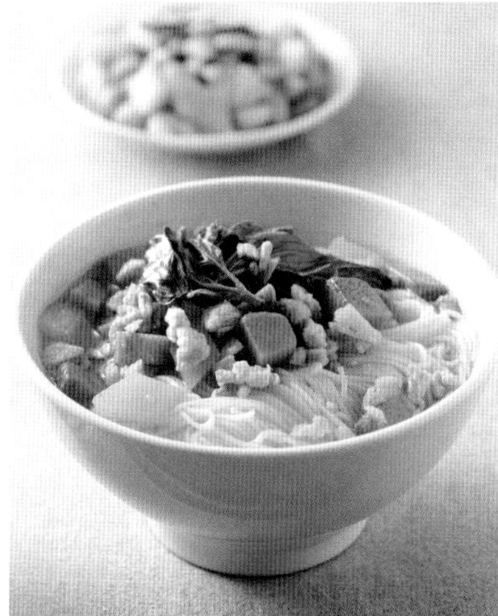

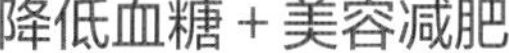

整肠排毒功效

南瓜果肉有种特殊物质，可促进胰岛素分泌，降低血糖，有助防治糖尿病。丰富的锌可加速修护损伤的细胞，维持肠道完整性。

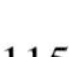

Point 调节消化系统，避免脂肪堆积

山药 Chinese Yam

健肠有效成分

非水溶性膳食纤维

食疗功效

抗菌、抗氧化

- 别名：淮山、怀山、野山豆
- 性味：性平，味甘
- 营养成分：
  黏液质、维生素A、B族维生素、维生素C、类胡萝卜素、蛋白质、膳食纤维、钙、磷、铁、糖类

○ 适用者：腹泻、糖尿病患者　**✗ 不适用者：**燥热体质者

山药为什么能健肠排毒？

1 山药中所含的非水溶性膳食纤维有助肠道蠕动，帮助消化。

2 山药可调节消化系统，减少皮下脂肪囤积，改善肥胖、强化免疫功能。生吃山药排毒效果最好。

山药主要营养成分

1 淀粉酶消化素，是山药中的一种特殊成分，能分解蛋白质，达到滋补之效。

2 山药所含的多巴胺，是改善血液循环、扩张血管的重要成分，在治疗中占有重要位置。

山药食疗效果

1 中医认为，山药具有养肺、补脾、益肾、止泻之功效。

2 大量黏液蛋白是山药的最大特点，这是一种多糖蛋白质混合物，具特殊保健功效，能预防脂肪附着在心血管上，维持血管弹性，降低动脉粥样硬化的发生率。

3 山药中的黏液蛋白还可减少皮下脂肪过度堆积，预防结缔组织萎缩，降低硬皮病、类风湿性关节炎的发生率。

4 山药能有效抗菌、抗氧化、调节生殖系统、增强免疫力、抑制癌细胞。

5 山药还有促进干扰素的生成、改善血液循环、扩张血管、消除尿蛋白、抗关节炎、恢复肾功能等作用。

6 山药可治疗慢性腹泻、慢性胃炎、糖尿病、夜尿频繁、头风、失眠、腰痛、健忘、更年期症状群等。

山药食用方法

药皮中所含的皂角素或黏液里含的植物碱，与人体接触后会使易过敏的人出现过敏、发痒，处理山药时应避免直接接触。

山药饮食宜忌

1 山药为补益之品，燥热体者不宜食用。

2 山药煮熟后磨成泥，搭配白饭一起食用，可有效缓解便秘，增强肠胃功能。

荞麦山药粥

滋肠补胃＋促进消化

- 热量 379.8千卡
- 糖类 75.0克
- 蛋白质 10.7克
- 脂肪 4.0克
- 膳食纤维 3.2克

■ 材料：

荞麦90克，
山药50克

■ 调味料：

白糖1小匙

■ 做法：

1 将荞麦清洗干净；山药洗净去皮切小块。

2 将荞麦与山药块放入锅中，加清水煮成粥，再放白糖调味即可食用。

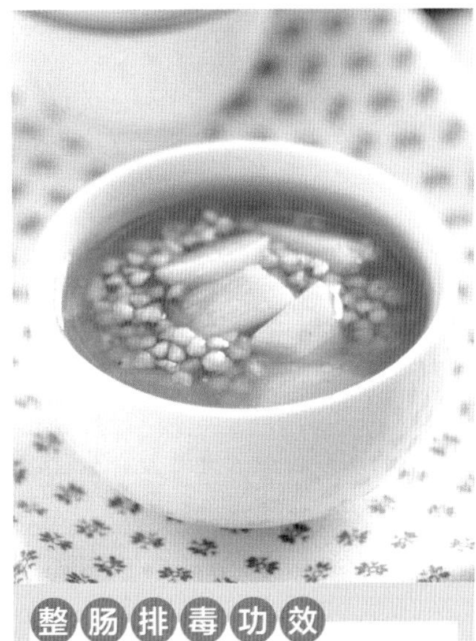

整肠排毒功效

荞麦具有滋补作用，能温和地改善肠胃虚弱现象；山药能促进肠胃消化，也能改善因压力所引起的肠胃虚弱状态。

山药豌豆泥

2人份

滋润肠道＋高纤通便

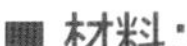

- 热量 684.3千卡
- 糖类 116.6克
- 蛋白质 28.0克
- 脂肪 15.3克
- 膳食纤维 19.2克

■ 材料：

山药、豌豆各200克

■ 调味料：

白糖2大匙，猪油10克

■ 做法：

1 将山药洗净，放入滚水中煮熟，取出去皮并捣成泥状；把豌豆洗净煮软捣成泥状备用。

2 将猪油放入锅中烧热，放入山药泥与白糖一起拌炒，水分炒干后，再加入其余猪油炒匀。

3 使用做法2的方法炒豌豆泥。炒好后，将山药泥淋在豌豆泥上，盛盘食用。

整肠排毒功效

山药与豌豆都含有大量膳食纤维，能有效滋润肠道，保健肠道，改善排便的不顺畅情况，有效缓解便秘。

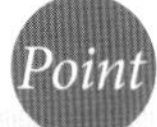
Point 兼具清热利尿、整肠通便之效

莲藕 Lotus Root

健肠有效成分

膳食纤维

食疗功效

清热凉血
加速排毒

- 别名：藕、莲根
- 性味：（生）性寒，味甘
  （熟）性温，味甘
- 营养成分：
  蛋白质、膳食纤维、淀粉、鞣酸、天门冬氨酸、维生素C、氧化酶、铁、磷、钙

○ 适用者：一般人、体弱多病者　✗ 不适用者：阳虚体质者、心脏病及肾脏病患者

莲藕为什么能健肠排毒？

1 莲藕富含膳食纤维，能促进肠道蠕动，防止便秘，降低胆固醇。

2 莲藕有利尿作用，能加速体内废物排出，净化血液。

莲藕主要营养成分

1 莲藕的鞣酸可使血管收缩进而止血，并有预防口臭及口腔黏膜组织软化、改善微血管出血的效用。

2 莲藕含多种抗氧化成分，如多酚类的鞣酸和少量的儿茶素，在人体中会产生复合作用，对抗致癌物质，达到抗癌效果。

3 莲藕中的类胡萝卜素经转换后储存于肝脏中，可解毒、诱导细胞良性分化。

莲藕食疗效果

1 莲藕磨成粉熟食，能滋阴养血、消食止泻，是老幼妇女、体弱多病者的上好滋补珍品。清咸丰年间，莲藕便已被钦定为御膳贡品。

2 莲藕含丰富膳食纤维、维生素和氨基酸等营养素，也有消淤止血、清热凉血等功效。中医认为，患者出现肺热咳血等症状时，适时食用莲藕药膳，可改善脾肺气虚的症状。

3 紧张、焦虑、失眠或体力虚弱者，可以莲藕为主要食材来做缓解压力的药膳。

莲藕食用方法

生吃鲜藕能解渴止呕、清热解烦；如将鲜藕榨汁，其功效更佳；煮熟的莲藕性温味甘，有健脾开胃、益血补心之效，可滋补五脏，还具有消食、生肌、止泻的作用。

莲藕饮食宜忌

1 莲藕含钾量高，对于肾病、心脏病、水肿等限钾疾病患者不宜。

2 莲藕生吃性寒，阳虚体质者应慎食。

3 产妇分娩后，最好2周后再食用莲藕。

蒜苗酱烧藕片

高纤通便＋消脂排毒

- 热量 206.2千卡
- 糖类 35.1克
- 蛋白质 6.4克
- 脂肪 6.0克
- 膳食纤维 8.5克

■ 材料：

莲藕120克，蒜苗3条

■ 调味料：

白醋、酱油各2小匙，
麻油、白糖、蒜泥各1小匙

■ 做法：

1 将莲藕洗净去皮切片，以滚水烫过后取出；蒜苗洗净切碎。

2 锅中放入适量麻油烧煮，加入莲藕片、其余调味料和2杯水以大火烧煮。

3 煮到汤汁剩一半时，加入蒜苗碎，以小火翻炒约3分钟即可起锅。

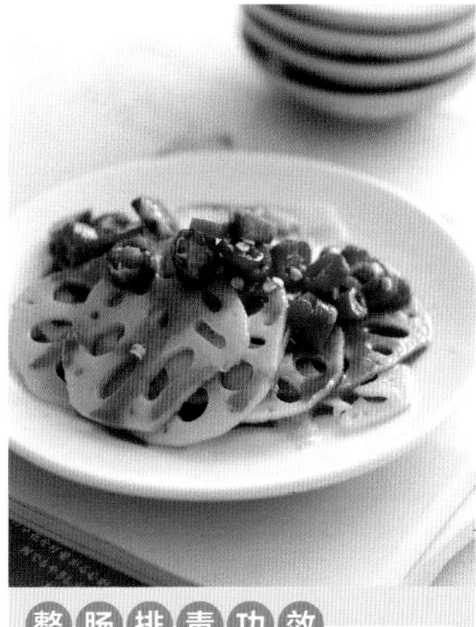

整肠排毒功效

莲藕中的膳食纤维能增加肠道粪便的体积，有助于排便顺畅，同时也能促进肠道的蠕动，有效缓解便秘。

藕香肉饼

生津止渴＋清热解毒

- 热量 914.6千卡
- 糖类 61.7克
- 蛋白质 40.3克
- 脂肪 56.3克
- 膳食纤维 10.1克

■ 材料：

莲藕300克，藕片100克，
绞肉150克，鸡蛋1个，
香菇丁50克，葱花20克，
香菜叶5克，

■ 调味料：

盐1/2小匙，酱油、香油各1小匙，
米酒2小匙，淀粉1大匙，橄榄油2大匙

■ 做法：

1 将莲藕洗净去皮，用刨刀刨成碎，加入所有材料拌匀。

2 将橄榄油以外的调味料拌匀，分3次拌入材料中，然后用手揉成约10个肉饼。

3 热锅放橄榄油，以中小火将肉饼煎熟放到藕片上，并撒上香菜叶即可。

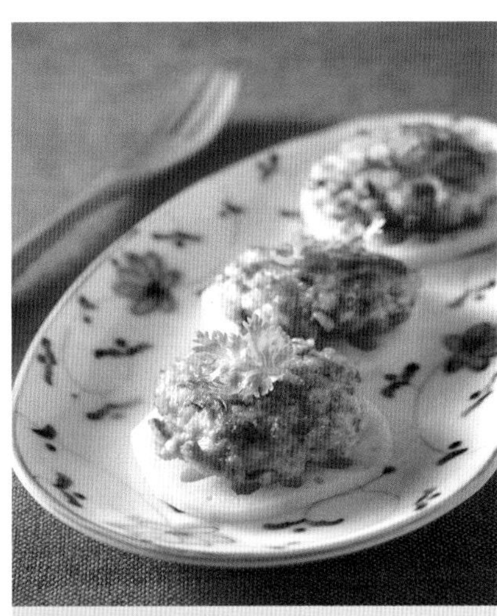

整肠排毒功效

莲藕可清热凉血、固涩止血、健脾开胃、生津止渴，捣汁后主食清热解毒力增强；内含维生素C、维生素B1、钾、铁，可维持肠道功能平衡。

Point 水溶性膳食纤维及大量水分能净化肠道

魔芋 Konjac

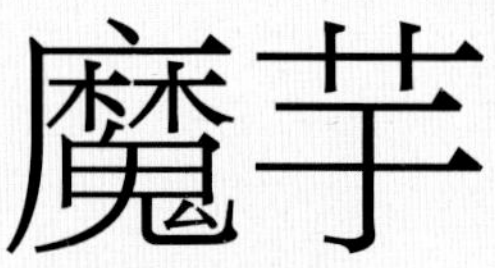

健肠有效成分

水溶性膳食纤维

食疗功效

改善糖尿病

降低血脂

- 别名：雷公铳、麻芋、蒟蒻
- 性味：性寒，味辛
- 营养成分：膳食纤维、氨基酸

○适用者：减肥及便秘者 ✗不适用者：孕妇、容易胀气者

魔芋为什么能健肠排毒？

1 魔芋含类似蔬菜的水溶性膳食纤维，被人体吸收后可抑制肠内细菌繁殖，帮助细菌排出，有“肠胃清道夫”之美称。

2 魔芋自古以来便有“去肠砂”之称，所含的葡甘露聚糖成分使魔芋具多糖、黏稠度高之特性，可吸收肠胃内的水分、清净肠道、增加饱足感、减少脂肪。

3 魔芋在肠胃中吸收水分时，能帮助促进胃肠消化，且含水量高，可软化粪便、增加粪便体积，使肠道润滑，排便通畅。它还能包覆体内脂肪及多余毒素，将这些有害物质与肠道隔离并排出体外。

魔芋主要营养成分

1 魔芋除了丰富的膳食纤维与少量维生素外，并无其他营养成分，属于低能量食品，是现今健康瘦身者的新宠儿。

2 大量的葡甘露聚糖使魔芋吸收水分后可以膨胀50～100倍，加上具有不被人体消化吸收的特性，可使人产生饱足感，帮助降低因摄食过量所带来的热量。

魔芋食疗效果

1 人体中没有酵素可分解魔芋的水溶性膳食纤维，这种特性使它在进入胃时可吸收糖类，直接进入小肠，且在小肠内抑制糖类吸收，进而减缓血糖上升，改善糖尿病。

2 葡甘露聚糖可干扰胆固醇吸收、减缓血糖值升高，在帮助控制血糖的同时，也能净化有害健康的胆固醇，使胆固醇浓度趋于正常，有效降低血脂。

魔芋食用方法

1 尚未成熟的魔芋不要存放于袋内，应保存于原包装中的石灰水中。

2 在食用魔芋前，为去除石灰水的异味和卫生考虑，应先置于滚水中汆烫，再进行料理。

魔芋饮食宜忌

魔芋每次不宜食用过多，且不可完全取代正餐，以免造成营养不良。

味噌魔芋

润肠通便＋高纤排毒

- 热量 415.6千卡
- 糖类 84.2克
- 蛋白质 4.7克
- 脂肪 1.9克
- 膳食纤维 13.8克

■ **材料：**

魔芋、白萝卜各120克，芋头150克，

■ **调味料：**

味噌4大匙，大蒜泥1大匙，白糖、料酒各2大匙

■ **做法：**

1 将魔芋切成大块；白萝卜与芋头清洗干净，去皮切成大块。

2 将芋头块与魔芋块分别以滚水烫过后取出。

3 锅中加味噌、白糖、料酒和2杯水，再放入魔芋块、白萝卜块与芋头块一起煮。

4 煮滚后，加大蒜泥以小火煮3分钟即可。

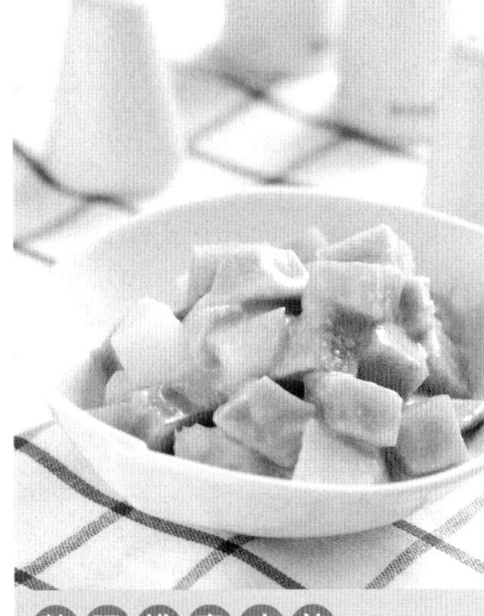

整肠排毒功效

魔芋所含的天然纤维，能帮助肠道蠕动；芋头中的黏滑成分，能润肠通便；白萝卜则有软化粪便的效果。

西红柿魔芋冻

2 人份

降低胆固醇＋促进排便

- 热量 225.4千卡
- 糖类 53.3克
- 蛋白质 2.0克
- 脂肪 0.5克
- 膳食纤维 5.7克

■ **材料：**

西红柿2个，魔芋冻70克，梅子8颗

■ **调味料：**

梅子醋3大匙，白糖2大匙

■ **做法：**

1 将西红柿洗净去蒂，和魔芋冻均切成小块；梅子去籽。

2 将梅子醋、白糖和去籽梅子倒入碗中，搅拌均匀，做成腌料。

3 把西红柿块、魔芋冻块倒入碗中，用腌料腌2天即可。

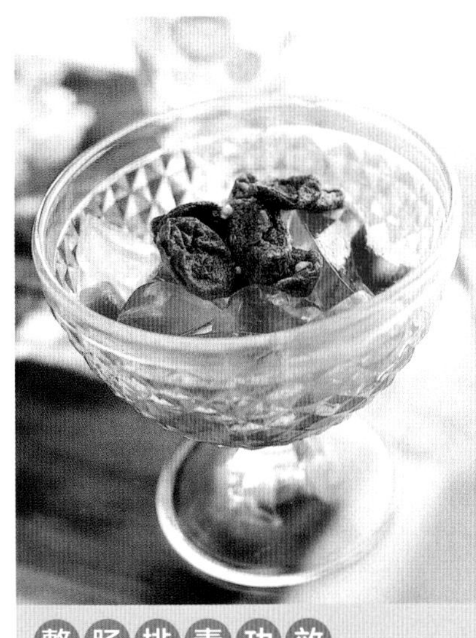

整肠排毒功效

西红柿中富含维生素A、维生素C与果胶，可降低血液与肝脏中的胆固醇浓度；魔芋有丰富的膳食纤维，热量极低，能促进排便。

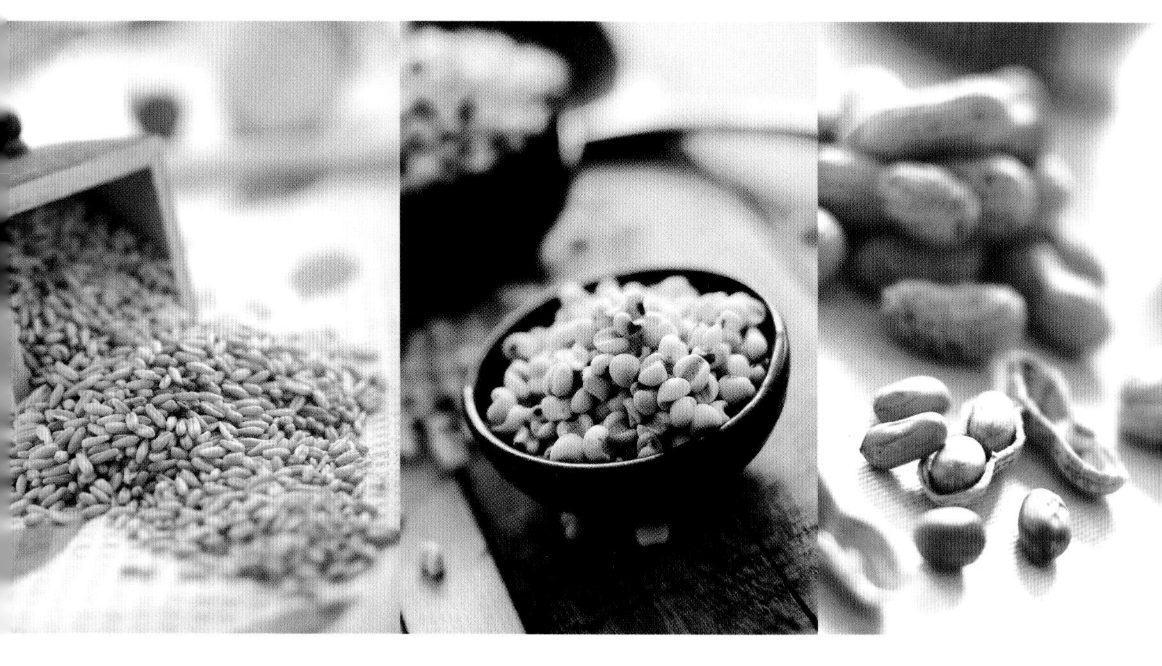

五谷杂粮类

五谷杂粮是我们日常餐饮的主食，对身体健康有相当大的影响，现代人越来越注重饮食保健，对五谷的营养选择也越来越讲究。过去许多人都只喜欢吃精白米，但现在糙米日益受到人们的重视，因为糙米中也含有稻米所含的大多数营养，能补足身体需求。

常被作为早餐的燕麦中含有特殊的β-葡聚糖,不但可防止多种疾病，还可帮助肠胃消化；一直被当作养生、美容佳品的薏苡仁，可搭配其他谷物或豆类食用，如绿豆薏苡仁汤可消暑养颜。五谷杂粮中各具不同营养,可依自身体质及需求选择食用。

Point 所含膳食纤维能增加饱足感，帮助排毒

糙米 Coarse Rice

健肠有效成分
膳食纤维

食疗功效
提高免疫力
促进血液循环

- 别名：玄米
- 性味：性平，味甘
- 营养成分：糖类、膳食纤维、脂肪、蛋白质、维生素A、B族维生素、维生素E、镁、铁

○ 适用者：发育中的儿童、一般人 ✗ 不适用者：肠胃疾病者

糙米为什么能健肠排毒?

1 糙米的膳食纤维可促进肠道蠕动，使排便顺畅，增加饱足感。

2 糙米可调节生理功能，改善体质，促进新陈代谢，对身体健康相当有益。

糙米主要营养成分

1 稻田里的稻米是带着谷皮的，去除这层谷皮之后，便是糙米；糙米的周围还被一层茶色的种皮所覆盖，再去除种皮便成了胚芽米；如果连胚芽也去除，就是常见的精白米。

2 种皮与胚芽中含有多种营养，如维生素、柠檬酸的含量在表皮与胚芽中各占29%与66%，在精白米中一共只占5%，丰富的B族维生素亦大多包含在米糠中。换言之，米糠中含有95%的营养成分。若只吃精白米，等于忽略了许多珍贵的营养素。

糙米食疗效果

1 糙米能提高人体免疫力，舒缓沮丧的情绪，促进血液循环，预防心血管疾病、便秘、贫血、肠癌等。

2 李时珍在《本草纲目》中云，糙米“好颜色”，表示糙米可养颜美容；《食物本草》也记载，米糠能“充滑肌体，可以颐养”，表示糙米能使肌肤白皙细致，且具润肤功效。

糙米食用方法

1 可以4:1的比例混合烹煮白米和糙米，如此能使口感更佳。

2 糙米比精白米多了外皮，以一般电锅烹煮可能无法完全熟透，可选用具有烹煮糙米功能的电锅，或将糙米先泡水一晚，再以电锅烹煮。

糙米饮食宜忌

1 糙米最好熬得较稀烂些再食用，以免较硬的外皮影响消化，反而造成肠胃不适、腹胀、腹泻。

2 肠胃疾病患者，或需食用流质食物和软质食物者，及其他限制纤维质摄入量的人，不适宜食用糙米。

魔芋糙米粥

通肠健胃＋降低胆固醇

- 热量 409.1千卡
- 糖类 87.2克
- 蛋白质 7.5克
- 脂肪 2.8克
- 膳食纤维 15.6克

■ **材料：**

魔芋180克，糙米100克

■ **做法：**

1 将魔芋切成小块，以热水汆烫；糙米洗净。

2 将糙米与魔芋块一起放入锅中，加入适量清水煮成粥。

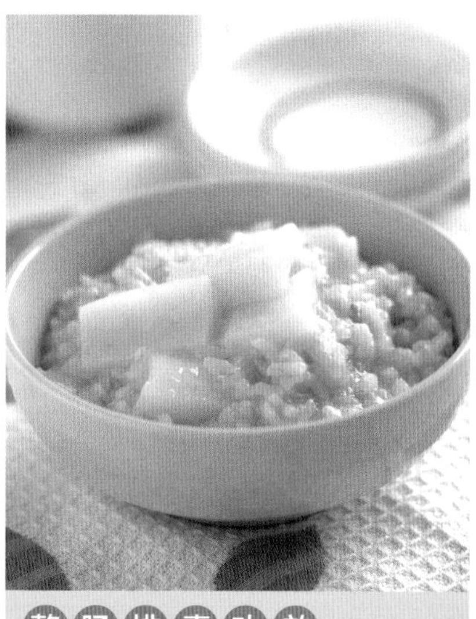

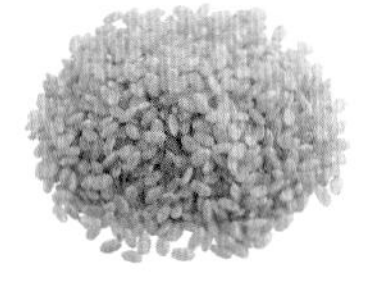

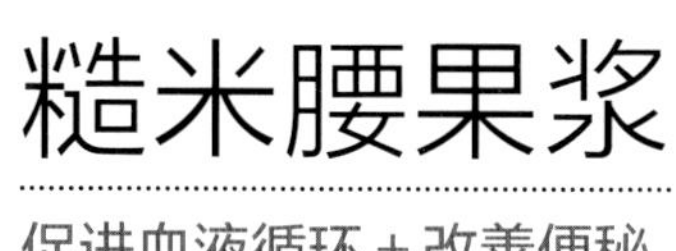

魔芋具有很好的通肠效果；糙米能健胃并促进肠道蠕动。多吃魔芋糙米粥能防止便秘，增强肠道免疫力，防止肠道出现病变。

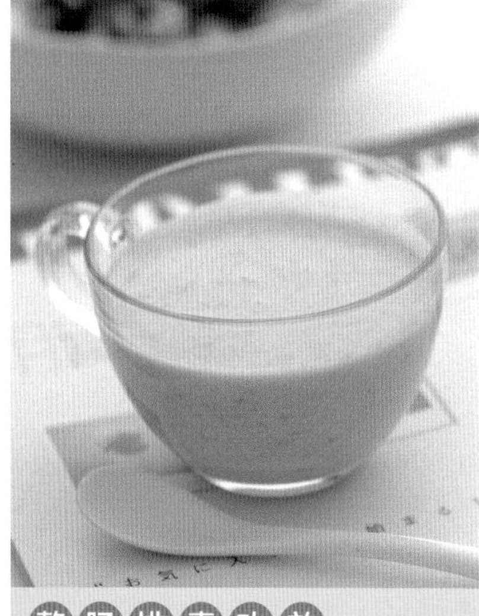

糙米腰果浆

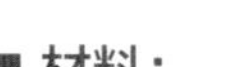

2 人份

促进血液循环＋改善便秘

- 热量 438.5千卡
- 糖类 59.9克
- 蛋白质 6.9克
- 脂肪 4.5克
- 膳食纤维 1.9克

■ **材料：**

糙米80克，腰果5个

■ **调味料：**

白糖2小匙

■ **做法：**

1 将糙米洗净后，用热水浸泡一夜备用。

2 将糙米和腰果放入榨汁机中，再加入700毫升的水，打到呈浓稠状为止。

3 将打好的米浆放入锅中，用中火煮开后，加入白糖拌匀即可。

整肠排毒功效

糙米有丰富的维生素，也有大量纤维质和多元不饱和脂肪酸，有促进血液循环，防止动脉硬化，预防与改善便秘的作用。

豆皮糙米饭

清除宿便＋高纤清肠

- 热量 470.8千卡
- 糖类 77.4克
- 蛋白质 16.1克
- 脂肪 10.4克
- 膳食纤维 3.9克

■ 材料：

豆皮2片，芹菜10克，
毛豆25克，糙米100克

■ 调味料：

橄榄油1小匙，盐适量

■ 做法：

1 将豆皮切片；芹菜洗净去老筋切段。

2 将豆皮片放入滚水中烫熟；芹菜段略烫过；毛豆放入滚水中煮熟。

3 将糙米放入电锅中，加适量清水煮成饭。

4 将做法2中的材料拌入糙米饭中，加适量盐，淋上橄榄油拌匀即可食用。

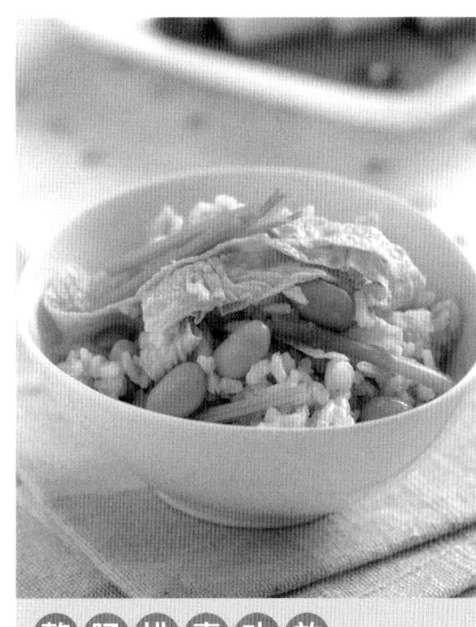

整肠排毒功效

豆皮与毛豆加上糙米饭含有丰富的膳食纤维，能够帮助人体排出肠道内的毒素和宿便，进而有效改善便秘。

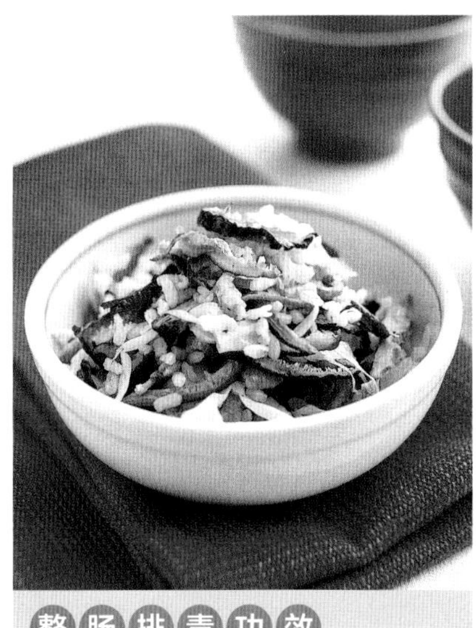

整肠排毒功效

糙米中的维生素E可预防细胞氧化；丰富的纤维质能防止肠内发生异常的发酵作用，改善内分泌失调状态，还可改善末梢血液循环。

香菇糙米饭

畅通血流＋改善微循环

- 热量 598.7千卡
- 糖类 99.7克
- 蛋白质 16.9克
- 脂肪 14.2克
- 膳食纤维 4.9克

■ 材料：

糙米120克，虾米10克，
圆白菜75克，干香菇20克，

■ 调味料：

橄榄油、盐各2小匙

■ 做法：

1 将材料洗净。糙米泡水2个小时后，加水1.5量米杯倒入电锅中煮熟；虾米、干香菇泡水至软。

2 将香菇、圆白菜切丝。

3 在锅中加油爆香虾米、香菇丝、圆白菜丝，翻炒至熟软，再加糙米饭拌炒均匀。

4 最后加盐炒匀，即可食用。

Point 外表层纤维保存膳食纤维，助消化

燕麦 Oat

健肠有效成分

膳食纤维
β－葡聚糖

食疗功效

有益心血管

● 别名：香麦、铃当麦

● 性味：性温，味甘

● 营养成分：
B族维生素、维生素E、膳食纤维、亚麻油酸、铁、钙、磷、锌

○ 适用者：一般大众、三高患者 ✗ 不适用者：糖尿病患者、血液透析患者

燕麦为什么能健肠排毒？

1 燕麦在加工处理过程中，保留较多的外表层纤维，相较于其他谷类食品，含有更多的膳食纤维，能帮助肠道蠕动，增加排便量。

2 燕麦中的β－葡聚糖具有增强人体免疫力、降低胆固醇及甘油三酯、降低心血管疾病及中风发生机率的作用，它还可抑制饭后血糖浓度的升高，并增加肠道有益菌，帮助消化。

燕麦主要营养成分

1 燕麦的蛋白质含量是白米的1倍以上，也比面粉高出3～4个百分点，脂肪含量也比白米和面粉高出许多。

2 燕麦蛋白质中的必需氨基酸，是谷类粮食中含量最均衡的，其中的赖氨酸与甲硫氨酸含量也比白米和面粉要高。

3 丰富的脂肪酸、矿物质、维生素及含量居谷类粮食之首的维生素A，使燕麦成为补充营养的最佳来源。

燕麦食疗效果

1 燕麦中的水溶性膳食纤维，主要是β－葡聚糖。它能进入血管，吸收血液内低密度的胆固醇，可降低人体内低密度胆固醇及甘油三酯的含量，对心血管健康相当有益。

2 燕麦的麸皮的含有亚麻油酸，丰富的B族维生素、维生素E、叶酸、铁、磷、钙、锌，具有预防骨质疏松、帮助伤口愈合、改善贫血等功能。

燕麦食用方法

1 燕麦烹煮前要先泡水2~3个小时，煮熟后拌入白米一起吃，或做成其他料理。

2 燕麦一餐的食用量约75克，摄取过量的燕麦将会阻碍钙、磷和铁等矿物质的吸收。

燕麦饮食宜忌

燕麦属全谷类食物，所含的磷偏高，末期肾脏病患者及血液透析患者，应控制燕麦食用量，并在食用前先观察肾功能指标，获得医师或营养师的指示方可食用。

红枣燕麦饭

滋补肠道＋防止肠道病变

- 热量 447.8千卡
- 糖类 87.6克
- 蛋白质 10.7克
- 脂肪 5.6克
- 膳食纤维 4.9克

■ 材料：

燕麦、白米各50克，红枣15颗

■ 做法：

1 将燕麦洗净，泡水2个小时。

2 将白米洗净；红枣洗净去核。

3 将所有材料放入电锅中，加入约220毫升的水烹煮成饭，即可。

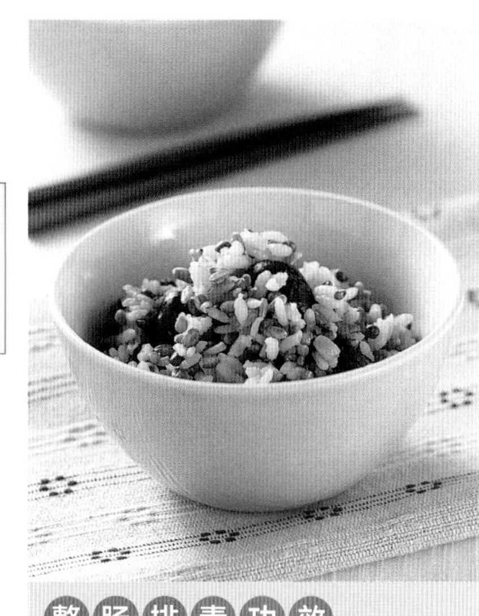

整肠排毒功效

燕麦丰富的膳食纤维与维生素能刺激肠道蠕动；红枣能滋补肠道。两者一起食用，将有效增强肠道免疫力，预防肠道病变。

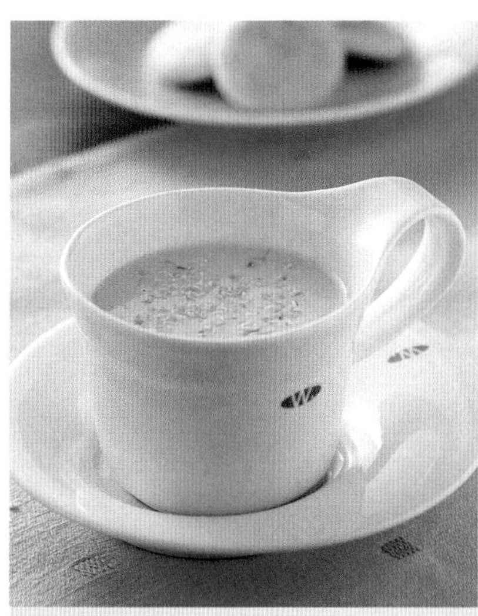

整肠排毒功效

燕麦的蛋白质和脂肪含量在谷物中均居首位，其所含的抗血栓成分、高水溶性胶体有益身体健康。

玉米燕麦粥

降低血脂＋润肠通便

- 热量 201.0千卡
- 糖类 33.1克
- 蛋白质 5.8克
- 脂肪 5.1克
- 膳食纤维 1.1克

■ 材料：

燕麦50克，玉米粉水2小匙（玉米粉、水各1小匙）

■ 做法：

1 将燕麦泡水1个小时后沥干。

2 在汤锅中加入适量的水煮沸，把泡好的燕麦放进去熬煮25分钟。

3 再加入玉米粉水勾芡即可。

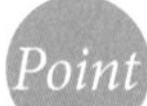

烟碱酸促进新陈代谢，强化解毒能力

荞麦 *Buck Wheat*

健肠有效成分

烟碱酸
膳食纤维

食疗功效

消炎抗菌
止咳祛痰

- 别名：乌麦、花麦、花荞
- 性味：性寒，味甘
- 营养成分：
膳食纤维、蛋白质、糖类、维生素B_1、维生素B2、维生素B6、维生素B_{12}、维生素C、维生素E、烟碱酸、钠、钙、钾、磷、锌、镁、铁

○ 适用者：食欲不振、糖尿病患者 **✗ 不适用者：**过敏体质者、消化功能不佳者

荞麦为什么能健肠排毒？

1 荞麦中所含的烟碱酸能促进新陈代谢，强化解毒能力，还可扩张血管、降低胆固醇。

2 荞麦含丰富膳食纤维，对肠道有良好的保健作用，可帮助排便。

3 荞麦可清理肠道内堆积的多余物质，又称为“净肠草”。

荞麦主要营养成分

1 荞麦含丰富的可溶性膳食纤维、维生素E、烟碱酸和芦丁。芦丁具软化血管、降低血脂和胆固醇、保健视力、预防脑血管出血等作用。

2 丰富的镁能促进人体纤维蛋白的溶解，抑制血小板凝集、促进血管扩张，达到抗血栓、降低血清胆固醇的效果。

3 荞麦的蛋白质中，含丰富的赖氨酸，相较于一般谷物，其铁、锰、锌等微量元素含量也十分丰富。

荞麦食疗效果

1 荞麦入胃、大肠经，可开胃宽肠、消食化滞、健脾益气、除湿下气。

2 荞麦含类黄酮物质，具有消炎抗菌、止咳祛痰、平喘等功效，被赞为“消炎粮食”，同时具有降低血糖的作用。

荞麦食用方法

1 将荞麦去壳后，可直接煮成荞麦饭，也可将荞麦磨成粉，制成面条、糕饼、凉粉、水饺皮等。荞麦面除了可热食，也可在煮熟后以冷开水冲凉，蘸佐酱当凉面食用。

2 荞麦还可作为麦片和糖果的原料，其嫩叶可作蔬菜食用。

荞麦饮食宜忌

1 荞麦中大量的蛋白质及容易引起过敏的物质，可能会再度引起或加重过敏者的过敏反应，体质敏感者食用荞麦应特别小心。

2 消化功能不佳、经常腹泻、脾胃虚寒者不宜食用荞麦。

花生荞麦粥

健补肠胃＋润滑肠道

- 热量 595.5千卡
- 糖类 152.9克
- 蛋白质 32.4克
- 脂肪 25.0克
- 膳食纤维 6.9克

■ 材料：

荞麦90克，
花生仁50克，
糯米100克

■ 做法：

1 将荞麦、花生仁和糯米清洗干净。

2 将所有材料入锅，加清水一起煮成粥。

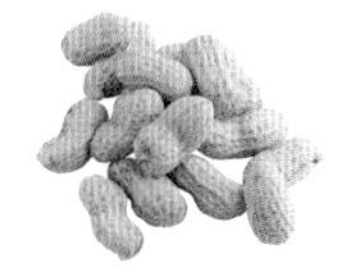

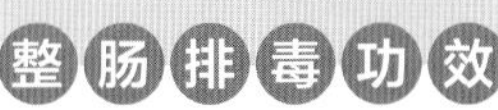

荞麦具有优越的润肠效果，能促进肠胃蠕动，还能改善因饮食习惯不良引发的肠胃虚弱症状。

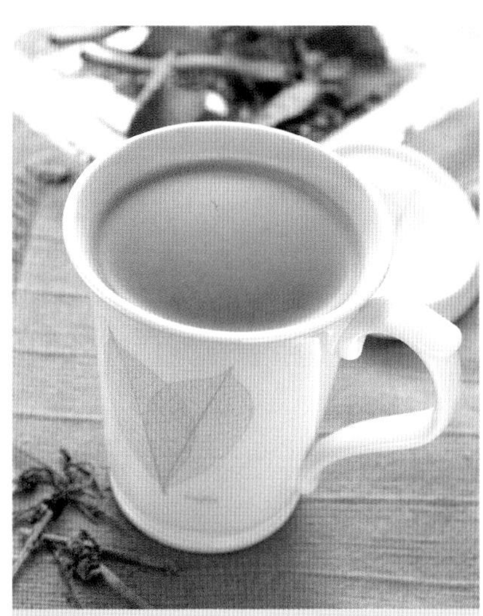

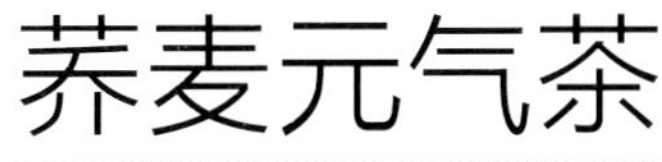

荞麦元气茶

健胃整肠＋保护细胞

- 热量 21.8千卡
- 糖类 5.0克
- 蛋白质 0.0克
- 脂肪 0.2克
- 膳食纤维 0克

■ 材料：

荞麦20克，煎茶12克

■ 做法：

1 将荞麦用小火干炒拌熟，待凉备用。

2 将做法1中的荞麦的荞麦与煎茶混匀，盛入茶壶备用。

3 汤锅中加入适量水煮，取部分热水冲入做法2的茶壶后，立即倒掉。

4 再冲入适量热水泡40分钟，滤出茶汤即可。

整肠排毒功效

荞麦中丰富的类黄酮、膳食纤维和矿物质，可有效保护细胞，亦有利于增强肠胃功能。

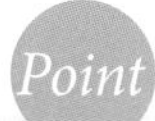帮助降低体内胆固醇，改善代谢

薏苡仁 Chinese Pearl Barley

健肠有效成分

水溶性膳食纤维

食疗功效

降低胆固醇
养颜美容

- 别名：薏米、薏仁
- 性味：性凉，味甘
- 营养成分：薏苡仁素、薏苡仁酯、糖类、蛋白质、膳食纤维、维生素B_1、氨基酸

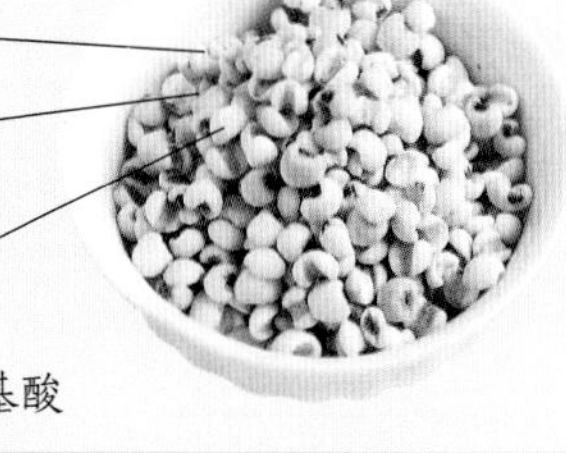

○**适用者：**一般大众、三高患者、水肿者　✗**不适用者：**孕妇

薏苡仁为什么能健肠排毒？

1 薏苡仁对血液和水分的新陈代谢均有帮助，且具有利尿、消水肿的作用，因此受到减肥者的喜爱。

2 薏苡仁中含有丰富的水溶性膳食纤维，能吸附胆汁中负责消化脂质的胆盐，降低肠道对食物中油脂的吸收，进而降低血液中的脂肪量。长期便秘者食用薏苡仁，可帮助排便。

薏苡仁主要营养成分

1 薏苡仁富含油脂、维生素及膳食纤维，其50%的脂肪酸为油酸，28%则为亚麻油酸。专家指出，现代医药研究已证实，不饱和脂肪酸及膳食纤维可降低血脂。

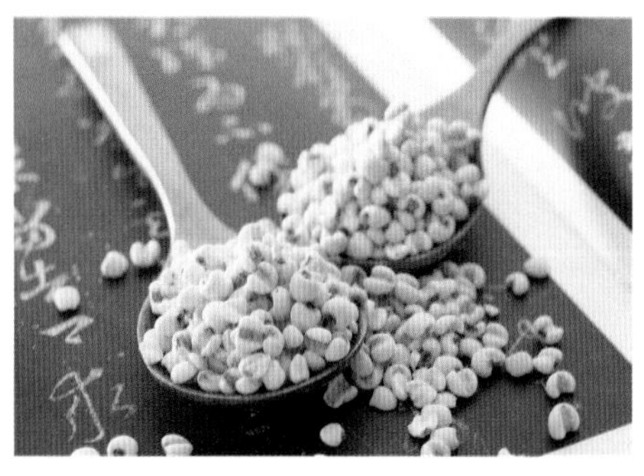

2 食用薏苡仁可使餐后的血清总脂质、甘油三酯及血糖的上升速度减缓，降低高脂血症患者的血浆总脂质、甘油三酯、血糖及低密度胆固醇浓度，增加血浆高密度胆固醇的浓度。

3 胆盐在肝脏内负责吸收胆固醇，到小肠时会再被回收、利用。薏苡仁含丰富水溶性膳食纤维，可吸附胆汁中的胆盐，使人体对食物中油脂的消化、吸收率下降，且在小肠末端被肝脏回收、再利用，因此能促进肝脏使用原有的胆固醇，代谢成胆盐，进而使胆固醇从肝脏排出，降低血液中胆固醇含量。

薏苡仁食疗效果

1《本草纲目》记载，薏苡仁粥主治风湿热痹，可消水肿、补正气、利肠胃。以薏苡仁粉与曲米酿酒，可强筋骨、健脾胃、治疗风湿性疾病。

2 薏苡仁经加工萃取后的黏稠液体，经实验可消除脸部的粉刺及面疱，对改善皮肤粗糙也有明显功效，也可改善发质。

3 薏苡仁的蛋白质能分解酵素，软化角质

层，使皮肤光滑润泽，淡化色素及斑点。长期食用，能消除青春痘、黄褐斑、雀斑，还可滋润肌肤，达到保湿功效。

4 研究指出，每天食用50~100克的薏苡仁，能降低血液中甘油三酯和胆固醇的浓度，预防高血压、高脂血症、中风及心血管疾病，降低心脏病的发生率。

5 薏苡仁能降血脂、降血糖、增强人体免疫力，还能解热、抗炎、镇痛、抗肿瘤。

6 中医认为，薏苡仁有补肺、健脾、利湿、清热等功效。

薏苡仁食用方法

1 薏苡仁易被消化吸收，煮粥煮汤皆宜。

2 薏苡仁可与其他谷物一起煮，如和白米煮成薏苡仁饭，或绿豆、红豆薏苡仁汤等。

薏苡仁饮食宜忌

1 怀孕及经期女性应避免吃薏苡仁。

2 薏苡仁所含的糖类黏性高，吃太多会妨碍消化。

薏苡仁山药糕

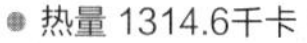

6 人份

健脾祛湿+保护肠胃

材料：

薏苡仁、蓬莱米各50克，山药100克，籼米250克，香菜叶3克

- 热量 1314.6千卡
- 糖类 278.2克
- 蛋白质 33.4克
- 脂肪 7.6克
- 膳食纤维 2.9克

调味料：

盐1/2小匙，糖、酱油膏各1小匙，胡椒粉1/6小匙

做法：

1 薏苡仁泡水4个小时；山药洗净切小丁备用。

2 将两种米泡水2个小时，沥干放入果汁机中，共加400毫升水分次搅匀，再加调味料拌匀。

3 将做法1的材料放入锅中的材料加500毫升的水煮沸后滚3分钟，倒入做法2的材料拌匀。

4 将做法3的材料倒入模具以大火蒸40分钟，冷却后倒出，切片煎熟，最后撒上香菜叶即可。

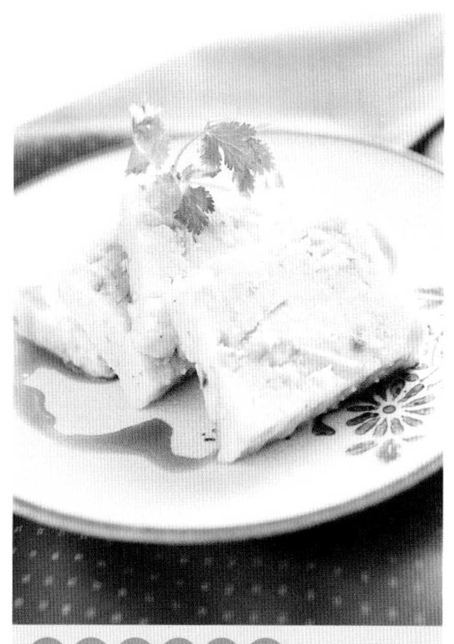

整肠排毒功效

薏苡仁的脂肪主要为亚麻油酸，具有容易被消化吸收的特点，对减轻肠胃负担、增强体质、排除体内的废物有特效。

海带薏苡仁粥

和胃祛湿＋排毒降火

- 热量 96.5千卡
- 糖类 16.3克
- 蛋白质 3.6克
- 脂肪 1.8克
- 膳食纤维 1.0克

■ **材料：**

海带结20克，薏苡仁25克

■ **做法：**

1 将海带结清洗干净后，切块放入锅中，加入清水煮。

2 煮滚后加入薏苡仁一起熬煮成粥。

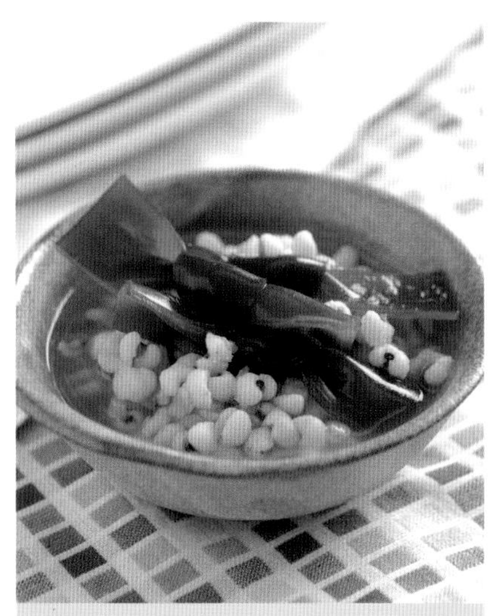

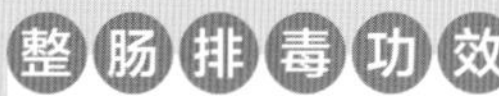

海带薏苡仁粥能有效代谢肠道内的毒素，还可消除上火现象，并有助于强健脾胃，祛湿利水，消除水肿。

薏苡仁瘦肉汤

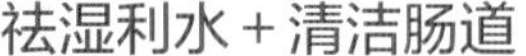

祛湿利水＋清洁肠道

- 热量 414.5千卡
- 糖类 37.2克
- 蛋白质 48.4克
- 脂肪 9.2克
- 膳食纤维 0.7克

■ **材料：**

猪瘦肉200克，薏苡仁50克

■ **调味料：**

盐适量

■ **做法：**

1 将猪瘦肉洗净，切成小块；薏苡仁洗净。

2 锅中放入清水，放入猪瘦肉块与薏苡仁，以大火煮滚，再改以小火煮约1.5个小时。

3 煮滚后，加盐调味即可。

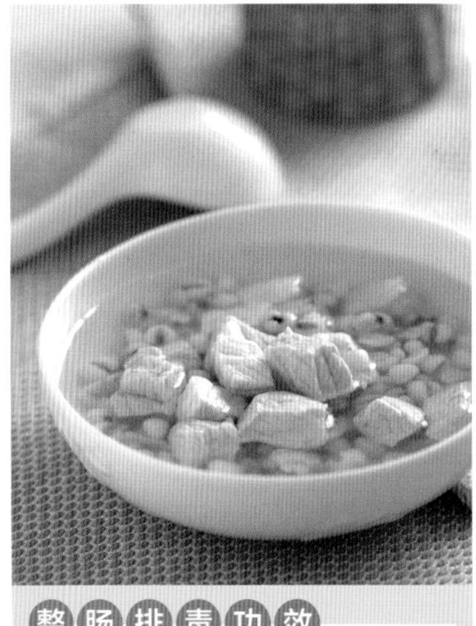

整肠排毒功效

薏苡仁富含钾，具祛湿利水之效，能清除肠道毒素与废物，有利于肠道微生态环境的平衡；大量膳食纤维能清洁肠道。

Point 不含麸质，不刺激肠壁

小米 Foxtail Millet

健肠有效成分

膳食纤维

食疗功效

健脾和胃
补益虚损

- 别名：粟米、黍米
- 性味：性凉，味甘咸
- 营养成分：蛋白质、膳食纤维、钾、钙、镁、铁、B族维生素、维生素E、谷氨酸

○ 适用者：老人、病人、产妇 ✗ 不适用者：身体虚寒者

小米为什么能健肠排毒？

1 小米是五谷中唯一不含麸质的食物，因此不会刺激肠壁，且所含膳食纤维较温和，易被消化吸收。

2 小米可预防消化不良、反胃、呕吐等不适症状。

3 小米味甘咸，可健胃除湿、清热解渴、和胃安眠。《本草纲目》云：“（小米）治反胃热痢，煮粥食，益丹田，补虚损，开肠胃。”

小米主要营养成分

1 中医认为，小米粥表面有一层“米油”，营养极为丰富，可代替人参汤。

2 小米中的B族维生素，可稳定情绪、强化神经系统功能，并保持心脏正常活动；B族维生素可保护口腔、消化道黏膜健康，维持眼睛视力，还可代谢脂肪。

3 小米的淀粉含量约为70%，可作为能量食物。

4 小米中富含膳食纤维，能减缓血糖上升的速度，可有效控制血糖。

小米食疗效果

1 小米可滋阴养血，适合产妇调养身体、恢复体力。

2 小米可舒缓反胃、恶心、呕吐的症状；并具有减轻黑色素沉着、色斑的作用。

3 吃小米可补益虚损、清热解毒、健脾和胃、和中益肾。

小米食用方法

1 煮小米粥时，不宜太稀薄，淘米时避免用手揉搓，不可长时间浸泡或用热水淘米。睡前吃小米粥，可改善睡眠质量。

2 小米粥除了营养丰富，还有助于美白，适合作为排毒餐。

3 黄豆的氨基酸中富含赖氨酸，可以补充小米氨基酸中缺乏的赖氨酸，故小米可与黄豆或肉类混合烹煮。

小米饮食宜忌

1 气滞者禁食小米，身体虚寒及小便清长者应少食。

2 小米忌与杏仁同时食用。

Point 碱性的芝麻，能中和人体酸性，预防消化性溃疡

芝麻 Sesame

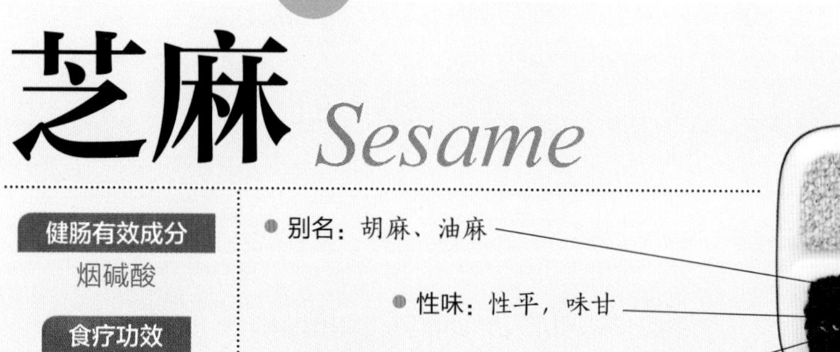

健肠有效成分

烟碱酸

食疗功效

防治血管硬化
安神

- 别名：胡麻、油麻
- 性味：性平，味甘
- 营养成分：
脂肪、蛋白质、维生素B_1、维生素E、蛋黄素、胆碱、烟碱酸、钙、磷、铁、肌醇

○ **适用者**：高血压、血管硬化者　✗ **不适用者**：腹泻者

芝麻为什么能健肠排毒？

1 烟碱酸是芝麻中能帮助肠胃消化的主要成分。

2 芝麻是一种碱性食品，其钙含量超过磷，我们每天所吃的食物如米饭、肉、酒皆为酸性食物。以米为主食的国家，人体内多半处于酸性过高的状态，体内酸性过高容易带来如胃溃疡、胃酸过多、十二指肠溃疡、胃下垂等疾病。芝麻里的钙质可中和人体内过高的酸性，改善这一状况。

芝麻主要营养成分

1 芝麻所含的蛋黄素，是填补脑髓的主要营养素之一。

2 脂肪若沉在血管中，便形成胆固醇，易使血管内径变细，若沉着在人体内其他部位，便会导致肥胖。芝麻里含有胆碱，能结合人体内的脂肪酸，转变成蛋黄素，抑制脂肪在人体内沉着。

3 芝麻富含蛋白质，具有抗溃疡性疾病的效用。

芝麻食疗效果

1 芝麻中所含的烟碱酸，能扩张血管、防治血管硬化。

2 烟碱酸还可安定神经，人体内若缺乏烟碱酸，神经功能也容易出现异常。常吃芝麻可滋补神经，治疗慢性神经炎及末梢神经麻痹，对过敏性神经疾病患者及视觉神经疾病患者均有助益。

芝麻食用方法

1 芝麻芬芳不油腻，多用于面包、糕点、糖果及一些精美食品上作为装饰和调味香料。

2 芝麻可制成芝麻酱和香油，是凉拌菜、油卷、凉面、水饺等的调味佳品。

芝麻饮食宜忌

1 芝麻有润燥滑肠的作用，经常腹泻者不宜食用。

2 芝麻外围有一层纤维素，食用前最好先磨碎，这样较易被人体吸收。

玉米芝麻糊

润肠通便＋高纤排毒

■ 材料：

黑芝麻90克，玉米粉40克

■ 调味料：

白糖3克

- 热量 691.5千卡
- 糖类 56.2克
- 蛋白质 17.1克
- 脂肪 48.1克
- 膳食纤维 8.3克

■ 做法：

1 将黑芝麻洗净倒入锅中，加适量清水搅拌后，以小火煮滚。

2 将玉米粉与水搅匀，倒入黑芝麻糊中，并加入白糖拌匀，再煮5分钟，即可饮用。

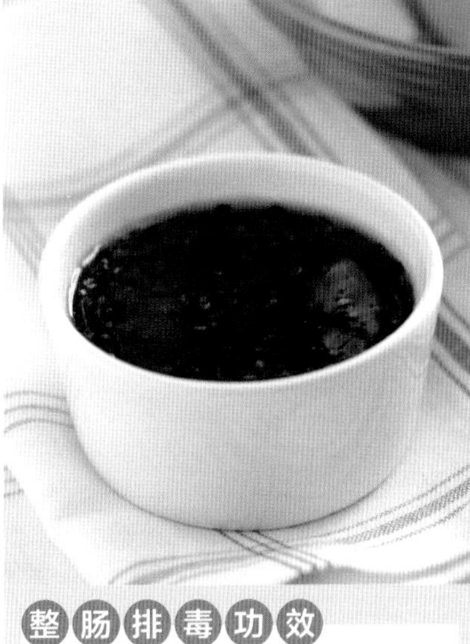

整肠排毒功效

黑芝麻含丰富的膳食纤维，能清除肠道中的毒素、废物；玉米中的不饱和脂肪酸有助于滋润肠道，有效润肠通便，缓解便秘症状。

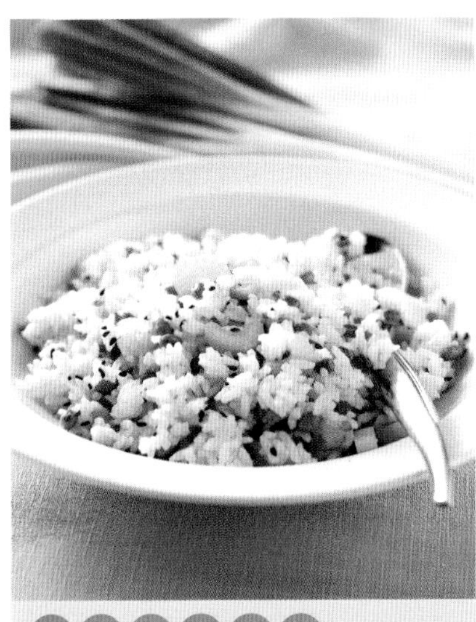

整肠排毒功效

黑芝麻适用于身体虚弱、肠道津液不足、大便燥结等症状。因黑芝麻中的脂肪含量较高，能润肠通便，改善因肠液减少引起的便秘。

黑芝麻绿豆饭

养发滋阴＋润肠通便

■ 材料：

绿豆30克，白米40克，西芹50克，黑芝麻2大匙

- 热量 429.9千卡
- 糖类 56.5克
- 蛋白质 12.7克
- 脂肪 17.217克
- 膳食纤维 8.0克

■ 做法：

1 将绿豆泡水1个小时，沥干备用；西芹洗净，撕除老筋后切丁。

2 将白米和黑芝麻洗净备用。

3 把泡好的绿豆、西芹丁、白米和黑芝麻放入电锅中，再加入和所有食材等量的水，煮熟即可。

Point 富含膳食纤维及多糖体，可促进新陈代谢

花生 *Peanut*

健肠有效成分

膳食纤维
多糖体

食疗功效

抗癌
预防高血压

- 别名：落花生、地豆
- 性味：性平，味甘
- 营养成分：
蛋白质、糖类、钙、铁、磷、硒、维生素A、维生素C、维生素E、维生素K、烟碱酸、叶酸、泛酸、胡萝卜素、镁、锌、钠、钾、铜

○ **适用者：**产妇、动脉硬化者　✗ **不适用者：**胆道疾病患者

花生为什么能健肠排毒？

1 花生含丰富的膳食纤维，可帮助排便，预防肠癌。

2 多糖体成分有助增加肠道有益菌数量。

3 专家指出，肠道疾病大多为脾胃失和、湿热下注侵犯肠道所致。花生入脾经和肺经，可润燥滑肠、润肺化痰、养胃醒脾、利水消肿，每天食用5颗花生能强健肠道。

4 花生中含有植酸、白藜芦醇、植物固醇等，这些其他蔬果少有的物质，能保健肠道、降低大肠癌发生率。

花生主要营养成分

1 花生的种子含有50%的脂肪和24%～36%蛋白质，蛋白质中含多种人体必需的氨基酸，营养价值甚高。

2 花生的营养价值与牛奶、肉类及鸡蛋相当，且能滋养身体、延年益寿，民间俗称“长生果”。

3 丰富维生素C能降低胆固醇，预防高血压及动脉硬化；维生素E和锌则可抗衰老、增强记忆力。

花生食疗效果

1 花生能补充人体所需的维生素C，预防高血压等多种疾病。

2 花生滋阴补虚，能补元气、润肺；是孕妇产后的炖补食品，不但能止血，还可增加乳汁分泌。

3 硒及白藜芦醇可抗癌，辅助治疗多种肿瘤性疾病。

花生食用方法

1 花生油色泽淡黄，清香可口，是主要的食用油之一。

2 炖煮的花生其营养成分不会在烹调过程中流失，且味道佳，对身体产生的负荷也比油炸或热炒方式低。

花生饮食宜忌

1 热炒或油炸花生容易使人上火，应控制食用量。

2 花生富含油脂，需要较多胆汁才能消化，胆道疾病患者应忌食花生。

桂圆花生汤

润肠通便＋补脾安神

- 热量 341.8千卡
- 糖类 39.5克
- 蛋白质 12.9克
- 脂肪 17.7克
- 膳食纤维 3.6克

■ **材料：**

桂圆肉15颗，
花生仁40克

■ **调味料：**

冰糖2小匙

■ **做法：**

1 将桂圆肉与花生仁清洗干净。

2 将桂圆肉与花生仁放入锅中，加清水以大火煮滚。

3 接着以小火将花生仁煮软，煮约半小时后，加冰糖调味，再煮2分钟即可食用。

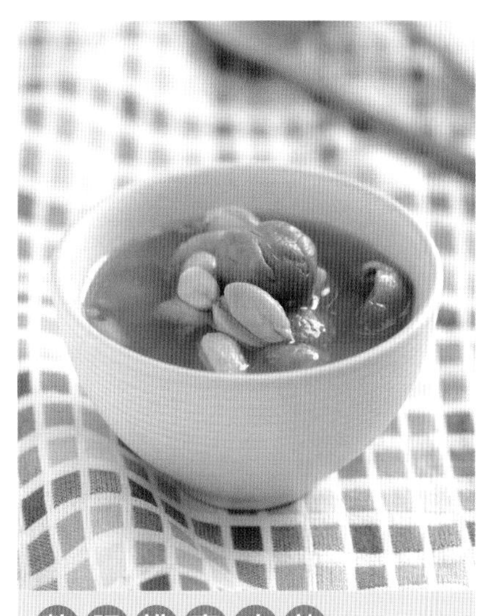

整肠排毒功效

花生含丰富脂肪，能滋润肠道；其中丰富的纤维质，有利于排便。花生与桂圆一起煮汤，能改善肠道健康，有助舒缓便秘。

红白萝卜卤花生

6人份

增加抵抗力＋降低胆固醇

- 热量 1203.7千卡
- 糖类 56.4克
- 蛋白质 56.2克
- 脂肪 83.7克
- 膳食纤维 25.9克

■ **材料：**

胡萝卜丁、白萝卜丁各100克，姜片20克，八角1粒，花生200克，香菇丁50克，香菜叶2克

■ **调味料：**

蚝油2大匙，高汤600毫升，
盐1/2小匙

■ **做法：**

1 将花生洗净，放入盐与适量清水中浸泡30分钟。

2 将做法1中的材料、其余材料、其余调味料放入锅中煮滚，转小火炖煮至花生熟软，最后放上香菜叶即可。

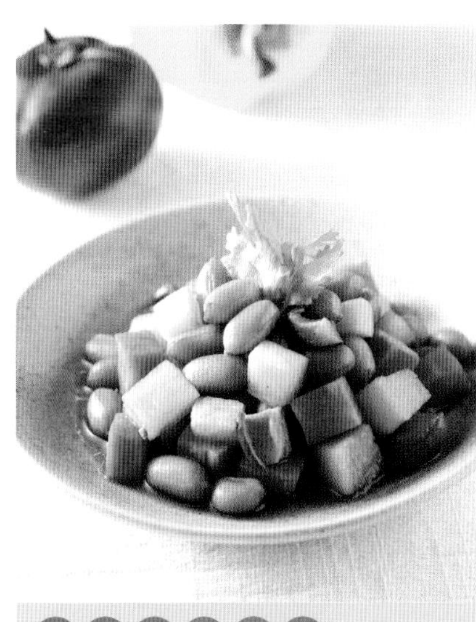

整肠排毒功效

花生含有丰富的不饱和脂肪酸，有降压、降低胆固醇的作用；所含的卵磷脂和酯酶，能降低胆固醇，预防动脉硬化。

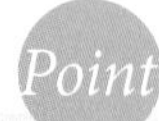

大量油脂，能通润肠道，改善便秘

核桃 Walnut

健肠有效成分

脂肪

食疗功效

温肺
润肠

- 别名：胡桃、羌桃
- 性味：性温，味甘
- 营养成分：脂肪、蛋白质、钙、镁、磷、铁、B族维生素、维生素E、糖类

○ 适用者：虚寒喘嗽、疲劳过度者　✗ 不适用者：腹泻、阴虚火旺者

核桃为什么能健肠排毒？

1 中医认为，核桃味甘性温，可补肾助阳、补肺敛肺、润肠通便。

2 核桃的脂肪含量高，能通润肠道，治疗便秘。

核桃主要营养成分

1 核桃含丰富的蛋白质、纤维质、维生素、糖类、脂类及无机盐等六大营养要素，营养价值极高。

2 核桃仁含有丰富的蛋白质及人体营养必需的不饱和脂肪酸，为大脑组织细胞代谢的重要物质，能增强大脑功能、滋养脑细胞。

3 大量的维生素E有滋润肌肤、乌须发等作用，多吃核桃可使皮肤滋润光滑，富有弹性。

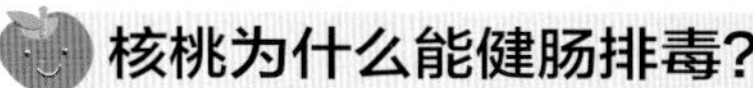

核桃食疗效果

1 核桃补肾、温肺、润肠，可治疗腰膝酸软、虚寒喘嗽、阳痿遗精。

2 核桃含亚麻油酸和次亚麻油酸，可防止动脉硬化、降低胆固醇。

3 核桃可辅助治疗非胰岛素依赖性糖尿病，对癌症患者有增加白细胞、镇痛及保护肝脏等功效。

4 吃核桃可缓解疲劳及压力。

核桃食用方法

1 以核桃制作糕点、糖果等，营养美味，被誉为“万岁子”、“长寿果”。

2 核桃去壳后，放入蒸笼以大火蒸约8分钟后取出，并放入冷水浸泡3分钟，捞出后破壳，即可取出完整桃仁。

核桃饮食宜忌

1 过量食用核桃易引起腹泻；阴虚火旺、痰热喘咳、便溏腹泻者应忌食。

2 核桃性温，多油脂，多食易生热聚痰。

3 凡痰热内盛引起的发热、气喘、痰黄、烦躁患者呕恶；阴虚火旺引起的吐血、鼻出血等患者均忌用。

核桃炒饭

益气养血＋润肠通便

- 热量 989.2 千卡
- 糖类 126.1克
- 蛋白质 30.6克
- 脂肪 40.3克
- 膳食纤维 6.8克

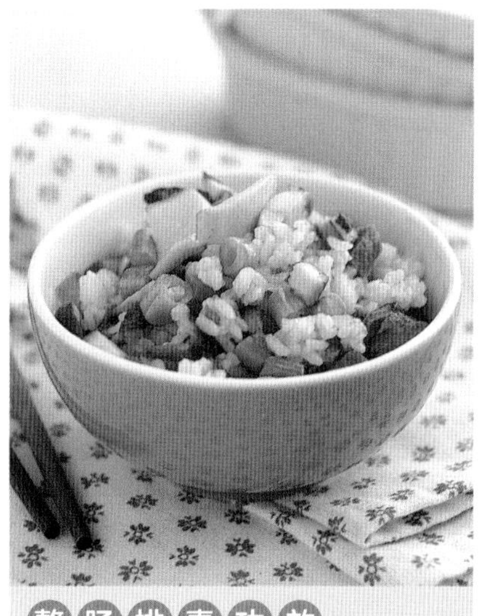

■ **材料：**

核桃仁40克，洋葱10克，四季豆、胡萝卜各30克，圆白菜100克，白饭1碗半，蛋清80克（约1个）

■ **调味料：**

胡椒粉、盐各1/4小匙，低钠酱油、白糖各1/2小匙，色拉油1小匙

■ **做法：**

1 将核桃仁以烤箱烤至微金黄色取出；四季豆、胡萝卜和洋葱洗净切小丁；圆白菜洗净切丝。

2 热锅加油，倒入蛋清炒散，加洋葱丁快速炒香。

3 倒入白饭、其余调味料及其他食材炒熟。

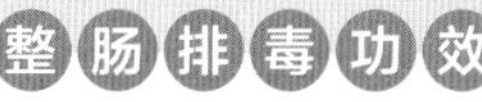

核桃仁的亚麻油酸，是人体理想的肌肤美容剂，人体缺乏时，皮肤会干燥，肠黏膜会肥厚。有宿便的人食用，能达到润肠通便的效果。

冰糖核桃糊

安神润肠＋缓解便秘

- 热量 772.8千卡
- 糖类 85.1克
- 蛋白质16.7克
- 脂肪 43.4克
- 膳食纤维 3.9克

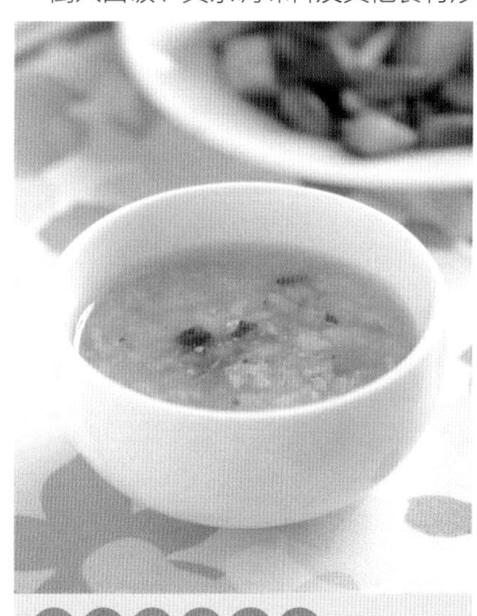

■ **材料：**

核桃20克，糯米90克

■ **调味料：**

冰糖2小匙

■ **做法：**

1 将核桃捣碎，切成碎粒；将糯米清洗干净。

2 将核桃碎粒与糯米一起入锅，加清水煮成粥，煮好后加入冰糖调味即可食用。

整肠排毒功效

核桃富含多种营养素，其中的脂肪酸能润肠；膳食纤维促进肠道消化；维生素E能消除肠道紧张状态，有助于缓解压力引起便秘。

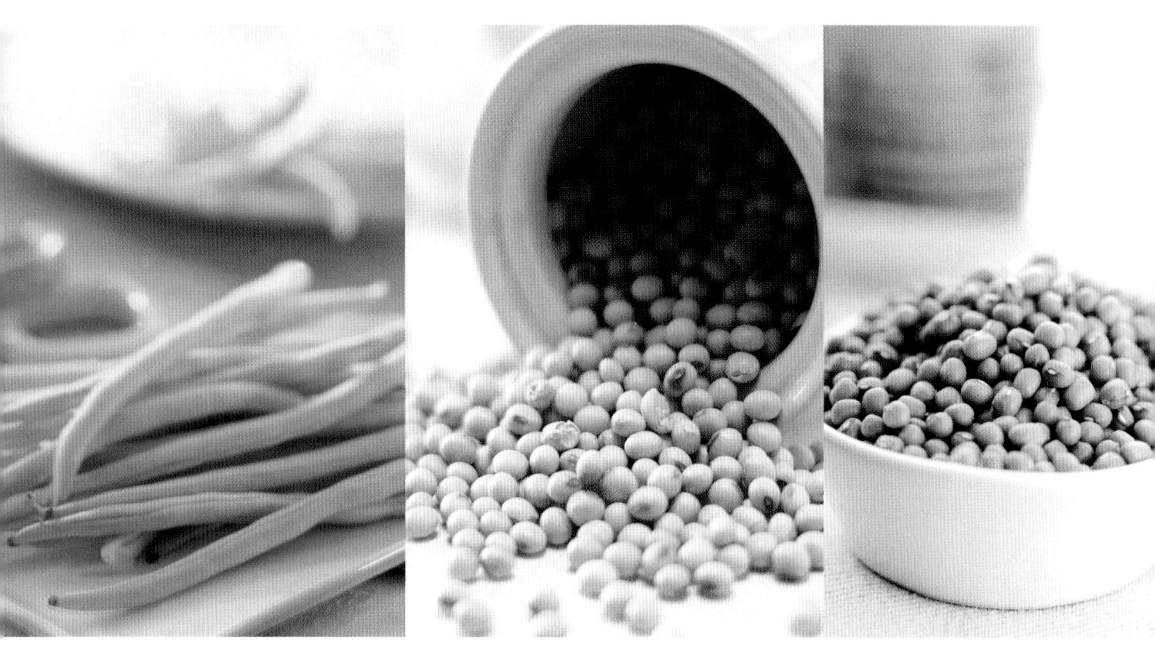

营养豆类

许多豆类性味甘平，具有相当高的营养价值，不但味道鲜美、容易入口，对于身体健康亦有相当的助益。如黄豆被称为“豆中之王”，是目前研究证实营养最完善的食品之一；而李时珍称之为“济世良谷”的绿豆，是清凉的消暑圣品。

豆类食品含有丰富的膳食纤维，对于促进肠道蠕动，进行体内环保的疗效相当好。豆类不但可单食，也可作为配菜，还有许多豆类加工食品及饮品可供选择，变化相当灵活且营养健康，平时不妨多食。

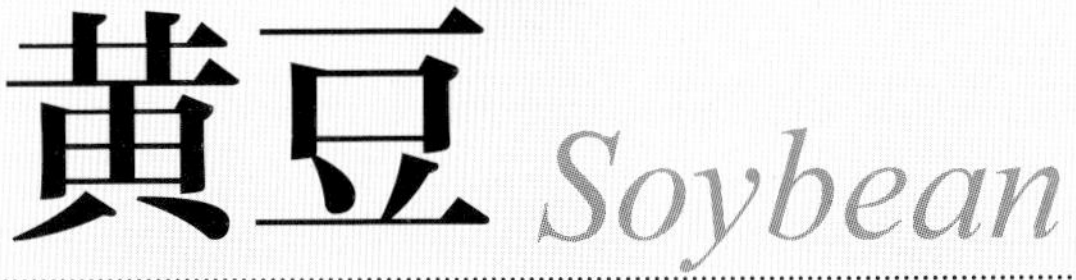

Point 营养成分完整的"豆中之王"

黄豆 Soybean

健肠有效成分

磷脂质
膳食纤维、寡糖

食疗功效

降低胆固醇
改善代谢功能

- 别名：大豆
- 性味：性平，味甘
- 营养成分：
蛋白质、维生素E、烟碱酸、植物性脂肪、钙、铁、磷、大豆异黄酮、糖类

○ **适用者：**妇女、高胆固醇血症者　✗ **不适用者：**肾功能受损者

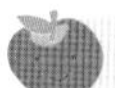

黄豆为什么能健肠排毒?

1 寡糖及膳食纤维在黄豆占有一定的比例，有助维护肠道健康，并刺激肠道排泄，也可预防大肠癌。

2 黄豆中所含的磷脂质，不但能改善体内脂质代谢，还可降低胆固醇。

3 黄豆富含一种油酸，属于不饱和脂肪酸，能润肠通便，改善肠道干燥所引发的便秘。

黄豆主要营养成分

1 黄豆被誉为"豆中之王"，主要是因为其营养价值高。据研究，黄豆是目前已知营养成分最多、最完整的食物之一。

2 黄豆中的蛋白质含量是牛乳和猪瘦肉的2倍；所含的磷，有助改善体质虚弱及神经衰弱；而所含的铁，则对贫血患者有补益的作用。

3 黄豆中的皂苷具有延缓人体老化的功能；其中胰蛋白酶抑制物，是糖尿病患者的良方；而卵磷脂能消除血管壁上的胆固醇，预防血管硬化。

黄豆食疗效果

1 黄豆营养价值高，其中高蛋白质成分能有效改善骨质疏松、预防癌症，更是"荷尔蒙补充疗法"的最佳替代食品。

2 根据研究，相较于其他地区，亚洲妇女罹患乳癌几率较低，可能是因为黄豆食品发挥了保护作用。亚洲人食用黄豆制品如豆浆、纳豆、豆花、豆腐、豆干等，可降低乳癌发生率。

黄豆食用方法

1 平常煮饭时，在白米、糙米或胚芽米中加入适量黄豆一起烹煮，营养又健康。

2 煮熟的黄豆加水，放入果汁机，再加入红糖、小麦胚芽、少量的去皮花生仁打匀，可制成美味的饮品。

黄豆饮食宜忌

黄豆中的营养成分大多为人体非必需氨基酸，若食用过量会加重肾的负担，使血中尿素浓度升高，导致尿毒症状加重。黄豆虽然不含毒素，但肾功能受损者不应吃太多。

海带水煮黄豆

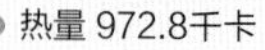

排毒降压+润肠通便

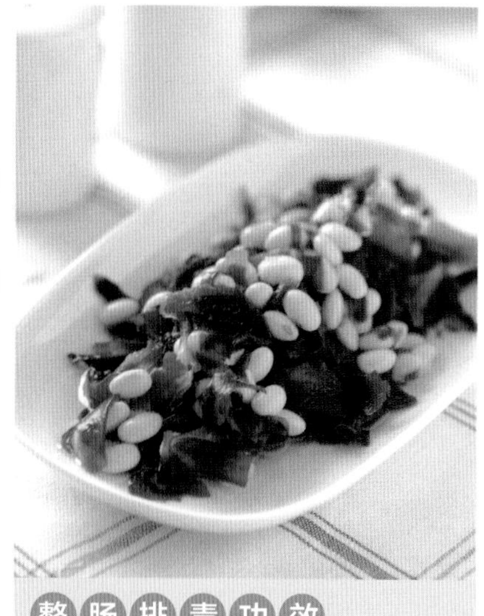

- 热量 972.8千卡
- 糖类 84.4克
- 蛋白质 90.3克
- 脂肪 37.9克
- 膳食纤维 41.9克

■ 材料：

海带80克，黄豆250克

■ 调味料：

盐2小匙

■ 做法：

1 将海带与黄豆清洗干净，放入锅中加入清水煮熟。

2 将海带与黄豆沥干，加盐调味，放凉后即可作开胃菜食用。

整肠排毒功效

黄豆与海带都含有丰富的膳食纤维，能润肠通便，并改善肠道消化不良的症状。对于便秘者，也有缓解之效。

黄豆拌白萝卜

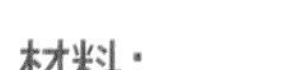

2人份

增加食欲+帮助消化

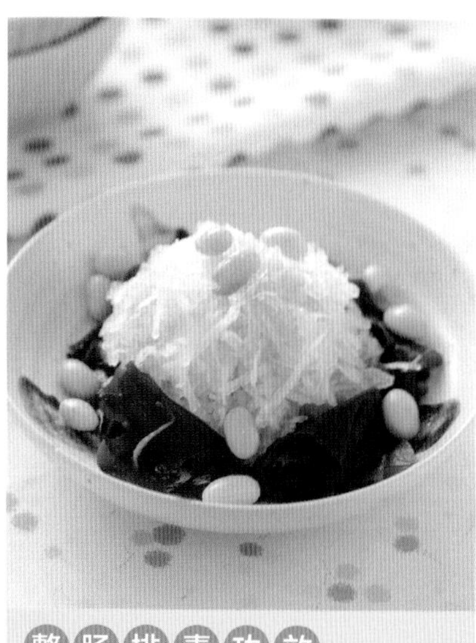

- 热量 653.2千卡
- 糖类 76.1克
- 蛋白质 53.2克
- 脂肪 20.4克
- 膳食纤维 37.3克

■ 材料：

黄豆130克，白萝卜200克，海带芽50克

■ 调味料：

酱油2小匙

■ 做法：

1 将所有材料洗净。黄豆浸泡1晚，捞出，倒入锅中，加水，以小火煮2.5个小时。

2 将白萝卜磨成泥，去除多余水分；海带芽浸泡热水，捞起，沥干。

3 将黄豆、白萝卜泥和海带芽放入盘中拌匀，淋上酱油。

整肠排毒功效

白萝卜中的芥子油能促进肠胃蠕动，增加食欲，帮助消化，协助排出有害物质；木质素能提高巨噬细胞的活性，吞噬癌细胞。

双豆胚芽饭

高纤排毒＋整肠通便

- 热量 660.3千卡
- 糖类 101.6克
- 蛋白质 36.0克
- 脂肪 13.7克
- 膳食纤维 15.6克

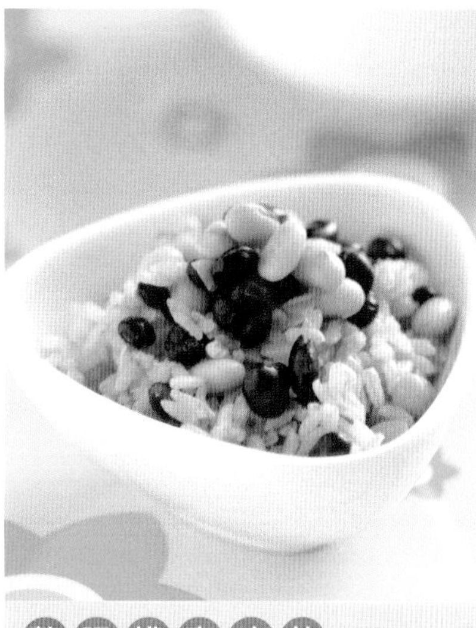

■ **材料：**

黑豆60克，胚芽米300克，黄豆50克

■ **调味料：**

盐2克

■ **做法：**

1 将黑豆与黄豆清洗干净，沥干水分。

2 将锅子烧热，放入黑豆与黄豆，小火干煎约15分钟后熄火放凉备用。

3 将胚芽米清洗干净，放入电锅中加入温开水放置2个小时。

4 将做法2的材料放入做法3的电锅中，加盐混合均匀。

5 等到开关跳起时，充分搅拌翻动，最后盖上锅盖焖10分钟左右，即可食用。

整肠排毒功效

此料理富含膳食纤维，能帮助整肠，改善肠道的代谢功能；丰富的B族维生素，能促进肠道蠕动，对于排毒很有帮助。

咖喱黄豆

抗氧化＋保健肠胃

- 热量 740.9千卡
- 糖类 70.0克
- 蛋白质 31.7克
- 脂肪 35.5克
- 膳食纤维 18.2克

■ **材料：**

黄豆50克，洋葱20克，大红豆、毛豆、玉米粒各30克

■ **调味料：**

咖喱砖1/4小块，橄榄油1小匙

■ **做法：**

1 分别将黄豆和大红豆泡水3小时后，蒸熟沥干；洋葱洗净去皮切小丁。

2 橄榄油入锅，加入洋葱丁爆香。

3 再加3杯水煮沸，加咖喱砖煮匀，最后加黄豆、大红豆、玉米粒及毛豆煮熟即可。

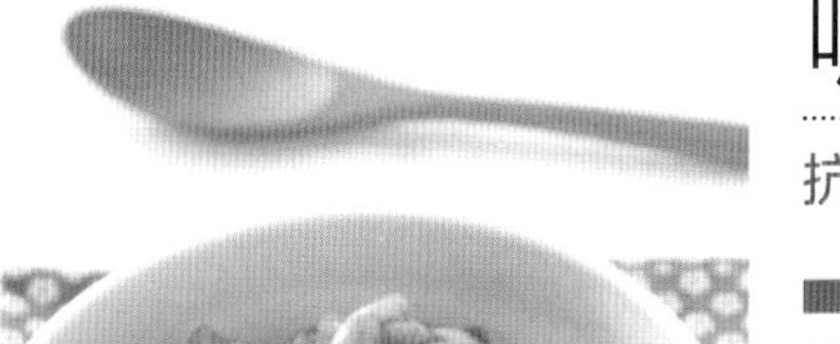

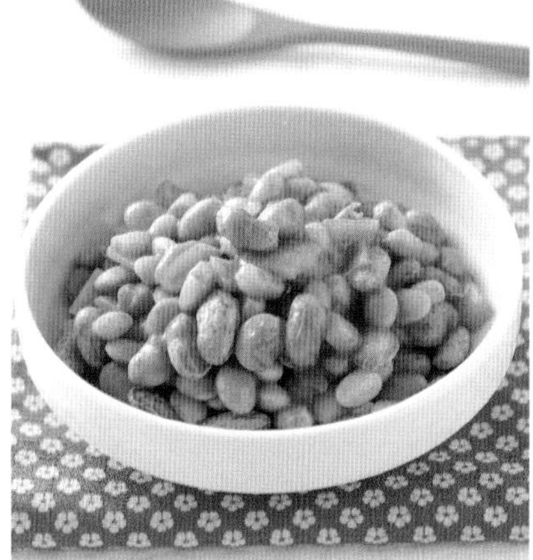

整肠排毒功效

咖喱的姜黄素有抗氧化、抗炎、抗凝、降脂、抗动脉粥样硬化及抑制肿瘤生长的作用；豆类丰富的膳食纤维，能促进肠道排毒。

Point 丰富的膳食纤维促进肠胃蠕动

黑豆 Black Soybean

健肠有效成分

膳食纤维

食疗功效

明目养颜

降低胆固醇

- 别名：乌豆、枝仔豆、黑大豆
- 性味：性平，味甘
- 营养成分：蛋白质、维生素B1、维生素B_2、胡萝卜素、糖类、脂肪、烟碱酸

○ **适用者：** 长期用眼者及便秘者　✗ **不适用者：** 过敏性哮喘患者、孕妇

黑豆为什么能健肠排毒？

1 黑豆中的膳食纤维能有效促进肠胃蠕动，达到通便净肠效果。

2 黑豆中含有丰富的B族维生素，能促进肠道代谢，维持肠道健康。

黑豆主要营养成分

1 黑豆的蛋白质含量是牛奶的12倍。

2 黑豆所含的卵磷脂能益智健脑，预防老年痴呆症。

3 黑豆丰富的维生素E可以抗老化，养颜美容，增强青春活力。

4 黑豆不含胆固醇，19%是油脂，其中最主要的是不饱和脂肪酸，能有效降低血液中的胆固醇。

黑豆食疗效果

1 《本草纲目》记载：“黑豆入肾功多，故能治水、消肿下气，治风热而活血解毒。”黑豆可消除火热、解百毒，尤其可解虫毒及八石、五金、百草诸毒，且具有活血、祛风、利水的功效。

2 许多古代医药典籍中，都详述了黑豆具“明目、乌发、驻颜、嫩白肌肤”之效。宋代苏轼亦曾记述，当时京城之中，许多男女为了养颜美容，经常服食黑豆。

黑豆食用方法

1 黑豆以水浸泡过后，捣成泥糊状，冲泡于汤中可解毒，也可外敷散痈肿。

2 准备黑豆、芝麻、枸杞子、糯米及去核的黑枣，将黑豆和糯米洗净后，全部材料浸泡于温开水中约半小时，放入果汁机中打匀，倒出并将其煮熟，便是一道富含营养的点心。

黑豆饮食宜忌

胰蛋白酵素抑制剂会降低人体对蛋白质的吸收及利用，抑制红细胞凝集素的生成。黑豆中这一有害人体的成分可以通过高温烹煮来消除，因此建议食用黑豆前，应先煮熟或食用其加工产品。

黑豆豆皮汤

高纤整肠＋促进代谢

- 热量 210.3千卡
- 糖类 13.6克
- 蛋白质 23.0克
- 脂肪 7.9克
- 膳食纤维 5.8克

■ **材料：**

黑豆30克，豆皮50克

■ **调味料：**

盐适量

■ **做法：**

1 将黑豆与豆皮洗净。黑豆泡冷水约1个小时；豆皮切长条。

2 将黑豆与豆皮条入锅，加清水煮成汤，煮滚时加盐调味即可食用。

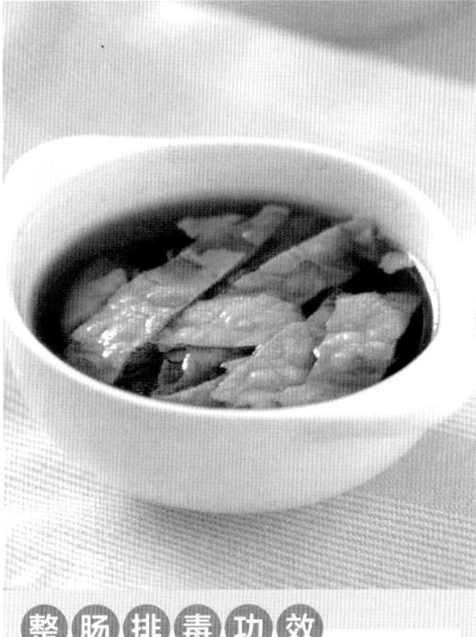

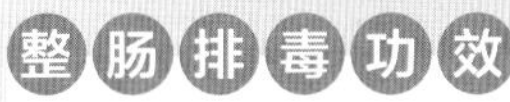

豆皮富含钙质，可平衡肠道酸碱值；黑豆富含膳食纤维，能促进肠道消化，亦含B族维生素，能促进代谢，加强肠道蠕动。

双豆炖红薯

防止便秘＋预防癌症

- 热量 351.5千卡
- 糖类 73.2克
- 蛋白质 9.9克
- 脂肪 1.9克
- 膳食纤维 9.1克

■ **材料：**

红薯200克，红豆20克，黑豆10克

■ **调味料：**

盐1/4小匙，黑胡椒粗粒1/6小匙

■ **做法：**

1 将红豆和黑豆泡水3个小时；红薯洗净去皮切块。

2 取锅，加红豆、黑豆和适量的水煮熟。

3 加红薯块以小火煮熟，再加调味料即可。

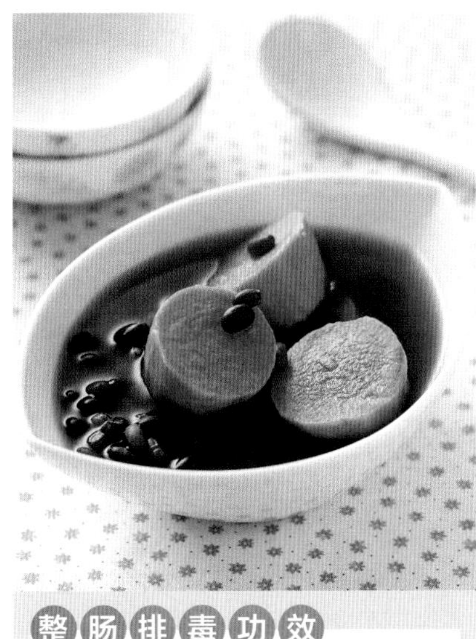

整肠排毒功效

黑豆富含膳食纤维素，可促进肠胃蠕动和防止便秘，能治疗痔疮和肛裂等，对预防直肠癌和结肠癌也有一定作用。

Point 清除过多脂肪、提升记忆力

毛豆 Green Soy Bean

健肠有效成分

膳食纤维
不饱和脂肪酸

食疗功效

健脑益智
预防多种疾病

- 别名：枝豆、菜用大豆
- 性味：性平，味甘
- 营养成分：
膳食纤维、钙、钾、磷、铁、维生素B_1、维生素B_2、烟碱酸、不饱和脂肪酸、蛋白质、卵磷脂

○ **适用者：**泻痢及腹胀者、妊娠中毒之妇女　✗ **不适用者：**幼儿、尿毒症患者

毛豆为什么能健肠排毒？

1 膳食纤维含量丰富的毛豆，不但能改善长期便秘等问题，还具有降低血压和胆固醇的功效。

2 相较于其他种类的蔬菜，毛豆中的脂肪含量相对较高，且大多为不饱和脂肪酸，如人体所必需的亚麻酸和亚油酸。这些养分可增强脂肪代谢，有效帮助降低体内胆固醇和甘油三酯。

毛豆主要营养成分

1 毛豆中含有卵磷脂，是大脑发育不可或缺的营养成分之一，可帮助改善大脑记忆力、提升智力。

2 毛豆中所含的养分，能帮助血管壁上脂肪的清除与净化，进而达到降血脂、降低血液中胆固醇的功效。

毛豆食疗效果

1 毛豆营养成分均衡且丰富，并具有良好的活性，对于女性维持窈窕身材相当有帮助，也可改善身体的肥胖，并能预防及治疗动脉粥样硬化、冠心病、高脂血症等疾病。

2 夏天人们常因出汗过多，导致体内钾流失。毛豆含大量的钾，能改善因为钾的流失导致的身体无力、疲乏感，并能促进食欲。

毛豆食用方法

1 毛豆洗净之后，放入水中，加姜、葱及少量的盐，煮熟后即可食用。

2 新鲜的毛豆、豆腐，并加入少许的西红柿，以白色的瓷盘盛起，可为一道色泽美观、营养丰富的菜肴。

3 将新鲜的毛豆剥去外壳，再和咸菜一起炒，口感极为鲜美。

毛豆饮食宜忌

1 毛豆中的含钾量稍高、蛋白质含量丰富，肾功能受损者或严重的肾脏疾病患者，不宜过量食用，以免导致病情恶化。

2 幼儿、尿毒症患者不宜吃毛豆。

Point 消暑排毒、维持肠道健康

绿豆 Mung Bean

健肠有效成分
膳食纤维

食疗功效
利尿止渴
益气消暑

- 别名：青小豆
- 性味：性寒，味甘
- 营养成分：
蛋白质、糖类、类胡萝卜素、锌、铁、钙、维生素B_1、维生素B2、维生素E、膳食纤维

○ **适用者：** 一般人、水肿者　✗ **不适用者：** 脾胃虚寒者

绿豆为什么能健肠排毒?

1 绿豆中所含的膳食纤维较松软，容易被人体消化，进而可以促进肠胃蠕动，帮助排便。

2 膳食纤维是维持肠道功能健康的重要关键，能吸收肠道水分，增加粪便的体积及重量，常吃有助于体内环保。

绿豆主要营养成分

1 绿豆中所含的矿物质，能补充人体在大量出汗后所流失的物质。

2 植物固醇可以替代胆固醇被人体吸收，达到降低胆固醇的作用。

绿豆食疗效果

1 绿豆具有解毒作用，当铅中毒、酒精中毒、有机磷农药中毒或服用不适当的药物时，在等待急救时，可先服用绿豆汤来解毒。工作环境必须常接触有毒物质者，可定时食用绿豆来保健身体。

2 著名的药物学家李时珍曾称绿豆为“济世良谷”，说绿豆可入心、胃两经，并具有消肿降压、润喉解渴、消暑解热、利尿等功用。

3 绿豆对于咽喉炎、中暑、疮疖患者是一帖良方，它的消暑功能广为人知，且早已被医学界用来预防、治疗多种疾病。

4 绿豆富含膳食纤维，能降低胆固醇和血脂，并有助肠胃蠕动、促进排便，并对糖尿病、高血压、肠胃炎和视力减退等症状，有一定疗效。

绿豆食用方法

1 绿豆磨成粉末后，可制成甜食，如绿豆糕，或提炼淀粉做成绿豆粉丝、凉皮等，也可和水制成面膜。

2 带皮绿豆煮的汤或和米一同煮成的绿豆粥，皆口感美味、营养丰富。

绿豆饮食宜忌

1 正在服药者，尤其服用温补药者不宜食用绿豆，以免降低药效。

2 绿豆若煮得过烂，会破坏其中的有机酸和维生素，降低清热解毒的功用。

海带绿豆汤

高纤清肠＋高钾解毒

- 热量 77.5千卡
- 糖类 14.9克
- 蛋白质 3.8克
- 脂肪 0.5克
- 膳食纤维 2.2克

■ 材料：

海带、绿豆各15克，杏仁6克

■ 调味料：

盐少许

■ 做法：

1 将海带、杏仁与绿豆洗净，绿豆与海带分别泡水约10分钟。

2 将所有材料放入锅中，加水煮滚，熬成汤后加少许盐即可。

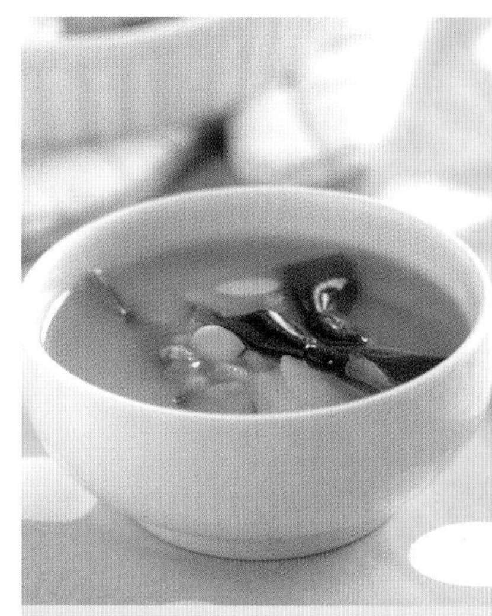

整肠排毒功效

绿豆富含钾，可利水解毒；所含的膳食纤维能清洁肠道。海带的膳食纤维能增强肠道蠕动，促进排便。

清香绿豆饭

帮助排便＋促进胆固醇分解

- 热量 1020.0千卡
- 糖类 222.2克
- 蛋白质 23.8克
- 脂肪 1.6克
- 膳食纤维 0.9克

■ 材料：

绿豆20克，白米140克,白萝卜20克

■ 调味料：

盐1/4小匙

■ 做法：

1 将绿豆洗净，泡水约5个小时，沥干水分；白萝卜洗净切丝；白米洗净沥干备用。

2 将做法1的材料和180毫升水放入电锅内，稍加搅拌后按下开关蒸煮。

3 开关跳起后，再加盐拌匀即可。

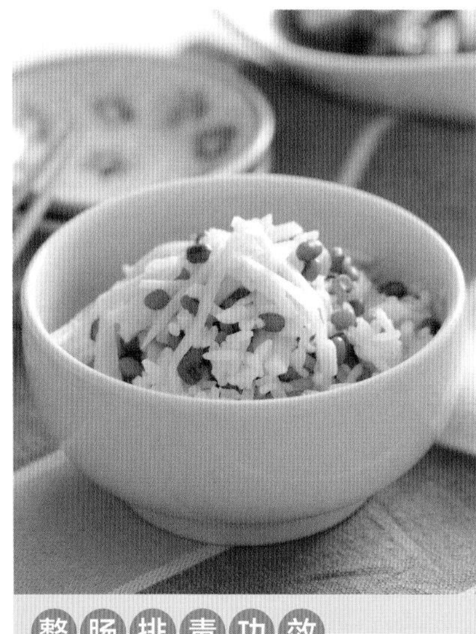

整肠排毒功效

绿豆所含的球蛋白和多糖类，能促进胆固醇在肝脏中被分解成胆酸，加速胆汁中胆盐的分泌和减少小肠对胆固醇的吸收。

绿豆杏仁甜粥

促进代谢＋排泄毒素

- 热量 830.2千卡
- 糖类 122.0克
- 蛋白质 36.0克
- 脂肪 23.04克
- 膳食纤维 16.64克

■ 材料：

绿豆60克，薏苡仁120克，杏仁片20克，水800毫升

■ 调味料：

白糖40克

■ 做法：

1 将绿豆、薏苡仁洗净后，泡水4个小时备用。

2 将做法1的材料及800毫升水放入锅中，用大火煮滚之后，转小火炖煮。

3 将杏仁放入烤箱烘烤，待表面呈金黄色后取出。

4 待绿豆及薏苡仁熟软后，加白糖调味拌匀，食用前撒上杏仁即可。

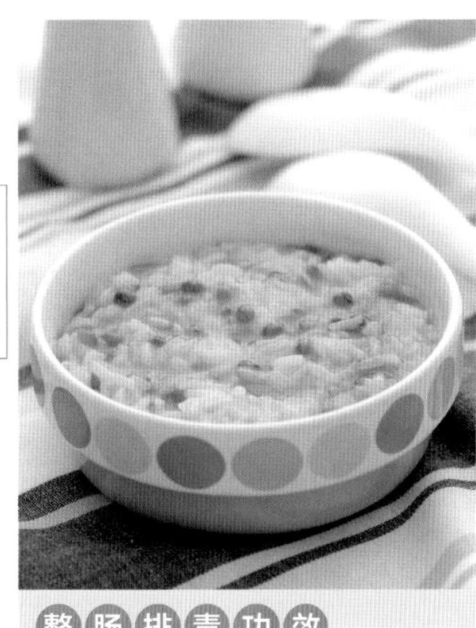

整肠排毒功效

绿豆富含B族维生素、葡萄糖、蛋白质、淀粉酶等。绿豆中的钙、磷等矿物质，有助体内毒素的排出，维持身体正常代谢。

绿豆花生粥

清热解毒＋消暑益气

- 热量 329.2千卡
- 糖类 40.3克
- 蛋白质 16.3克
- 脂肪 12.8克
- 膳食纤维 6.5克

■ 材料：

花生仁、绿豆各30克，白米20克

■ 调味料：

盐1/2小匙

■ 做法：

1 将白米、绿豆泡水3个小时；花生仁泡水一夜。

2 汤锅加入适量水煮沸，把白米、绿豆和花生仁放入，一边搅拌，一边以小火熬煮至熟。

3 最后加盐调味即可。

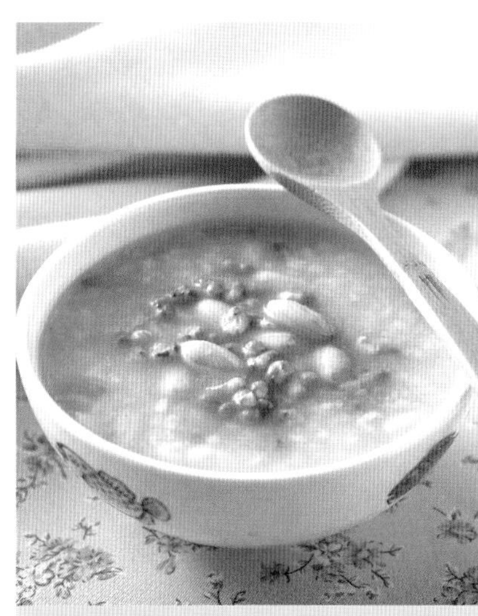

整肠排毒功效

绿豆有清热解毒、清暑益气、止渴利尿之功，能补充水分，对维持水液与电解质的平衡有重要意义。

Point 老少咸宜的高纤蔬菜

四季豆 *String Bean*

健肠有效成分

膳食纤维
蛋白质

食疗功效

健脾胃
促进肠胃蠕动

● 别名：敏豆、云豆、菜豆

● 性味：性平，味甘

● 营养成分：
蛋白质、糖类、膳食纤维、
钙、钠、铁、维生素B_1、维生素C

○ **适用者：** 高血压及心脏病患者、贫血、便秘者　✗ **不适用者：** 容易腹胀者

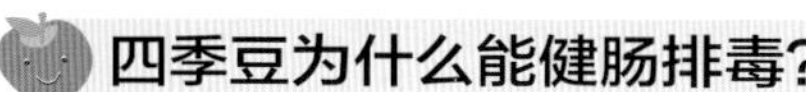

四季豆为什么能健肠排毒？

1 四季豆富含蛋白质和多种氨基酸，具健脾胃、增进食欲的功效。

2 四季豆所含的膳食纤维多为非水溶性，有助于刺激肠胃蠕动，改善便秘。

四季豆主要营养成分

1 相较于其他蔬菜，四季豆的蛋白质含量较高。

2 四季豆的膳食纤维含量，与叶菜类蔬菜相当，甚至比圆白菜、空心菜及芦笋更高，被称为蔬菜中的“高纤一族”。

3 四季豆中所含的铁，可以增强人体造血功能，改善贫血。

四季豆食疗效果

1 四季豆种子可促进肿瘤患者淋巴细胞的产生，增加免疫抗体，消除、抑制癌细胞，对抗肿瘤的产生。

2 四季豆除了营养价值高，还有药用价值，其钠含量非常少，是高血压及心脏病患者理想的营养食物。

3 中医认为，四季豆有明目、补血、改善脚气病、治疗便秘等功效，皮肤容易过敏或患急性肠炎者，也适合食用。

四季豆食用方法

1 将四季豆和红枣洗净之后，放入砂锅之中，加入清水约煮20分钟，出锅滤去残渣后，取汤汁饮用，可治疗百日咳。

2 把四季豆用水煮熟后凉拌食用，或者加上些许调味料热炒，有助于改善失眠。

四季豆饮食宜忌

1 四季豆适合油炸、快炒或汆烫后再凉拌，忌生吃。因四季豆含有的蛋白质凝激素，在100℃以下都不会被破坏，食用未经充分焖煮的四季豆易导致食物中毒。

2 生四季豆中含有红细胞凝集素和皂苷，若未经烹调即食用，易引起恶心、呕吐或腹痛等症状。烹调四季豆前可先以滚水汆烫，或放入热油锅中炒熟，以免造成身体不适。

四季豆小麦粥

平稳血糖 + 养心安神

- 热量 295.0千卡
- 糖类 57.8克
- 蛋白质 11.8克
- 脂肪 1.9克
- 膳食纤维 9.8克

■ 材料：

四季豆30克，小麦80克，水350毫升

■ 做法：

1 将四季豆洗净去头尾及粗丝，切段备用；小麦洗净，浸泡水6个小时，沥干备用。

2 取锅加水煮滚，放入小麦，续煮约30分钟。

3 放入四季豆煮熟即可。

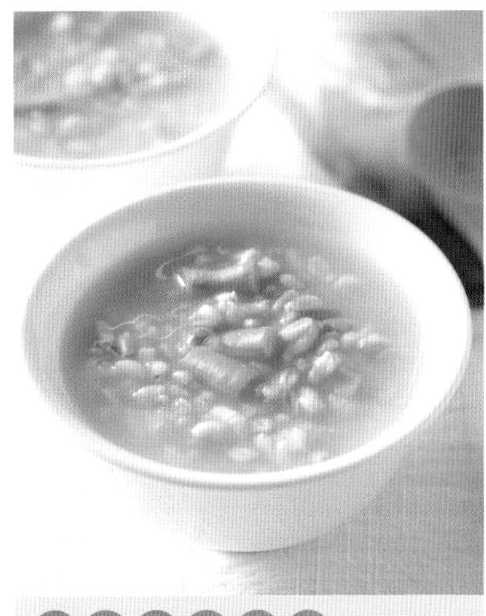

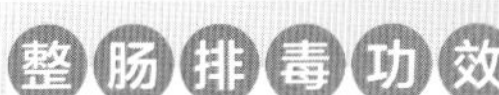

整肠排毒功效

小麦具抗氧化功效，并且可维持皮肤和黏膜完整性；四季豆可健脾胃、增进食欲。两者搭配能润肠通便，排除宿便。

莲藕炒四季豆

预防便秘 + 健脾益气

- 热量 324.8千卡
- 糖类 65.5克
- 蛋白质 6.2克
- 脂肪 5.8克
- 膳食纤维 7.9克

■ 材料：

莲藕200克，四季豆100克

■ 调味料：

蔬菜高汤1杯，橄榄油1小匙，代糖、酱油各1大匙

■ 做法：

1 将莲藕洗净后去皮切片；四季豆洗净去老茎后切段备用。

2 橄榄油入锅，加莲藕、高汤及代糖略煮。

3 最后加入四季豆段及酱油煮匀烧干即可。

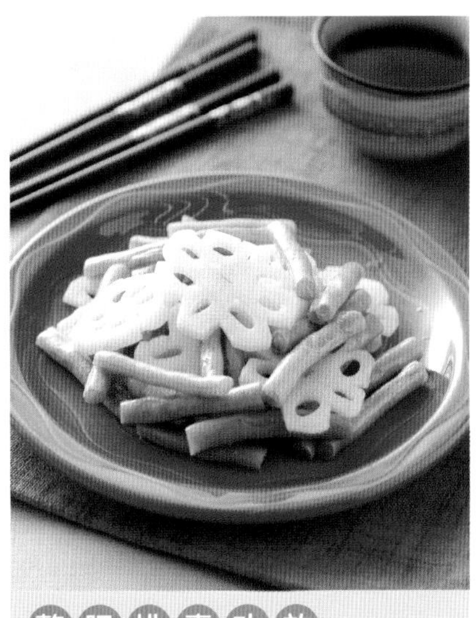

整肠排毒功效

四季豆含膳食纤维、氨基酸，可促进肠胃蠕动、消除便秘；莲藕亦富含膳食纤维及多种维生素、矿物质，对肠胃保健相当有益。

Point 丰富的叶绿素能改善各种消化性溃疡

豌豆 Pea

健肠有效成分

膳食纤维

食疗功效

抗癌抗氧化

清肠整胃

- 别名：蜜豆、蜜糖豆、青豆
- 性味：性平，味甘
- 营养成分：
蛋白质、糖类、维生素A、 族维生素、维生素C、维生素E、胡萝卜素、锌、钾、磷、镁、钙、铁

○ **适用者：**一般人皆适用 ✗ **不适用者：**肾功能不全患者

豌豆为什么能健肠排毒？

1 豌豆含有赤霉素、止杈酸和植物凝素等物质，是一般蔬菜中较少见的，故豌豆可抗菌消炎，增强人体新陈代谢功能；而丰富的膳食纤维可预防便秘，有清净肠道、进行体内环保的作用。

2 豌豆苗中丰富的叶绿素，是消化道的清洁剂，可缓解各种溃疡症状。

豌豆主要营养成分

1 豌豆苗中的维生素C含量，比西红柿和黄瓜的含量更高，所以抗氧化能力更强；而其蛋白质含量，在叶菜类蔬菜中也是数一数二的。

2 豌豆的种子含有黄色素，不含胡萝卜素，但是豌豆苗中的胡萝卜素比韭菜、菠菜、油菜等蔬菜更高，可与胡萝卜媲美。胡萝卜素转化成维生素A后，有助于维持正常的视觉反应及上皮组织功能，也可维持骨骼的正常发育，并有助于皮肤细胞发挥功能，使皮肤更柔嫩细致，预防皱纹产生，因此相当受女性欢迎。

豌豆食疗效果

1 豌豆角和豌豆苗的嫩叶中所含的维生素C和维生素E，能分解人体中的亚硝胺，达到抗癌防癌的功效。

2 豌豆苗性平味甘，不含毒素，能和中下气，增强人体的免疫功能。

豌豆食用方法

1 豌豆苗可作为一种主食单独食用，也可加入豆腐汤、肉丸汤等汤品中搭配食用，不但可提味，还能增添菜肴缤纷的色彩。

2 将豌豆泡水后，捣碎其种子制成豌豆泥，可用来做成豌豆糕、豌豆饼等加工食品。

豌豆饮食宜忌

许多豆类食品虽然营养价值高，但肾功能不全者或是消化不良、脾胃虚弱者应小心食用，以免导致病情恶化。

荞麦豌豆粥

高纤清肠＋调节血糖

- 热量 986.4卡
- 糖类 99.0克
- 蛋白质 32.5克
- 脂肪 5.0克
- 膳食纤维 13.9克

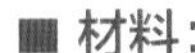

■ **材料：**

荞麦150克，豌豆、白米各120克

■ **做法：**

1 将荞麦、豌豆、白米清洗干净。

2 把全部材料放入锅中，一起熬煮成粥，即可食用。

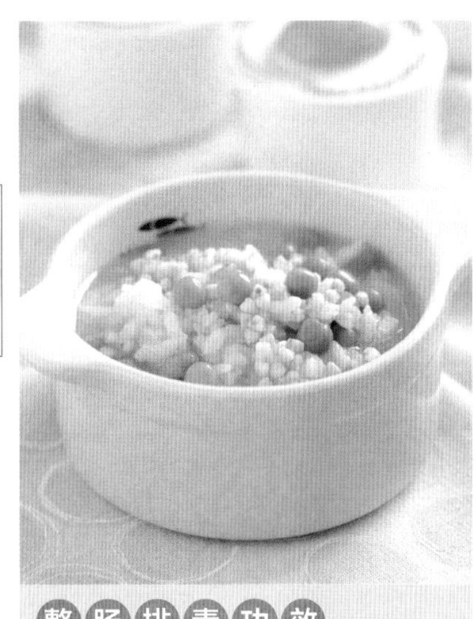

整肠排毒功效

豌豆与荞麦都富含膳食纤维，能帮助肠道消化。荞麦中的矿物质能促进肠道代谢；豌豆还可调节血糖，补充营养。

香蒜豌豆色拉

整肠通便＋补脾健胃

- 热量 334.1千卡
- 糖类 30.5克
- 蛋白质 7.8克
- 脂肪 21.3克
- 膳食纤维 6.6克

■ **材料：**

豌豆50克，玉米粒30克，洋葱1/4个，大蒜1瓣

■ **调味料：**

橄榄油4小匙，柠檬汁少许

■ **做法：**

1 将豌豆放入锅中，加入清水煮软取出。

2 将洋葱洗净去皮切成细碎状，大蒜去皮磨成泥。

3 将橄榄油与柠檬汁混匀后，加入大蒜泥调成汁。

4 将豌豆与玉米粒混合，放上洋葱碎，最后淋上做法3的酱汁，即可食用。

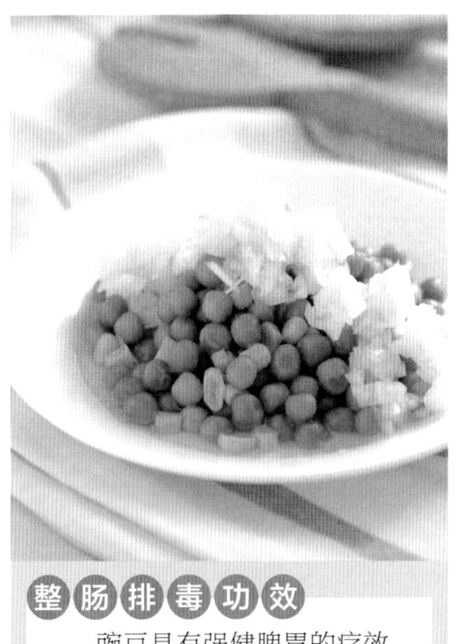

整肠排毒功效

豌豆具有强健脾胃的疗效，能有效防止肠胃虚弱引起的腹胀与腹痛。豌豆中含有丰富膳食纤维，能有效整肠，改善便秘。

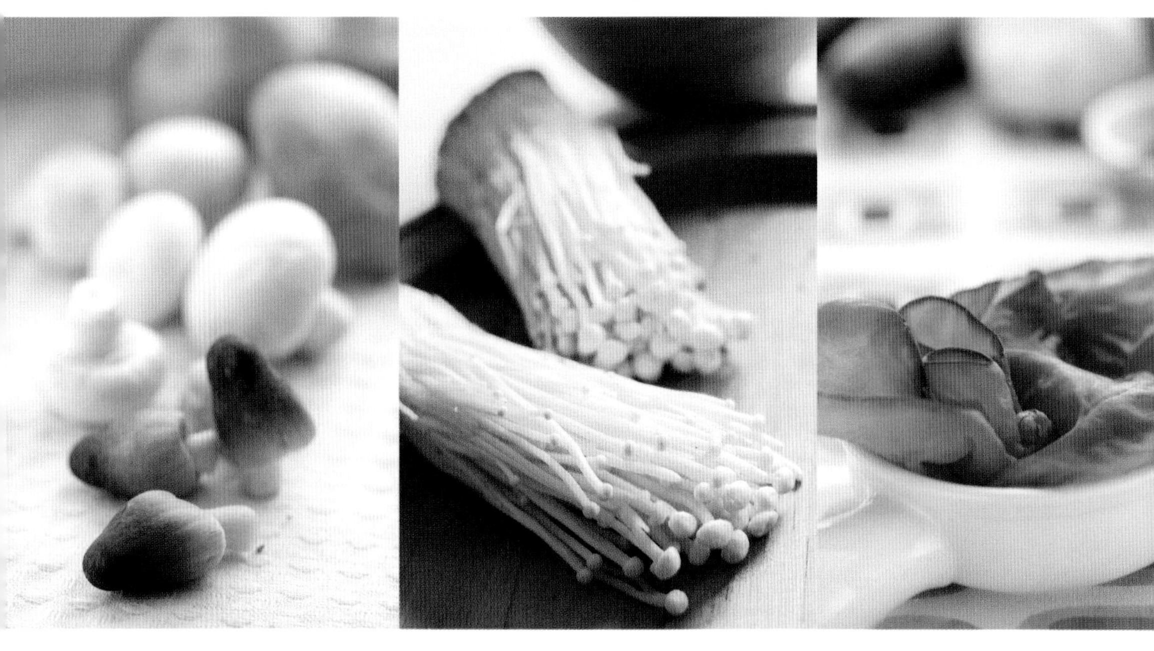

鲜美菇蕈类

新鲜菇蕈常常是餐桌上的重要配菜之一，也是素食者不可或缺的食材。菇类含有丰富的营养价值，已是广为人知的保健食品，如黑木耳中含有胶质及纤维质，能刺激肠道蠕动，促进排便；有“植物皇后”之称的香菇近年更被研究出具抗癌功效；而氨基酸种类多达16种以上的猴头菇，素来与海参、燕窝、熊掌并列四大养生食品。这些富含营养的菇类烹调方式灵活，可搭配其他蔬菜热炒，或炒饭、炒面，也可煮汤、煮面，更是火锅中备受喜爱的食材。

Point 富含胶质和膳食纤维，清肠排毒功效佳

黑木耳、银耳 Black Fungus White Fungus

健肠有效成分

胶质、膳食纤维

食疗功效

养颜美容
补充元气

- 别名：桑耳（黑木耳）、白木耳（银耳）
- 性味：性平，味甘
- 营养成分：蛋白质、甘露糖、膳食纤维、钙、磷、铁、胡萝卜素、B族维生素

○适用者：一般人、贫血者　✗不适用者：慢性腹泻患者

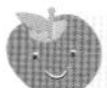

黑木耳、银耳为什么能健肠排毒？

1 黑木耳含胶质，吸附作用极强，能集中消化系统中残留的杂质，排出体外。

2 黑木耳含有丰富的膳食纤维，有助于肠胃蠕动，降低人体对食物脂肪的吸收，预防肥胖、动脉硬化、心脑血管疾病。

3 银耳含丰富的多糖体及膳食纤维，据研究，银耳对增强免疫力、降低胆固醇、保健肠道、稳定血糖、养颜美容等相当有效。

黑木耳、银耳主要营养成分

1 黑木耳含有磷脂类化合物，可以预防记忆力减退，降低老年痴呆症的发生率，很适合中老年人食用。

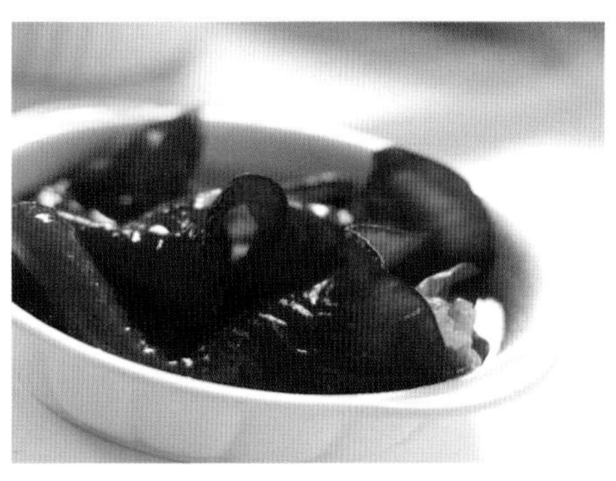

2 100克黑木耳中，含有98毫克的铁，比含铁量最高的绿叶蔬菜——菠菜高约30倍，也比含铁量最高的肉类食品——猪肝约高出5倍，赢得“素中之荤”、“素中之王”之称。

3 银耳是广为人知的美容圣品，可补充人体所需的钙质；丰富的维生素D能预防体内的钙流失，对人体的生长和发育相当有益。

黑木耳、银耳食疗效果

1 银耳有“菌中之冠”之称，是一种营养丰富的滋补食品，具有润肺生津，补肾滋阴、健脑强心、提神养气等功效，适合阴虚火旺、不宜吃参茸等温热滋补食物的人食用。

2 银耳含有天然胶质，加上其滋阴功效，适合润肤、欲祛除脸部黄褐斑及雀斑的女性长期食用。

3 黑木耳口感爽脆，味道鲜美，且丰富的营养素几乎可媲美动物性食品。它富含铁质，是天然的补血食品，女性长期食用，具有驻颜、补血、乌发等功效，还可预防缺铁性贫血。

4 黑木耳可益气、凉血；银耳可滋阴、润肺、生津、降火。常吃黑木耳、银耳能防止脂褐素的堆积，消除老年斑，具有抗衰老、健美、益寿等功能。

3 银耳与鹿茸、人参、燕窝齐名，既是一种甜食珍品，也是高级补品。在人工栽培技术成功之后，也渐渐成为普及大众的保健食品。

黑木耳、银耳食用方法

1 黑木耳及银耳购买后要储存于防潮之处。烹调前可以温水浸泡，但忌以热水浸泡。

2 黑木耳柔滑细嫩、爽脆鲜美，烹调方法灵活，既可作主料单食，也可炒、烩、烧或者凉拌，亦是许多菜肴不可或缺的食材，还可作为甜品食用。

黑木耳、银耳饮食宜忌

黑木耳、银耳虽然营养价值高，但其滋润滑肠的功效会加重腹泻症状，慢性腹泻患者应慎食。

黑木耳、银耳适宜身体羸弱、营养不良、病后产后虚弱、老年人皮肤干燥引起的瘙痒者食用；还适宜癌症患者及体弱便秘者食用。

双耳冰糖饮

抑制肿瘤＋提高免疫力

- 热量 146.4千卡
- 糖类 34.7克
- 蛋白质 1.0克
- 脂肪 0.4克
- 膳食纤维 7.9克

■ 材料：

黑木耳（干）、银耳（干）各20克

■ 调味料：

冰糖1大匙

■ 做法：

1 将黑木耳、银耳洗净泡软，去蒂切小片备用。

2 取锅放水及做法1的材料煮滚后，加入冰糖，转小火炖煮60分钟。

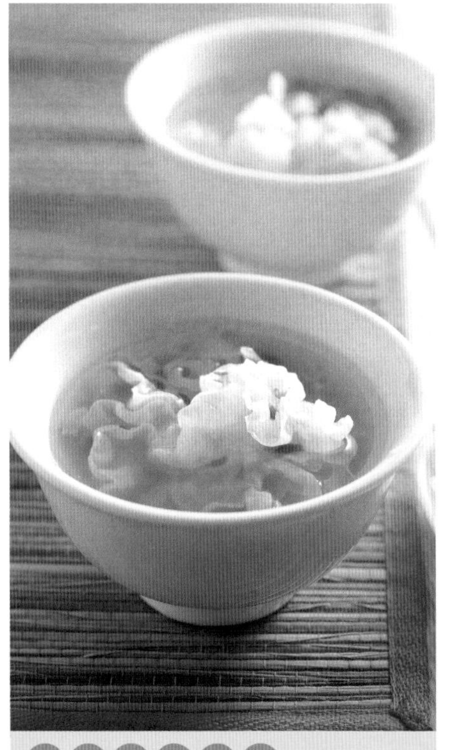

整肠排毒功效

银耳含多糖类，能刺激淋巴细胞增生，增强巨噬细胞的吞噬能力，提高人体的免疫力，间接抑制肿瘤生长。

山楂银耳粥

降低血脂 + 预防癌症

- 热量 408.0千卡
- 糖类 81.9克
- 蛋白质 13.4克
- 脂肪 3.0克
- 膳食纤维 14.1克

材料：

荞麦、发芽米各40克，
泡发银耳150克，
山楂干75克，绿豆20克

调味料：

低钠盐1/2小匙

做法：

1 将发芽米、绿豆用水浸泡一夜后沥干备用；银耳切细条备用。

2 汤锅加入适量的水煮滚，再加入泡好的发芽米、绿豆，连同荞麦、山楂一同煮成粥。

3 再加入银耳及调味料煮匀即可。

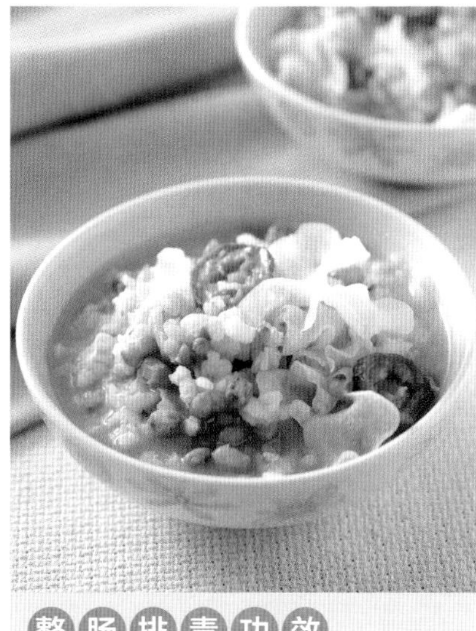

整肠排毒功效

山楂含牡荆素，具抗癌作用；大量的维生素C与类黄酮物质能显著降低胆固醇及甘油三酯的浓度，有效防治动脉粥样硬化。

红薯银耳汤

高纤清肠 + 促进肠道蠕动

- 热量 100.7千卡
- 糖类 23.7克
- 蛋白质 0.8克
- 脂肪 0.2克
- 膳食纤维 2.7克

材料：

红薯60克，
银耳4朵

调味料：

白糖1小匙

做法：

1 将红薯洗干净，去皮切块。

2 将银耳洗干净，泡软去蒂。

3 将红薯块与银耳放入锅中，加适量清水熬煮至软，最后加白糖调味即可食用。

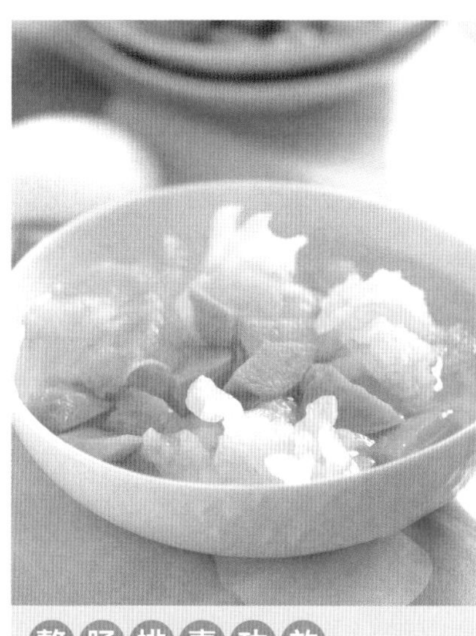

整肠排毒功效

红薯中的膳食纤维能促进肠道蠕动；银耳则能发挥清理肠道的效果。多喝此汤，有助于排除肠道毒素，防止肠道病变。

黄豆拌黑木耳

降低血脂＋滋润肠道

- 热量 288.7千卡
- 糖类 27.9克
- 蛋白质 19.3克
- 脂肪 13.0克
- 膳食纤维 17.7克

■ 材料：

黄豆50克，黑木耳150克

■ 调味料：

盐1/4小匙，胡椒粉、香油各少许

■ 做法：

1 将黄豆泡水3个小时，蒸熟后沥干备用。

2 将黑木耳洗净泡软切片，汆烫沥干备用。

3 将做法1、做法2的材料及调味料拌匀即可。

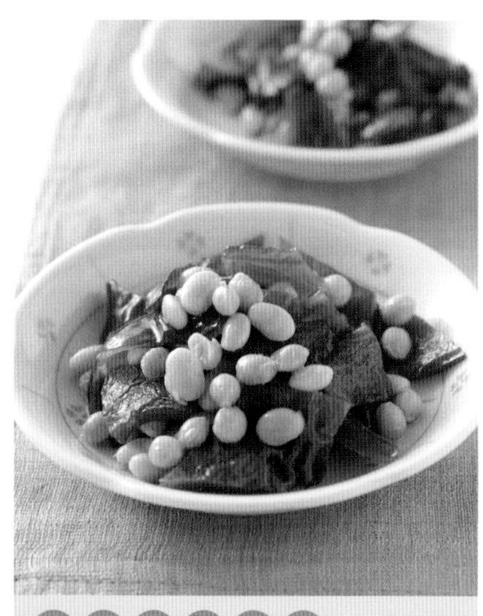

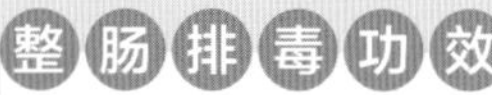

黑木耳的多糖体可降低血脂、滋润肠道、增加粪便体积，同时也可吸附各类重金属，使其与粪便一起排出体外。

什锦黑木耳

清肺润肠＋强化免疫力

- 热量 23.6千卡
- 糖类 1.4克
- 蛋白质 1.3克
- 脂肪 0.4克
- 膳食纤维 2.6克

■ 材料：

干香菇2朵，干黑木耳3朵，胡萝卜25克，白菜80克

■ 调味料：

盐、食用油各适量

■ 做法：

1 将香菇与干黑木耳泡软，去蒂切丝。

2 将胡萝卜与白菜洗净切成细丝。

3 锅中加油烧热，放入所有材料以大火快速翻炒，再加盐拌炒熟即可。

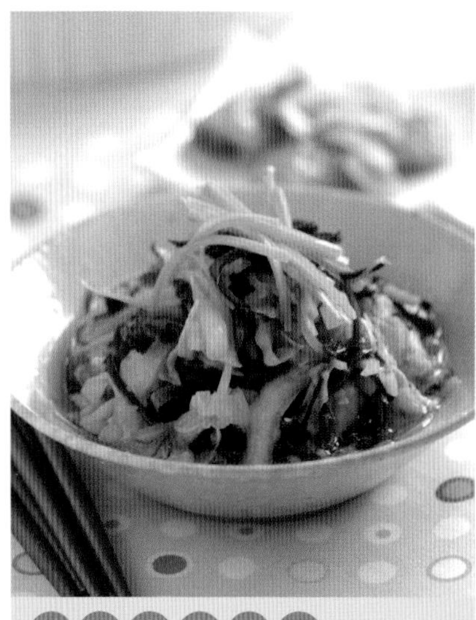

整肠排毒功效

黑木耳具清除肠道毒素之效，能有效润肠，降低血液黏稠度；胡萝卜中的胡萝卜素能增强肠道免疫力，多吃能有效改善便秘。

黑木耳红枣粥

2 人份

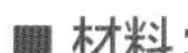

保肝解毒＋抑制癌细胞

- 热量 149.4千卡
- 糖类 32.4克
- 蛋白质 3.3克
- 脂肪 0.4克
- 膳食纤维 1.4克

■ **材料：**

红枣、黑木耳各20克，糯米40克

■ **做法：**

1 将糯米泡水3个小时；黑木耳泡软切丝。

2 汤锅放入适量的水，煮开后加入糯米和红枣，一边搅拌，一边以小火慢煮至烂熟，煮至成为粥状即可。

3 最后加入黑木耳丝煮5分钟即可。

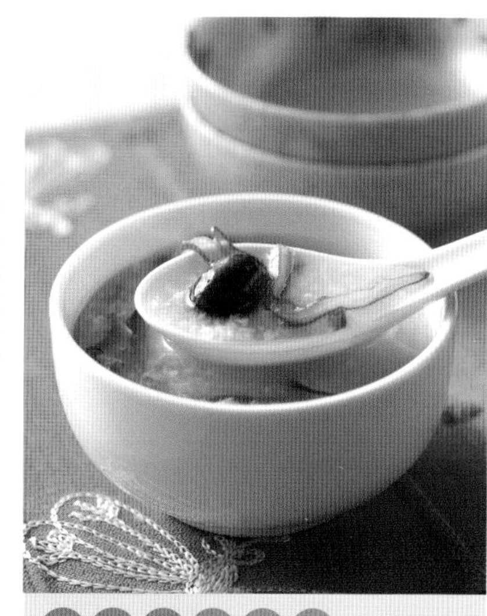

整肠排毒功效

黑木耳含大量蛋白质，对肠道有保护与滑润的功效；红枣多糖能提高人体免疫力，并可抑制癌细胞，降低血中胆固醇。

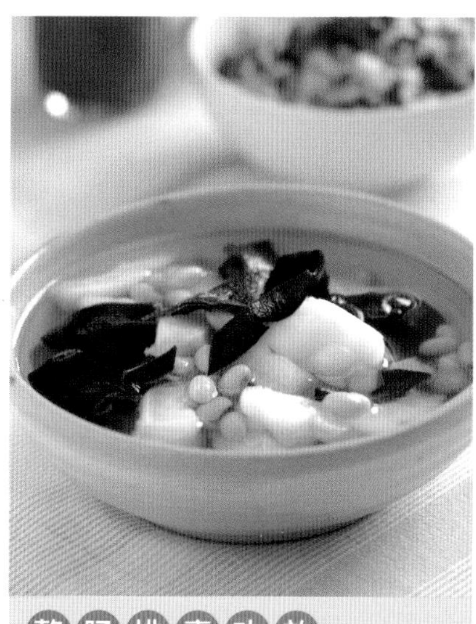

整肠排毒功效

苦瓜能帮助肠道清除毒素；黑木耳中的胶质也能吸附肠道中的毒物。两者一起食用，能调整肠道功能，缓解便秘症状。

黑木耳苦瓜汤

1 人份

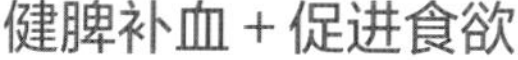

健脾补血＋促进食欲

- 热量 230.1千卡
- 糖类 24.4克
- 蛋白质 19.6克
- 脂肪 8.0克
- 膳食纤维 12.1克

■ **材料：**

苦瓜1条，干黑木耳3朵，黄豆150克

■ **调味料：**

盐1克

■ **做法：**

1 将苦瓜洗净，去籽切块；黄豆洗净；干黑木耳洗净泡软切块。

2 在锅中放入清水煮滚，再放入所有材料，以大火煮滚，转小火慢煮1个小时，最后加盐调味即可。

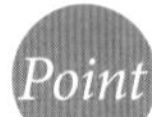 素有“植物皇后”美称的保健肠道好帮手

香菇 Shiitake Mushroom

健肠有效成分

非水溶性膳食纤维

食疗功效

预防肥胖

对抗癌症

- 别名：冬菇、香蕈、香菌、花菇
- 性味：性平，味甘
- 营养成分：
蛋白质、叶酸、糖类、氨基酸、钙、磷、非水溶性膳食纤维、维生素A、维生素B1、维生素B2、维生素D

○ **适用者**：长期便秘者、发育中的儿童　✗ **不适用者**：痛风患者

香菇为什么能健肠排毒？

1 香菇中所含的非水溶性膳食纤维能促进排便，使肠内的残余物质排出，达到预防大肠癌的功效。还能预防因排便时血压上升，可能引起的脑卒中。

2 香菇的纤维质含量高，能有效促进肠道蠕动，保健肠道。

香菇主要营养成分

1 非水溶性膳食纤维会在人体中吸收水分，进而膨胀，能使人产生饱足感，控制过度饮食，抑制能量的摄取，进而控制体重。

2 香菇中所含的维生素B_1，具有抗压、消除疲劳、促进新陈代谢的作用，而维生素B_2可以预防口角炎。此外，香菇内的麦角固醇经过日晒之后，会转换成维生素D，可以帮助人体吸收钙质。

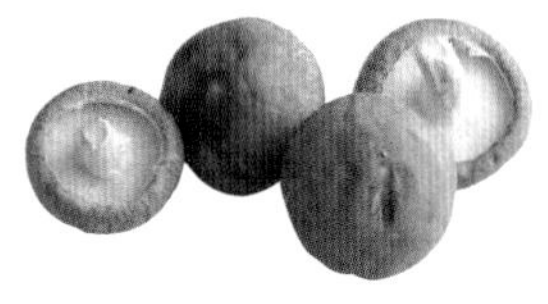

香菇食疗效果

1 近年来，美国科学家研究指出，香菇中含有一种可明显加强人体抗癌作用的物质，故而称香菇为“抗癌新兵”。

2 香菇中富含的膳食纤维，可加速体内排毒，促进增加肠内有益菌，具有预防便秘、大肠癌之效。

香菇食用方法

1 如要预防慢性病，可将香菇搭配乌贼、鲷鱼、鲕鱼等海鲜类食品食用，因为这些海鲜类食物含有能净化血液的EPA与DHA成分。若是想舒缓压力与疲劳，则可搭配富含维生素B_1、蛋白质、锌的猪肉、螃蟹、毛豆等食用。

2 香菇是素斋中的常见食材，也是素三鲜的主要食材之一，平日可加在茶碗蒸锅中，能提味且富含营养。

香菇饮食宜忌

香菇所含的氨基酸，在进入人体后会转换成嘌呤，因为嘌呤在人体内会形成尿酸，如果痛风患者食用过量香菇，将会引起关节剧烈疼痛。

香菇瘦肉粥

滋补肠道＋调节代谢

- 热量 378.9千卡
- 糖类 70.5克
- 蛋白质 17.9克
- 脂肪 2.3克
- 膳食纤维 0.7克

■ 材料：

干香菇3朵，猪瘦肉50克，白米90克，芫荽2克

■ 调味料：

酱油少许，盐、淀粉各1小匙

■ 做法：

1 将香菇泡水一晚后去蒂切片；猪瘦肉洗净切片，用淀粉与酱油腌10分钟；芫荽洗净。

2 将白米洗净入锅，加适量清水以大火烧煮滚后，改小火慢煮，再加香菇片熬煮。

3 再次煮滚时放入猪瘦肉片，加盐略煮5分钟。

4 加入芫荽，即可起锅。

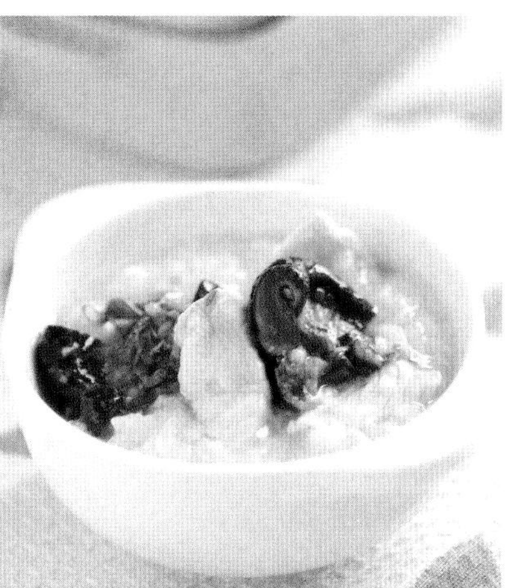

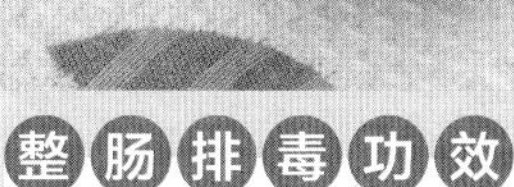

香菇所含的丰富膳食纤维能保持肠道通畅，有助代谢肠道毒素；香菇素能促进肠道新陈代谢。故此料理能发挥滋补肠道的功效。

枸杞子鲜菇

滋补肝肾＋软化血管

- 热量 169.9千卡
- 糖类 24.1克
- 蛋白质 5.7克
- 脂肪 5.6克
- 膳食纤维 9.3克

■ 材料：

鲜香菇80克，泡发银耳50克，枸杞子20克

■ 调味料：

低钠盐、米酒各1/2小匙，香油、色拉油各1小匙

■ 做法：

1 将鲜香菇汆烫切块；银耳撕成小朵。

2 炒锅加入1小匙色拉油，加入鲜香菇块略炒。

3 加入银耳、枸杞子炒熟。

4 加入其余调味料调味即可。

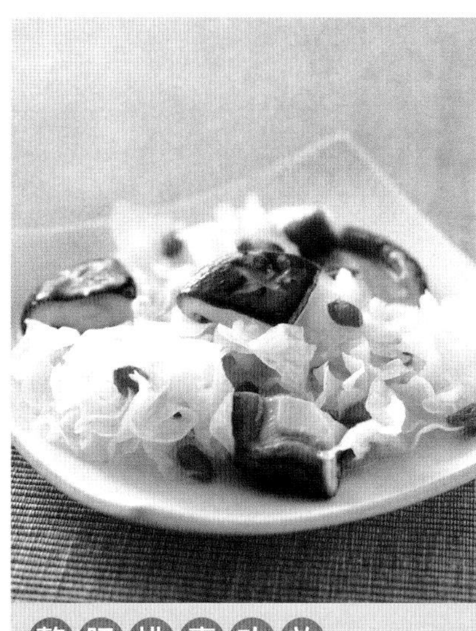

整肠排毒功效

枸杞子中的牛磺酸能够滋补肝肾、增强免疫力、抗疲劳和降低血压；枸杞子含丰富维生素B2，能够保肝，增强肝脏增加肝排毒功能。

Point 兼具防癌和保护肠道双重功效

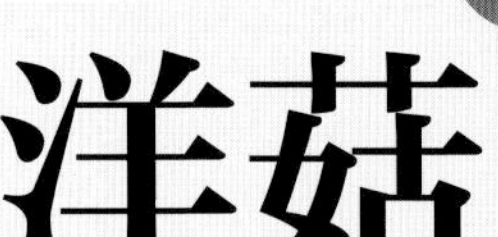

洋菇 Mushroom

健肠有效成分

粗纤维、半粗纤维、木质素

食疗功效

调节生理功能
补充铁质与钙质

- 别名：洋茸、洋蕈
- 性味：性平，味甘
- 营养成分：膳食纤维、维生素B_1、维生素B_2、维生素B_3、维生素C、多糖体、烟碱酸、钾、钙、铁、蛋白质、糖类

○ **适用者：**需要补充铁质的人、排便不顺者　✗ **不适用者：**肠胃病患者及肝肾功能衰竭者

洋菇为什么能健肠排毒?

洋菇中含有人体较难消化的粗纤维、半粗纤维及木质素，能吸附残留体内的胆固醇及糖分，并将其排出体外，达到预防便秘、动脉硬化、肠癌、糖尿病等功效。

洋菇主要营养成分

1 洋菇中含有B族维生素、维生素C与一般蔬菜中少有的锗元素，能增强体力、调节生理功能，并有助于身体对钙质的吸收。

2 洋菇所含的热量较少，每100克新鲜洋菇热量仅30千卡，是一种优良的低热量食物，可安心食用，不必担心增加身体负担。

3 铁质的含量在洋菇中约占25%，多吃可补充人体所需的铁质，相当具有营养价值。

洋菇食疗效果

1 洋菇具有可增强淋巴细胞功能的有效成分，可提高人体抵抗各种疾病的免疫能力。

2 日本专家研究发现，洋菇的营养成分中可分析出一种分子量高达288的超强力抗癌物质，可有效抑制癌细胞的生长，其功效比绿茶中所含的抗癌物质高出1000倍。此外，洋菇中还含有一种毒蛋白，可预防癌细胞的蛋白合成。

洋菇食用方法

1 洋菇是不易保存的食材，久放颜色会变黄，伞部也会转为褐色，不宜生吃，但经过加热后，即使颜色偏黄褐色仍可食用。若要生吃洋菇，则应选购新鲜洋菇，切开后淋上柠檬汁或醋，即可延缓变色。

2 洋菇不但适合用来炒菜、煮汤，还可调制成酱料，搭配牛排或意大利面食用。

洋菇饮食宜忌

1 洋菇中所含的甲壳素物质，不利于肠胃消化吸收，肠胃疾病患者及肝肾功能衰竭者应小心食用。

2 洋菇久放会呈黄褐色，这是正常现象，如果过于亮白，可能是经过漂白剂加工处理，反而不宜食用。

香芹拌洋菇

高纤瘦身＋润肠通便

- 热量 218.8千卡
- 糖类 14.2克
- 蛋白质 16.0克
- 脂肪 11.8克
- 膳食纤维 4.8克

■ 材料：

芹菜15克，豆腐1块，洋菇120克

■ 调味料：

橄榄油、芝麻酱各1大匙，盐1小匙

■ 做法：

1 将洋菇洗净，用滚水烫过，取出切片。
2 将豆腐放入热水烫过，取出切成小块。
3 将芹菜洗净汆烫，取出切段。
4 将豆腐块、洋菇片与芹菜段放入盘中，淋上混匀的调味料，即可食用。

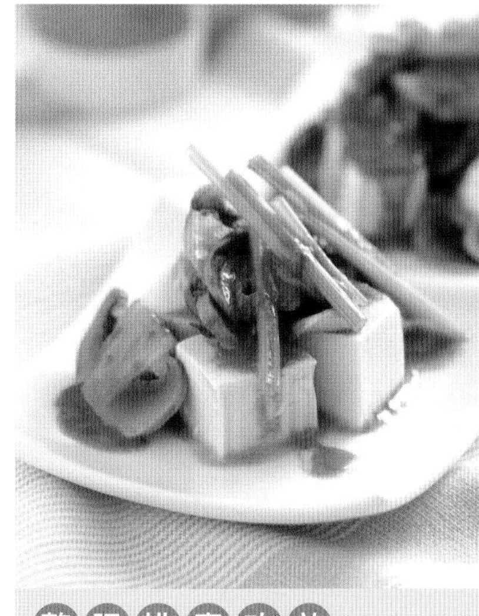

整肠排毒功效

洋菇、芹菜都含有丰富膳食纤维，能促进肠道蠕动；橄榄油与芝麻酱具有滋润肠道的效果，能缓解肠道干燥引起的便秘。

洋菇拌干丝

提高免疫力＋清理肠道

- 热量 305.4千卡
- 糖类 18.0克
- 蛋白质 23.9克
- 脂肪 15.3克
- 膳食纤维 6.9克

■ 材料：

洋菇、豆干丝各100克，芫荽40克，胡萝卜丝30克

■ 调味料：

盐1/2小匙，香油1小匙，酱油1大匙

■ 做法：

1 将洋菇洗净切薄片，和豆干丝、胡萝卜丝放入滚水中汆烫取出；芫荽洗净备用。
2 将所有调味料拌匀，淋到做法1的材料上，撒上芫荽即可。

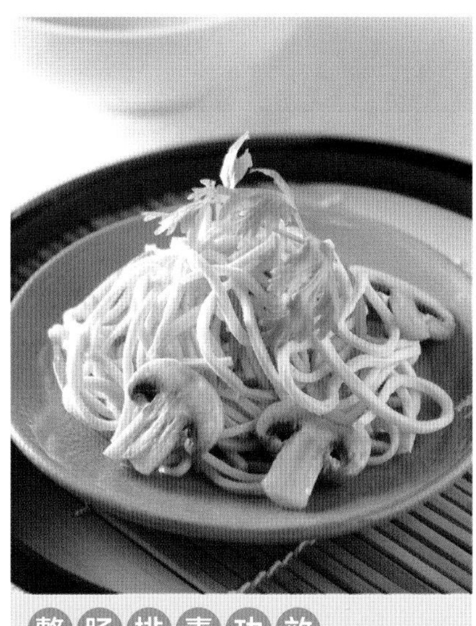

整肠排毒功效

洋菇可提高身体抵御各种疾病的免疫力，所含的粗纤维、半粗纤维和木质素，可吸收多余的胆固醇、糖分，将其排出体外。

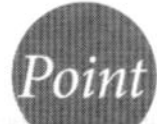

营养丰富，防癌排毒两相宜

猴头菇 *Hericium Erinaceus*

健肠有效成分
活性多糖体

食疗功效
预防癌症
调节生理功能

- 别名：刺猬菌、僧帽菇
- 性味：性平，味甘
- 营养成分：
氨基酸、维生素B_1、维生素B_2、磷、铁、钙、糖类、膳食纤维、β-胡萝卜素

○ 适用者：食欲不振者、肠胃功能虚弱者　✗ 不适用者：腹泻者、皮肤过敏者

猴头菇为什么能健肠排毒?

1 猴头菇含有多种药效成分，可助消化、利五脏、滋补身体，是消化不良、十二指肠溃疡、胃溃疡、神经衰弱者的一帖良方。

2 猴头菇含有的半乳糖、木糖、葡聚糖及甘露糖，是其他菇类中所没有的，可改善肠胃功能、调节生理功能、促进新陈代谢、减轻疲劳感。

猴头菇主要营养成分

1 猴头菇营养价值极高，氨基酸种类便多达16种以上，且含有较高的矿物质及多种维生素。

2 猴头菇所含的活性多糖体，对抑制癌细胞有明显的功效。

猴头菇食疗效果

1 猴头菇性平味甘，无毒，可补虚损、助消化，常用于改善神经衰弱、食少便溏、胃溃疡及十二指肠溃疡、消化不良、食道癌、眩晕、胃癌等。

2 猴头菇可滋补强身、降低胆固醇、维持肝脏正常功能、提升免疫力，适合年老体弱者服用。

3 猴头菌酮（Hericenone-D）及猴头菌多醇（Erinacine-C）两种成分，可延缓脑细胞的老化。

猴头菇食用方法

1 猴头菇需要经过洗涤、泡水、漂洗和烹煮4个过程，且要烹煮至软烂如豆腐方可食用。

2 猴头菇洗净、泡水软化后，除去水分并切块，可作炒饭、炒面的配料。

猴头菇饮食宜忌

1 选购猴头菇时，外观颜色太白的可能含有过量二氧化硫（漂白剂）残留物，不宜购买。

2 腹泻及皮肤过敏者，不宜食用猴头菇。

红烧猴头菇

帮助消化+提高免疫力

- 热量 312.4千卡
- 糖类 22.3克
- 蛋白质 8.8克
- 脂肪 20.9克
- 膳食纤维 5.4克

■ **材料：**

猴头菇3朵，百叶豆腐1块，白萝卜100克，姜片10克,油菜30克

■ **调味料：**

蚝油、橄榄油各1大匙，糖1小匙

■ **做法：**

1 将白萝卜洗净去皮切块；油菜洗净；百叶豆腐切块；猴头菇泡软后，用手撕成块状备用。

2 热锅放油，爆香姜片，放入做法1的材料及蚝油、白糖、水，小火煮至汤汁收干即可。

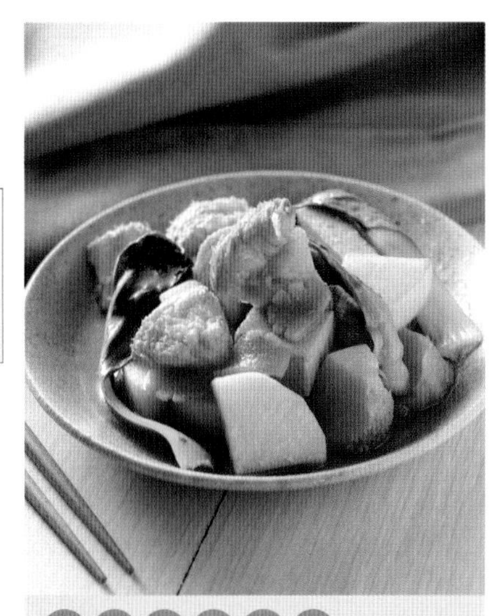

整肠排毒功效

猴头菇含丰富氨基酸、矿物质与维生素。大量的多糖体与糖类物质，能治疗消化不良、十二指肠溃疡，减少体内毒素的堆积。

猴头菇瘦肉汤

增强免疫力+促进消化

- 热量 279.9大卡
- 糖类 5.4克
- 蛋白质 21.6克
- 脂肪 19.1克
- 膳食纤维 2.6克

■ **材料：**

猴头菇2朵，猪肉片100克，葱20克，高汤600毫升

■ **调味料：**

盐1小匙，香油适量，橄榄油1大匙

■ **做法：**

1 将猴头菇泡软后，切块；葱洗净切细，将葱绿和葱白分开；猪头片洗净备用。

2 热锅放油，爆香葱白，接着放入猴头菇块、猪肉片拌炒。

3 加高汤煮滚，转小火煮10分钟。

4 加盐、香油、葱绿拌匀即可。

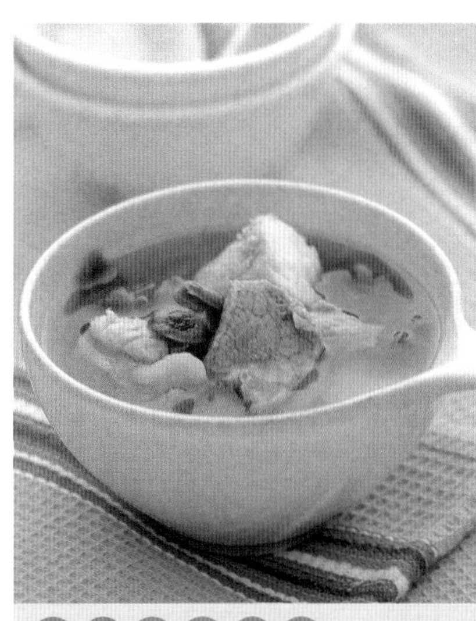

整肠排毒功效

猴头菇含半乳糖、木糖、葡聚糖、甘露糖木糖葡聚糖、，可适度抑制癌细胞生长，改善肠胃功能。

Point 增加人体免疫力，预防消化性溃疡

金针菇 Needle Mushroom

健肠有效成分
金针菇素
膳食纤维

食疗功效
增强记忆力
增强免疫力

● 别名：金菇、金菇菜

● 性味：性寒，味咸

● 营养成分：
维生素B_1、维生素B_2、维生素C、膳食纤维、蛋白质、铁、钙、镁、钾、烟碱酸

○ 适用者：一般大众、三高患者　✗ 不适用者：红斑性狼疮或关节炎患者、肾功能不佳者

金针菇为什么能健肠排毒？

1 金针菇含有多糖类物质，可增强人体免疫力、刺激干扰素的合成、促进抗体的产生，并可预防消化性溃疡及肝炎。

2 金针菇性寒味咸，具有益肠胃、增智力、利肝脏、抗肿瘤等功效。

金针菇主要营养成分

1 金针菇中含有丰富的赖氨酸和精氨酸，能促进儿童智力的发展，故有“增智菇”的美称。

2 金针菇中的维生素B_2及烟碱酸可改善面疱及湿疹；蛋白质则能增强记忆力、促进生长及发育。

3 金针菇素是金针菇中的一种特殊营养成分，能抑制癌细胞的生长。

金针菇食疗效果

1 营养专家指出，金针菇具有降低胆固醇作用，对肝病、高血压、高脂血症、消化性溃疡等有一定的疗效。

2 金针菇中含有一种可预防鼻炎、哮喘、湿疹等过敏性疾病的蛋白，也可增强免疫力，对抗癌症、预防病毒感染。

金针菇食用方法

1 选购金针菇时，如果颜色太过白皙，则可能经过漂白，应避免购买。

2 金针菇耐煮，煮久不烂，是火锅中常见的食材。但其中所含的维生素B_1、维生素B_2是水溶性维生素，应尽量避免烹调过久导致的维生素流失，也许连汤一起饮用。

3 金针菇容易软化、变黑，因此买回来后要尽快食用。

金针菇饮食宜忌

1 低钠高钾的金针菇，对于正在血液透析者及肾功能欠佳者有害。

2 金针菇含有刺激免疫细胞发挥作用的成分，因此红斑性狼疮或关节炎患者，最好少吃金针菇，以免使病情加重。

3 金针菇所含的秋水仙碱，食用过量易刺激肠道及呼吸道黏膜，产生呕吐、腹痛、腹泻等症状。但秋水仙碱在热水中煮熟后会被破坏掉，故煮熟后的金针菇可安心食用。

时蔬炒鲜菇

补气益胃 + 降压降脂

- 热量 420.0千卡
- 糖类 24.5克
- 蛋白质 28.0克
- 脂肪 21.7克
- 膳食纤维 10.3克

■ 材料：

黑木耳、银耳各1小片，鲜香菇150克，金针菇30克，胡萝卜、芹菜、里脊肉丝各100克，大蒜末10克

■ 调味料：

盐1小匙，麻油适量，橄榄油2小匙

■ 做法：

1 将黑木耳泡发后洗净切丝；银耳泡发后洗净，去蒂撕小朵；鲜香菇洗净切丝；金针菇去尾洗净拆松；胡萝卜去皮切丝；芹菜洗净切丝。

2 热锅放橄榄油，爆香大蒜末，放入所有材料，快速拌炒之后，再加入盐、麻油调味即可。

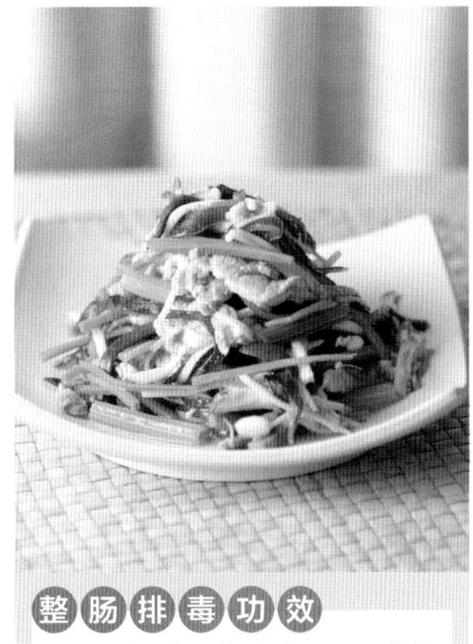

整肠排毒功效

金针菇可作为高血压、高脂血症、心血管疾病、肠胃功能不佳及癌症患者的辅助食疗食材，可长期食用。

酸辣金针菇

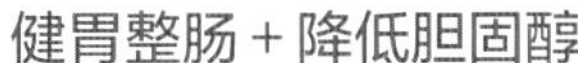

健胃整肠 + 降低胆固醇

- 热量 382.0千卡
- 糖类 37.8克
- 蛋白质 40.4克
- 脂肪 12.7克
- 膳食纤维 9.5克

■ 材料：

金针菇300克，小黄瓜2根，牛肉片200克，姜丝5克，辣椒丝10克

■ 调味料：

白糖、大蒜末、香油各1/2小匙，白醋、柠檬汁、酱油各1小匙

■ 做法：

1 切除金针菇的底部，洗净拆松；小黄瓜洗净切丝，备用。

2 将金针菇、牛肉片放入滚水中烫熟后捞出，用冷开水冲凉沥干水分；调味料拌匀备用。

3 将所有材料装盘，淋上调匀的调味料即可。

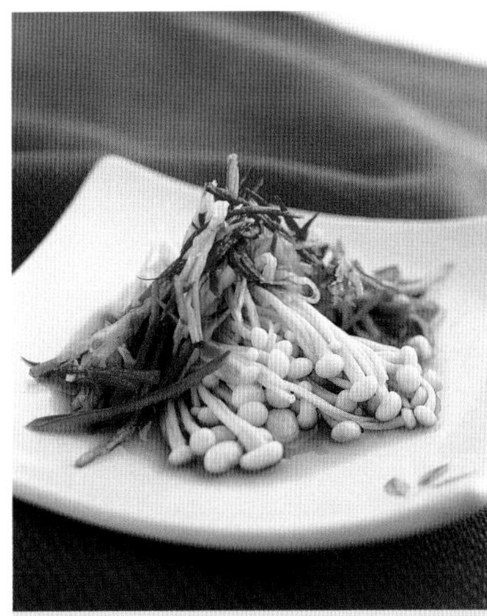

整肠排毒功效

金针菇能利肝脏、益肠胃，金针菇柄含有大量膳食纤维，可以吸附胆酸，降低胆固醇，促进肠胃蠕动。

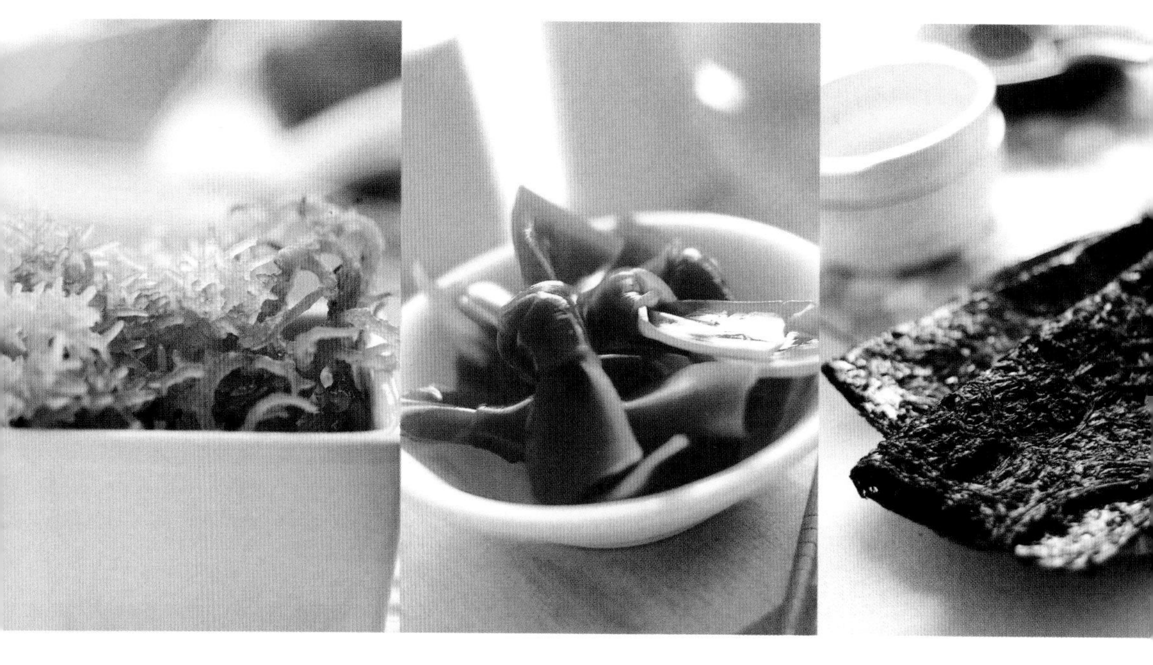

健康海菜类

海菜类食品富含褐藻胶及膳食纤维，是肠道天然的清道夫，且大多为低热量、低脂肪，不会造成人体负担，还可改善高胆固醇血症等多种疾病。例如海带中含维生素C、多种矿物质，可预防血管硬化、高血压；紫菜性寒味甘咸，可养心、补肾，照顾咽咙健康。

海菜类食品食用方式多样，可煮汤热食，也可制成甜点或饮品。如近年当红的琼脂就被广泛用于饮料中，不但增加口感及饱足感，还能补充人体所需的营养。

Point 低热量的肠道清道夫

海带 Kombu

健肠有效成分
膳食纤维

食疗功效
降低血脂
利尿消肿

- 别名：江白菜、昆布
- 性味：性寒，味咸
- 营养成分：
维生素A、B族维生素、维生素C、维生素D、碘、钙、铁、蛋白质、糖类

○ 适用者：高血压、血管硬化患者　✗ 不适用者：胃寒患者

海带为什么能健肠排毒？

热量低的海带，含有丰富的膳食纤维和褐藻胶，能增加饱足感，是不会造成身体负担的肠道清道夫。海带烹煮后口感柔软，营养容易被人体吸收，很适合老人、儿童及减肥者食用。

海带主要营养成分

1 海带中含维生素C、多种矿物质。在含有动物脂肪的菜肴中佐以海带，能使脂肪在人体内蓄积时，避开血管、心脏、肠膜，而存于皮下肌肉组织中，进而降低血液中的胆固醇，预防和改善血管硬化、脂肪过多、高血压等。

2 海带含有丰富的氨基酸、多糖体、褐藻胶、海带素、甘露醇等，是营养价值很高的海菜类植物。

海带食疗效果

1 中医指出，海带性寒味咸，不含毒素，常用于临床用药，用以化痰、消瘿瘤（甲状腺肿大）、散结及利尿。

2 近年医药学家研究发现，海带中含褐藻酸钠盐，能防止动脉出血、预防白血病、降低血压和减少肠道对放射性元素锶的吸收。

海带食用方法

1 海带可煮汤也可凉拌。但在食用前，应先洗净、浸泡，并将浸泡的水一同下锅煮汤，以免流失在浸泡时溶于水中的维生素及甘露醇。

2 海带可制成卤味，美味可口，也可当作小菜，搭配米饭或其他主食。

海带饮食宜忌

1 海带性寒味咸，胃寒患者应慎食。

2 海带中的碘含量丰富，可有效预防甲状腺肿大。但如果食用过量，反而会引起甲状腺功能亢进，使原疾病患者病情恶化，出现脾气暴躁、心跳急促、食欲过盛、手脚震颤、眼球前突等症状。

黑芝麻海带汤

清除毒素+滋润肠道

- 热量 319.5千卡
- 糖类 14.8克
- 蛋白质 10.5克
- 脂肪 27.0克
- 膳食纤维 9.1克

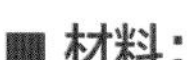

■ 材料：

黑芝麻50克，海带150克

■ 调味料：

盐适量

■ 做法：

1 将黑芝麻放入炒锅中以小火炒过。

2 将海带放入水中泡软，切成大片。

3 将黑芝麻入锅，加海带片与浸泡海带的清水一起煮成汤，最后加盐即可食用。

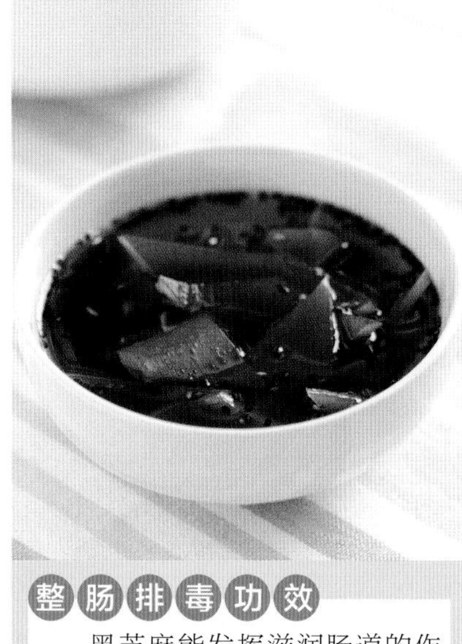

整肠排毒功效

黑芝麻能发挥滋润肠道的作用，海带中的胶质能吸附肠道毒素，也能清除肠道废物。故多吃黑芝麻海带汤有助于肠道的健康。

豆腐海带汤

促进代谢+高纤排毒

- 热量 188.8千卡
- 糖类 14.6克
- 蛋白质 17.6克
- 脂肪 7.0克
- 膳食纤维 3.6克

■ 材料：

豆腐200克，海带80克，姜丝1克

■ 调味料：

盐2克

■ 做法：

1 将海带放入水中浸泡备用。

2 将豆腐切块，并将海带切宽条。

3 在锅中放入清水，煮滚后放入海带条。

4 将豆腐块放入一起煮，约煮3分钟后加入姜丝与盐即可食用。

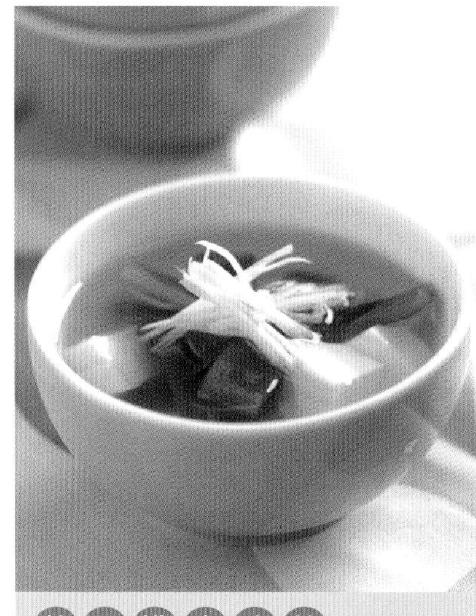

整肠排毒功效

海带中含有丰富胶质，能排除肠道毒素；海带中还含有碘，能促进毒素的代谢，促进肠道健康。

海带山药粥

4人份

利水消肿＋祛脂降压

- 热量 399.8千卡
- 糖类 76.1克
- 蛋白质 12.7克
- 脂肪 5.3克
- 膳食纤维 6.9克

■ 材料：

海带丝100克，山药50克，秋葵70克，荞麦、薏苡仁、胚芽米各30克

■ 调味料：

低钠盐1/2小匙，胡椒粉1/6小匙

■ 做法：

1 将荞麦、薏苡仁、胚芽米分别用水浸泡一夜。

2 将山药洗净，去皮切丁；秋葵洗净切片。

3 准备一锅水煮开，加入荞麦、薏苡仁、胚芽米及海带丝熬煮成粥。

4 加入山药块、秋葵片及调味料煮熟即可。

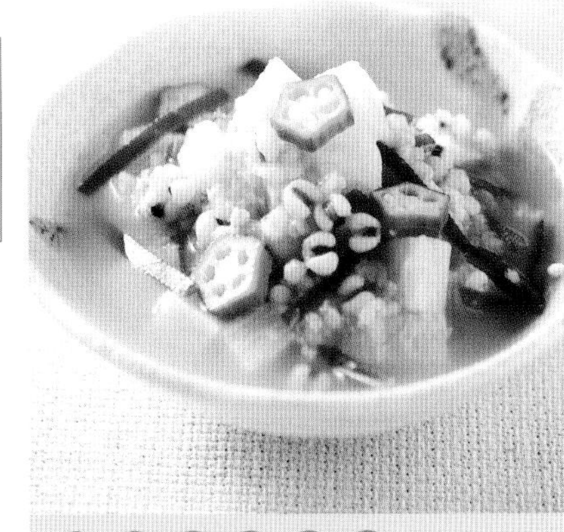

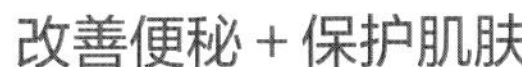

整肠排毒功效

海带具有消痰平喘、利水消肿等功效，含多种矿物质及维生素C的综合作用，可增强肠道蠕动、排除体内废物。

海带芝麻牛蒡丝

2人份

改善便秘＋保护肌肤

- 热量 125.0千卡
- 糖类 24.3克
- 蛋白质 4.5克
- 脂肪 0.5克
- 膳食纤维 10.5克

■ 材料：

牛蒡、海带各30克，白芝麻3克，辣椒5克，葱花5克

■ 调味料：

酱油2小匙，香油1小匙，胡椒粉3克

■ 做法：

1 将牛蒡洗净去皮；海带洗净切丝；辣椒洗净切丝备用。

2 将做法1的牛蒡丝和海带丝，分别汆烫后，取出备用。

3 将做法2的材料放入碗中，加上辣椒丝、葱花和调味料拌匀之后，撒上白芝麻即可。

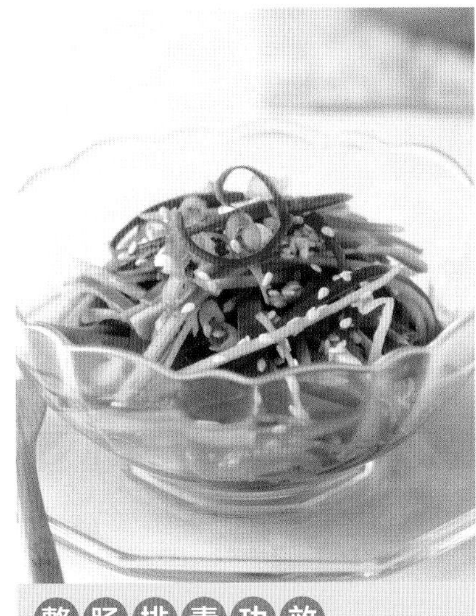

整肠排毒功效

这道菜含丰富、优质的膳食纤维，可健胃整肠，改善便秘，并避免宿便囤积体内，自然能让人看起来气色佳。

紫菜 Laver

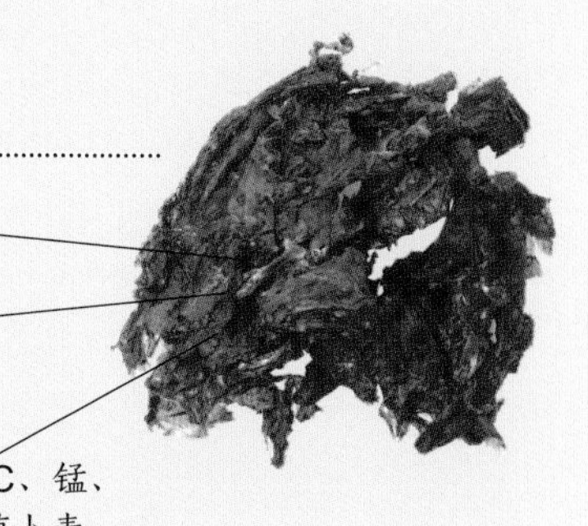

健肠有效成分

膳食纤维

食疗功效

改善慢性支气管炎
稳定血压

- 别名：索菜、莲花菜
- 性味：性寒，味咸
- 营养成分：维生素A、B族维生素、维生素C、锰、钙、碘、铁、磷、铜、锌、胡萝卜素

○ **适用者：**甲状腺肿大者　✗ **不适用者：**消化功能不好、素体脾虚者

紫菜为什么能健肠排毒？

1 法国专家研究发现，人体肠道内有一种专门消化紫菜的有益菌，专家用一种以海藻维生的细菌进行DNA排序，发现当中有11种基因同时出现在日本人的肠道细菌内，证明紫菜堪称日本人独有的“饮食优势”。

2 紫菜富的含膳食纤维，是人体进行肠道环保的重要成分，且紫菜中的膳食纤维较难被肠胃消化、吸收，可促进肠胃蠕动、排便通畅，帮助体内有害物质排出体外，保护肠道。

紫菜主要营养成分

1 紫菜中富含铁、钙和胆碱，能改善贫血、提升记忆力、促进骨骼生长与发育；而所含的甘露醇，则可治疗水肿。

2 多糖能促进淋巴细胞增生，达到提高人体免疫力的功能。因此，多吃紫菜能明显强化人体免疫力，降低胆固醇含量。

紫菜食疗效果

1 紫菜性寒味咸，具有化痰、补肾、清热、利水、养心的作用。对甲状腺肿大、慢性支气管炎、咳嗽、高血压、水肿、脚气病等疾病患者有益。

2 含碘量很高的紫菜，可改善因缺碘引起的甲状腺肿大。

3 紫菜有软化、散结的功能，可用于症瘕积聚等状况。

紫菜食用方法

海产食品经常容易受潮变质，紫菜的保存方式可将其置于黑色的袋子中，放置在干燥低温处，置于冰箱中，可保存其营养和味道。

紫菜饮食宜忌

1 紫菜在经凉水浸泡后，若呈现蓝紫色，可判断其在包装前已被有毒物质污染，此时应避免食用，以免对人体造成伤害。

2 消化功能欠佳、素体脾虚者不宜大量食用紫菜，腹泻、腹痛、便溏者及脾胃虚寒者、肿瘤患者亦不宜食用。

紫菜豆腐汤

促进肠道蠕动＋促进代谢

- 热量 118.4千卡
- 糖类 12.0克
- 蛋白质 10.0克
- 脂肪 3.8克
- 膳食纤维 2.8克

■ **材料：**

紫菜1大片，豆腐1块，芹菜2根，胡萝卜1/3根

■ **调味料：**

白醋1大匙，盐1小匙

■ **做法：**

1 将豆腐洗干净后，切成小块。

2 将胡萝卜洗净去皮切块；芹菜洗净切段；紫菜撕成小片。

3 将胡萝卜块、豆腐块放入锅中，加入适量清水，以大火煮。

4 煮滚后加盐调味，加芹菜段与紫菜以小火煮。

5 再次煮滚后，加白醋调味即可食用。

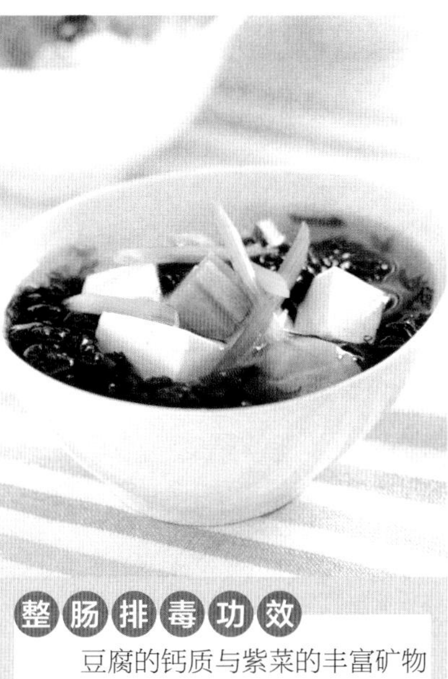

整肠排毒功效

豆腐的钙质与紫菜的丰富矿物质，有助于保持肠道酸碱平衡，有利于肠道代谢；紫菜的膳食纤维还能帮助肠道蠕动，改善便秘。

紫菜芝麻饭

清除废物＋改善便秘

- 热量 678.9千卡
- 糖类 52.2克
- 蛋白质 39.5克
- 脂肪 42.6克
- 膳食纤维 17.9克

■ **材料：**

干紫菜90克，黑芝麻80克

■ **做法：**

1 将干紫菜剪成细丝；黑芝麻研磨成细粉末。

2 将紫菜丝与黑芝麻粉混合，储存在瓶中，每餐取2匙与米饭拌匀食用。

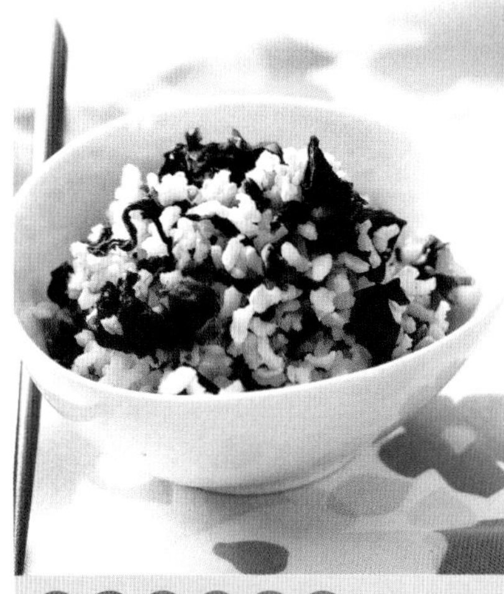

整肠排毒功效

紫菜富含胡萝卜素、钙、钾、铁，能代谢肠道废物；芝麻则有丰富的膳食纤维，能促进肠胃蠕动，有助于改善便秘症状。

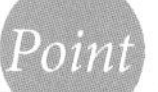 富含水溶性膳食纤维的海藻之王

裙带菜 Undaria Pinnatifida

健肠有效成分

水溶性膳食纤维
藻胶酸

食疗功效

健肠排毒
美容益智

- **别名**：海芥菜、若布、海木耳
- **性味**：性凉，味甘咸
- **营养成分**：维生素A、维生素B_1、维生素B_2、维生素C、叶酸、镁、钠、氨基酸、藻胶酸、膳食纤维、镁、钙、蛋白质

○ **适用者**：高胆固醇血症者、正在发育的儿童　✗ **不适用者**：慢性胃炎患者、饮食需限碘者

裙带菜为什么能健肠排毒？

1 裙带菜所含的亚油酸和亚麻酸，是人体必需的脂肪酸。所含的大量藻胶酸是人体肠道中重要的天然膳食纤维，能消除肠道内的毒素，提高免疫力，并能促进人体的正常生长发育。

2 水溶性膳食纤维是一种不易被人体消化吸收的多糖成分，因此可保持肠道蠕动，促进排泄、改善便秘、预防胆固醇被肠道所吸收。

裙带菜主要营养成分

1 裙带菜中所含的多糖及可溶于水的海藻酸、马尾藻糖相当丰富。这几种成分进入人体后，会增强人体免疫力，也能提升抗癌的力量，可说是既美味又营养的健康食品。

2 有“美容菜”“聪明菜”“健康菜”“绿色海参”之称的裙带菜，含有丰富的矿物质。其中钙含量比“补钙之王”牛奶更胜10倍，锌含量则是“补锌能手”牛肉的3倍。

裙带菜食疗效果

1 裙带菜含褐藻胶，能防止人体摄取过多盐分，而引起的血压升高和血管硬化，同时它能吸附肠道内的重金属或有毒物质，并排出体外。

2 裙带菜中富含的膳食纤维，能减少身体对胆固醇和脂肪的吸收，促进肠道蠕动和排便顺畅。

3 裙带菜含有可溶于水的海藻酸、马尾藻糖及丰富的多糖类。这些成分进入人体进行交互作用后，能增强免疫力，提高人体对抗癌细胞的功能。

裙带菜食用方法

裙带菜黏液中的成分含有溶解于水的特性，在洗涤时若不注意，容易造成这些成分的流失，故在清洗裙带菜时不宜过度搓揉。

裙带菜饮食宜忌

1 干燥的裙带菜在食用前要先泡发洗净，不可直接把裙带菜丢进水中煮。

2 慢性胃炎、感冒患者不宜食用裙带菜。

裙带菜萝卜汤

消除胀气+清热整肠

- 热量 51.6千卡
- 糖类 11.0克
- 蛋白质 2.0克
- 脂肪 0.5克
- 膳食纤维 4.4克

■ 材料：

裙带菜60克，白萝卜200克

■ 调味料：

盐1克

■ 做法：

1 将白萝卜洗净去皮切块；裙带菜洗净切成条状。

2 在锅中放入清水，将白萝卜块与裙带菜条放入一起煮，煮至白萝卜块软化后，加盐调味即可食用。

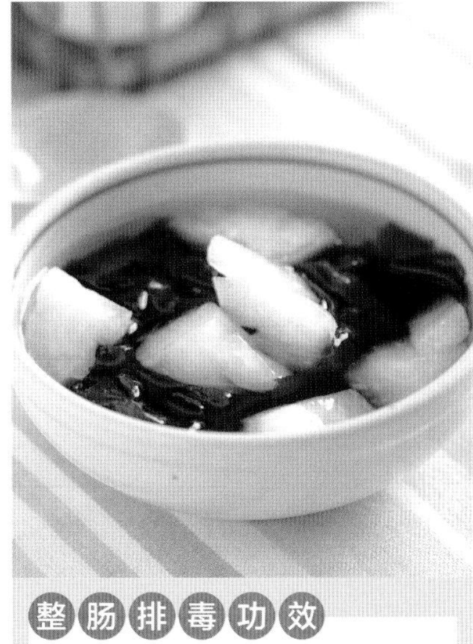

整肠排毒功效

裙带菜萝卜汤含有丰富的膳食纤维，具有消除腹部胀气的功能，也能调整肠道健康，改善肠道消化不良的症状。

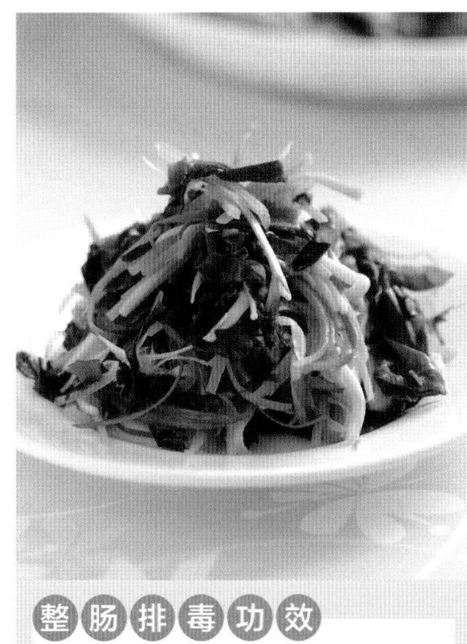

整肠排毒功效

裙带菜与胡萝卜含丰富膳食纤维；裙带菜的胶质能清除肠道垃圾；胡萝卜与金针菇能代谢肠道的重金属、废物。

素炒什锦

1 人份

利脾润肠+明目健身

- 热量 94.0千卡
- 糖类 17.0克
- 蛋白质 2.5克
- 脂肪 0.8克
- 膳食纤维 6.0克

■ 材料：

裙带菜100克，胡萝卜60克，葱1根，金针菇50克

■ 调味料：

酱油、白糖、盐、食用油各1小匙，料酒2小匙

■ 做法：

1 将胡萝卜洗净去皮切丝；裙带菜洗净切条；葱与金针菇洗净切段。

2 锅中放油加热，加入胡萝卜丝、葱丝、料酒与酱油拌炒。

3 胡萝卜丝炒软后，加裙带菜条与金针菇段拌炒，再放白糖与盐调味即可。

Point 增加饱食感，让身体零负担

琼脂 Agar

健肠有效成分

膳食纤维
褐藻胶

食疗功效

促进新陈代谢
降低血压

- 别名：洋粉，寒天
- 性味：性寒，味甘
- 营养成分：褐藻胶、膳食纤维、钙、铁、蛋白质、多糖体

○ 适用者：高血压患者、高胆固醇血症者　✗ 不适用者：脾胃虚寒者

琼脂为什么能健肠排毒？

琼脂萃取自藻类纤维，成分为褐藻胶，其中膳食纤维约占四分之三，可促进肠胃蠕动；由于琼脂中的膳食纤维容易吸水，增加粪便量，是预防便秘的有效成分。

琼脂主要营养成分

1 琼脂取自红藻细胞壁，低热量，含丰富的钙、铁，天然纤维质含量高达87%，可减少胆固醇及糖分的吸收，产生饱足感，也具有降低血压及预防大肠癌等作用。

2 琼脂中所含的蛋白质，有利人体中有益菌的生长；而多糖体则可以增强人体免疫力。

琼脂食疗效果

琼脂具有低热量的特性，食用之后身体无负担，可无限制摄取，满足食欲；其高纤维的营养成分，能吸水膨胀增加饱足感，帮助维持肠道功能。

琼脂食用方法

1 琼脂可制成凉粉与其他蔬菜凉拌，也可做成整块的洋菜冻点心，或代替玉米粉勾芡食用，不但可以摄取丰富的膳食纤维，还可增加饱食感。

2 在水温超过90℃时，琼脂会溶解成液体，一旦水温降低至40℃以下时，又会再次凝固，可随不同温度改变形态。而琼脂在沸水中溶解后比直接加在冷饮中饮用更健康，建议煮沸后再食用。

琼脂饮食宜忌

1 琼脂富含膳食纤维，热量低且容易吸收水分，食用后的饱足感能减少人体对食物的摄取欲望，能有效控制体重。但必须注意，琼脂只适合搭配正餐食用，降低对零食的摄取，不可取代正餐，以免长期下来导致营养不良。

2 体质虚寒者，不宜大量食用。

琼脂苹果泥

整肠健胃 + 促进代谢

- 热量 118.4千卡
- 糖类 31.5克
- 蛋白质 0.2克
- 脂肪 0.2克
- 膳食纤维 7.6克

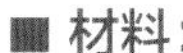

■ 材料：

苹果2个，琼脂粉6克

■ 做法：

1 将琼脂粉倒入水中，煮滚后以小火煮约2分钟后熄火。

2 将苹果洗净，连皮磨成苹果泥。

3 将苹果泥倒入已冷却的做法1的琼脂中充分混合。

4 倒入密闭容器中，放入冰箱冰镇。每日三餐前食用1杯。

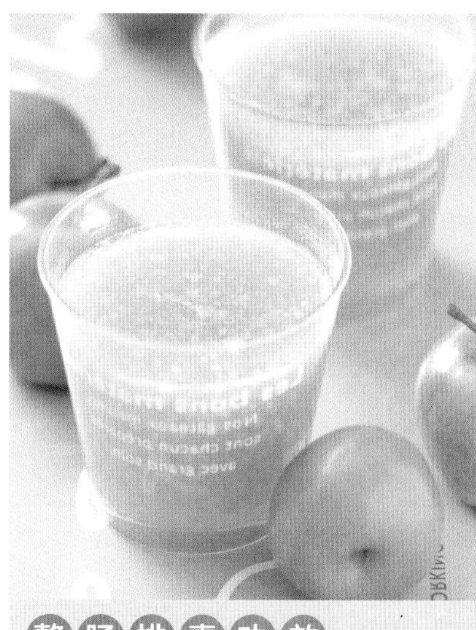

整肠排毒功效

琼脂能在肠道中形成胶状物质，迅速吸收脂肪、废物与毒素，帮助排出宿便；加上富含纤维的苹果泥，让肠道代谢能力更佳。

仙草琼脂冻

清热解暑 + 降火护肝

- 热量 82.9千卡
- 糖类 20.7克
- 蛋白质 0.1克
- 脂肪 0.0克
- 膳食纤维 14.7克

■ 材料：

琼脂4条，仙草茎叶50克，樱桃1颗

■ 调味料：

蜂蜜1小匙

■ 做法：

1 将琼脂剪小段；仙草茎叶洗净。

2 把水和仙草茎叶一起放入汤锅，以小火煮约2个小时。

3 将做法1的仙草茎叶滤掉后，剩余汤汁再加入琼脂煮溶待凉，最后淋上蜂蜜，食用时混匀，最后放上樱桃即可。

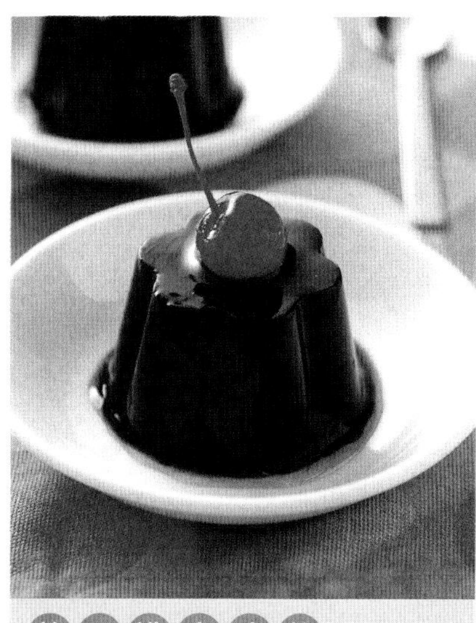

整肠排毒功效

琼脂含多种蛋白质、果胶、植物胶。食用能增加粪便体积，促进肠道蠕动，减少宿便，具清热、利湿、凉血、解毒的功效。

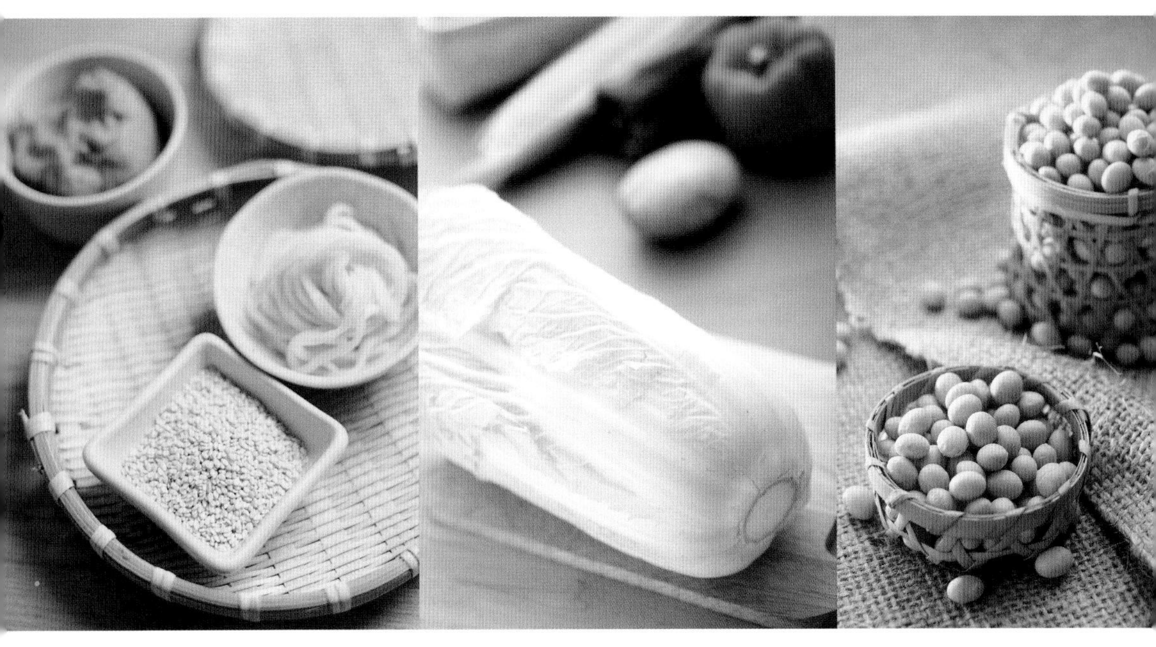

腌制、发酵食品

蔬菜、豆类在经过腌制、发酵后，不但保存了原食物的营养，还能提高原来的营养价值，例如泡菜在腌制初期维生素含量虽会略为减少，但在腌熟后，维生素含量则会提高。而腌制、发酵食品中含丰富的乳酸菌，能有效促进体内新陈代谢，帮助改善肠胃功能，排除体内毒素。

由于腌制食品经过特殊加工处理，制作过程中要特别注意品质及卫生控管，以免处理不慎引发食物中毒。而腌制食品味道大多较特殊，有些不同文化风俗的人可能较难接受。

Point 丰富的乳酸菌能活化肠胃

泡菜 Chinese Pickled Vegetables

健肠有效成分

乳酸菌
维生素

食疗功效

抑制肠炎
结肠炎

- 别名：腌制蔬菜
- 性味：视不同蔬菜而定
- 营养成分：
胡萝卜素、辣椒素、维生素A、维生素B1、维生素C、铁、钙、磷、蛋白质

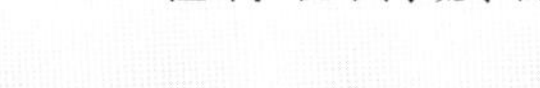

○ 适用者：心脏病、动脉硬化患者 ✗ 不适用者：容易腹泻者

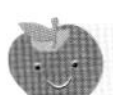

泡菜为什么能健肠排毒？

1 泡菜泛指膳食纤维含量丰富的蔬菜，如圆白菜、洋葱、青葱、胡萝卜、白萝卜、大蒜、大白菜、小黄瓜等经过腌制、调味后的成品。腌制过的蔬菜含丰富的乳酸菌，可帮助肠胃消化。

2 蔬菜中原有的维生素，不因腌制而流失，故泡菜能预防便秘、结肠炎等疾病。而腌渍的泡菜中含丰富的乳酸菌，能增强食欲，抑制小肠中的病菌。

3 泡菜含有辣椒的辣红素，可促进代谢，燃烧多余脂肪，能改善体内脂肪囤积的问题。

泡菜主要营养成分

泡菜中的辣椒富含维生素A，其维生素C的含量为橘子的7倍，苹果的37倍。在腌渍之初，蔬菜中维生素含量会略为减少，之后开始逐渐增加，泡菜在腌熟之后，维生素含量也跟着提高。在两三周后的成熟期，泡菜中维生素含量则达到高峰。

泡菜食疗效果

1 泡菜在发酵过程中，会产生乳酸菌，乳酸菌可抑制有害菌生长，维持肠道内环境健康，并提升免疫力。

2 辣椒中含有辣红素，是一种植物性化学成分，能预防癌症、动脉硬化。

泡菜食用方法

1 泡菜放得越久味道就会越酸，放冰箱冷藏可减缓变酸的速度。

2 自制泡菜时，所使用的容器和工具都要保持干爽清洁，不然泡菜容易变质。

3 泡菜除了当配菜直接食用外，亦可在炒饭时加入或当作火锅汤底。

泡菜饮食宜忌

1 在腌制泡菜的过程中要特别注意卫生，若误食遭污染的泡菜，容易引起腹泻或是食物中毒。

2 泡菜在腌制过程中，会产生亚硝酸盐的有毒致癌物质，亚硝酸盐的含量与腌制时间、盐的浓度、温度等众多因素密切相关，应小心控制。

醋渍白菜

促进肠道蠕动+提高代谢能力

- 热量 85.2千卡
- 糖类 5.4克
- 蛋白质 3.3克
- 脂肪 5.6克
- 膳食纤维 2.7克

■ 材料：

白菜300克，蔬菜高汤1杯，胡萝卜10克，辣椒5克

■ 调味料：

盐1/2小匙，白醋1杯，料酒2匙

■ 做法：

1 将白菜洗净，加入盐，氽烫过后取出；胡萝卜洗净切丝备用；辣椒切丁。

2 将白菜取出，将水分挤干，切成块状。

3 把白醋与料酒混合，加入蔬菜高汤中。

4 汤汁放凉后倒入密封罐中，加入白菜块、胡萝卜丝、辣椒丁，将瓶盖封紧。

5 将白菜腌制储存1天后即可食用。

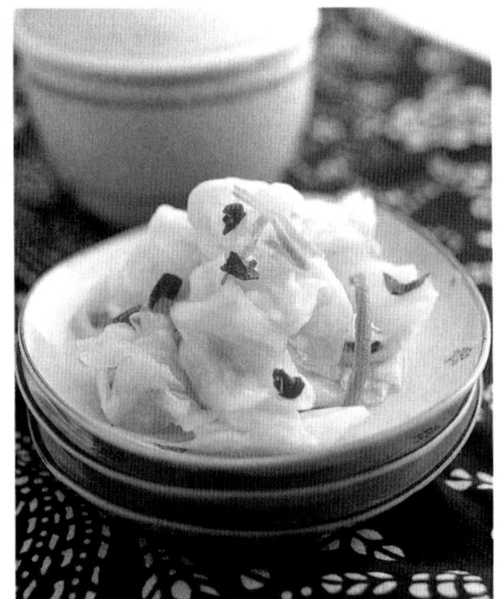

整肠排毒功效

白菜富含纤维质与多种维生素，能促进肠胃蠕动，有利于排除肠道毒素；维生素C能帮助抗氧化，并提高人体的代谢能力。

韩风辣萝卜

消食化痰+帮助代谢

- 热量 446.1千卡
- 糖类 84.7克
- 蛋白质 13.3克
- 脂肪 6.0克
- 膳食纤维 18.5克

■ 材料：

胡萝卜、白萝卜各2根

■ 调味料：

辣椒粉60克，姜泥3大匙，白糖1大匙，味噌40克

■ 做法：

1 将材料洗净连皮切小块，装盒备用。

2 将味噌与白糖加入做法1的材料中搅拌均匀，一段时间后会释出水分。

3 等水分刚好腌过萝卜时，将盒盖盖上，加其余调味料，放入冰箱中冰镇，隔天即可取出食用。

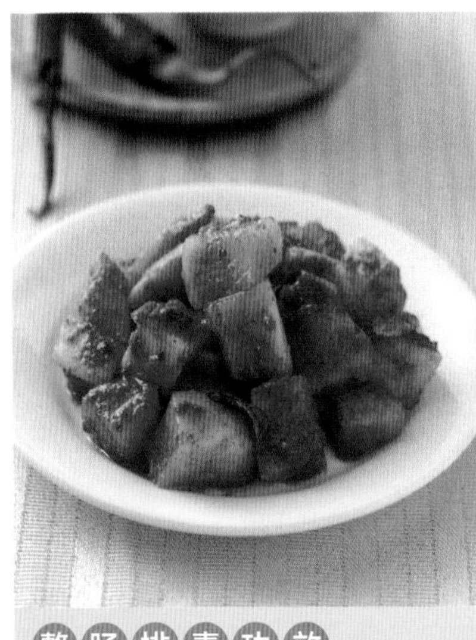

整肠排毒功效

萝卜消食化痰、帮助维持消化道功能。此道料理有营养丰富的萝卜皮，配合辣椒提供的辣椒素，更能提高新陈代谢的功能。

泡菜炒鱼丁

畅通血管＋改善记忆力

- 热量 221.0千卡
- 糖类 18.0克
- 蛋白质 37.1克
- 脂肪 0.7克
- 膳食纤维 2.7克

材料：

金枪块150克，葱段、姜丝各20克，自制低盐酸辣泡菜100克

调味料：

胡椒粉、粗辣椒粉、味醂各1/2小匙，低钠盐2小匙，食用油1小匙

做法：

1 将泡菜切丝备用。

2 锅中放油，爆香葱段、姜丝和泡菜丝，加入其余调味料熬煮。

3 将金枪鱼块放入做法2的材料中焖煮即可。

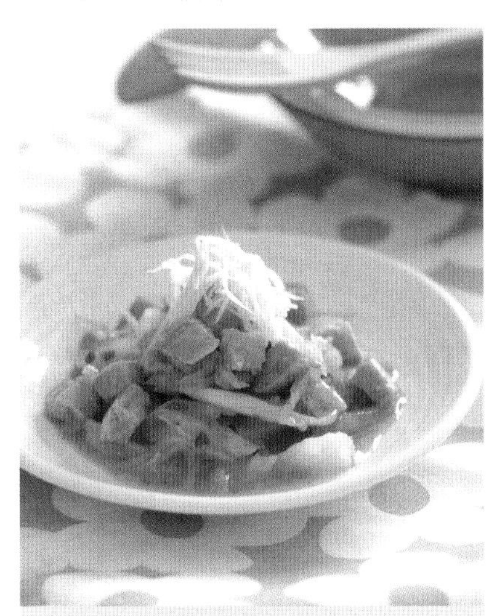

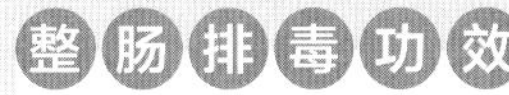

整肠排毒功效

金枪鱼的油脂主要为多元不饱和脂肪酸，能有效降低体内胆固醇和甘油三酯的浓度，同时丰富的油脂也具有润肠通便的作用。

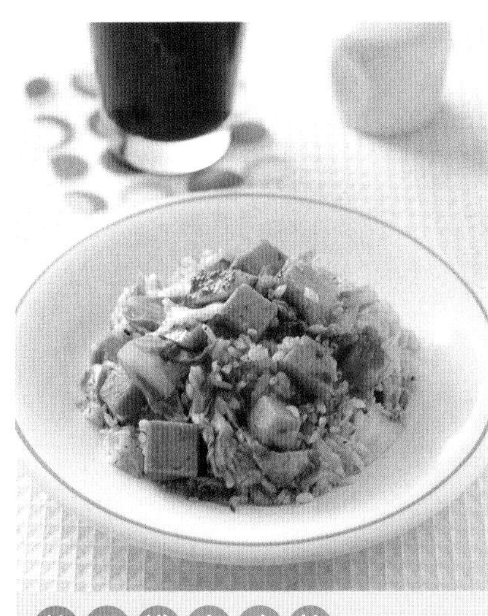

整肠排毒功效

泡菜富含维生素A、维生素B1、维生素C、钙、磷、铁、胡萝卜素、辣椒素、膳食纤维等，具有杀菌、抗癌、预防便秘、降低胆固醇等功效。

韩国泡菜炒饭

预防便秘＋降低胆固醇

- 热量 774.8千卡
- 糖类 167.0克
- 蛋白质 16.0克
- 脂肪 4.8克
- 膳食纤维 4.8克

材料：

韩式泡菜30克，米饭2碗，素火腿肉20克，小白菜10克

调味料：

盐1/3小匙，黑胡椒、食用油各少许

做法：

1 将素火腿肉切丁；白菜清洗干净切段。

2 锅中放入油烧热，放入韩国泡菜快速拌炒，将白菜段与素火腿丁放入一起炒。

3 将米饭放入锅中，以大火快炒，加入其余调味料炒匀即可食用。

Point 经发酵后的高蛋白滋养食品

纳豆 *Natto*

健肠有效成分

蛋白质

食疗功效

抗癌抗氧化

预防骨质疏松

- 别名：纳所之豆
- 性味：性平，味淡
- 营养成分：
粗纤维、粗蛋白、糖类、维生素B_1、维生素B_2、维生素K、钙

○ **适用者：**骨质疏松症、心肌梗死患者　✗ **不适用者：**痛风患者

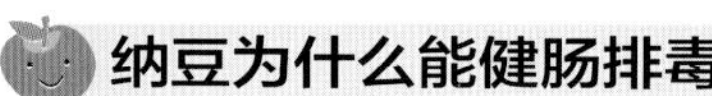

纳豆为什么能健肠排毒?

日本的医学家、生理学家研究发现，黄豆的蛋白质具有不溶解性，制成纳豆后可产生氨基酸，便转为可溶解性，且原料中存在的各种酵素会由纳豆菌及其他细菌的产生，促进肠胃消化、吸收。

纳豆主要营养成分

1 纳豆经发酵后会增加皂苷、异黄酮等特殊养分，还含卵磷脂、矿物质、叶酸、不饱和脂肪酸、吡啶二酸、食用纤维、维生素、多种氨基酸，长期食用可保持健康。

2 纳豆除了有黄豆中丰富的优质蛋白质及营养，还有经纳豆菌发酵后产生的独特养分，对身体健康具有多方面的功效。

纳豆食疗效果

1 纳豆由黄豆通过纳豆菌（枯草杆菌）发酵制成，具有黏性，不仅保有黄豆的营养价值、富含维生素K、提高蛋白质的消化吸收率。更重要的是发酵过程产生了多种生理活性物质，具有溶解体内纤维蛋白及调节生理功能的保健作用。

2 纳豆是高蛋白滋养食品，所含醇素在食用后可帮助分解体内酸化性脂质、降低体内胆固醇，使血压恢复正常。

3 异黄酮可防止细胞氧化，是一种抗氧化物质，同时具有预防癌症的作用。

纳豆食用方法

1 将纳豆与酱油或日式芥末拌匀，至丝状物出现，加在米饭上，即为纳豆饭。

2 不习惯食用纳豆者常误以为纳豆是腐坏的水煮黄豆，可以葱和芥末抑制“纳豆氨”刺鼻的气味。

纳豆饮食宜忌

1 纳豆未经搅拌便加入酱料，会使水分过多，黏性也会被消减，制作时应该特别注意。

2 纳豆富含蛋白质，摄取过多蛋白质也会使体内嘌呤增加，因此痛风或肾功能不佳者，应尽量避免吃纳豆。

纳豆拌苦瓜

预防便秘 + 帮助消化

- 热量 228.0千卡
- 糖类 23.8克
- 蛋白质 19.6克
- 脂肪 8.0克
- 膳食纤维 11.7克

■ 材料：

苦瓜200克，纳豆50克，胡萝卜50克

■ 调味料：

低盐酱油2小匙

■ 做法：

1 将苦瓜切半洗净，去籽切块，汆烫之后沥干；胡萝卜洗净切丝盛盘备用。

2 将纳豆与酱油混匀。

3 将做法2的纳豆淋在做法1的材料上即可。

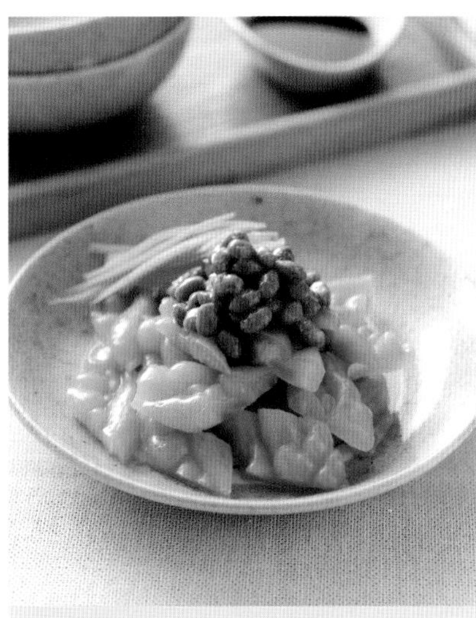

整肠排毒功效

纳豆激酶可治疗预防血管栓塞，心绞痛及心肌梗死，预防高血压及骨质疏松症发生，促进肠胃消化及排便顺畅。

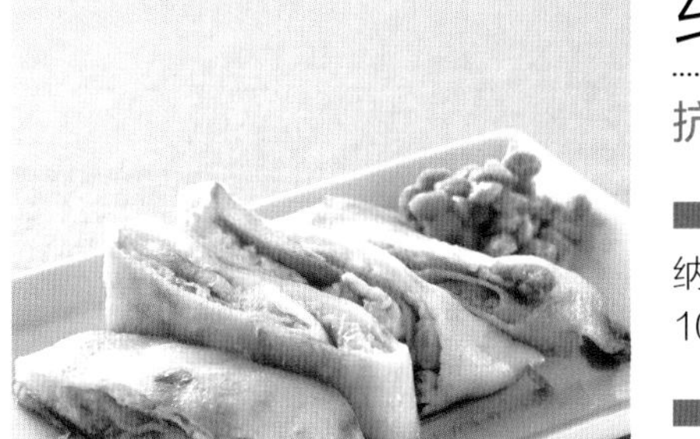

整肠排毒功效

纳豆中的卵磷脂能抑制低密度胆固醇；且含有大量的亚麻油酸和次亚麻油酸，能溶解有害胆固醇，减少肠道与有害物质接触的时间。

纳豆玉米蛋饼

抗癌降脂 + 健胃整肠

- 热量 618.3卡
- 糖类 66.9克
- 蛋白质 30.9克
- 脂肪 25.4克
- 膳食纤维 7克

■ 材料：

纳豆60克，玉米粒30克，葱花10克，鸡蛋2个，蛋饼皮2张

■ 调味料：

橄榄油2小匙

■ 做法：

1 将纳豆与鸡蛋、玉米粒拌匀备用。

2 炒锅烧热后加油，放入葱花炒香，倒入做法1的材料铺平，再盖上蛋饼皮煎熟后翻面，煎至饼皮呈金黄色时，卷起盛盘即可。

Point 大豆皂精促进代谢，类黑精助排便

味噌 *Miso*

健肠有效成分

类黑精

食疗功效

对抗自由基
补充养分

● 别名：麦味噌、豆味噌

● 性味：性平，味甘

● 营养成分：类黑精、大豆皂精

○适用者：高胆固醇血症者、营养不均衡者 ✗不适用者：肠胃疾病患者

味噌为什么能健肠排毒？

1 味噌为发酵食品，含有具整肠功能的有益菌，能排除体内多余废物。

2 味噌所含的类黑精，功效与植物纤维相同，可帮助排便顺畅。

3 味噌有利与肠道有益生菌的恢复，促进食物在肠道内的消化和吸收。

味噌主要营养成分

1 味噌以大豆、海盐及日本人称为“koji”的霉菌发酵剂，混合大麦、稻米或其他谷类发酵而成，发酵时间为3个月至3年，由于成分及发酵时间的差异，成品颜色从淡黄色到深褐色。

2 味噌富含的酵素（Enzyme）和一种称作“Zybicolin”的结合剂，是有益人体的成分，能帮助解毒、消除工业污染物对人体造成的伤害，及减少人体对放射物和人工合成化学物质的吸收。

3 味噌中所含的大豆皂精能促进新陈代谢、防止脂肪氧化。大豆皂精能隐藏于肠道内侧，有助小肠绒毛恢复正常的吸收作用，抑制人体对多余糖类和油脂的吸收。

4 日本一位料理专家辰巳芳子发现，日本上班族由于工作忙碌，饮食营养严重失衡。她调查日本人每日三餐的食物，发现20～30岁的年轻人只有1/11的人每天摄取均衡足够的营养，于是她提倡以最简单的方式烹调味噌汤，以补足人体所需营养。

5 味噌几乎包含人体所有必需的氨基酸，并能使其成为完整的蛋白质。而味噌富含B群维生素，尤其是维生素B_{12}，对人体健康相当有助益。

味噌食疗效果

1 味噌呈咖啡色，是因为其中含有一种叫“类黑精”的成分。类黑精具有抑制血糖上升的作用，若能在进食前先喝碗味噌汤，便可有效预防血糖急速上升。

2 味噌含高抗氧化剂，可对抗自由基。

3 味噌中含有一种生物碱，可预防因辐射酸（Dipilocolonic Acid）产生的辐射，帮助重金属排出体外。

4 据研究，味噌能降低乳腺癌、肺癌、前列腺癌和结肠癌的罹患率，还能增强免疫系统功能，降低低密度脂蛋白、胆固醇浓度。

味噌食用方法

1 味噌不耐久煮，所以煮味噌汤时，都是最后再加入汤中，拌匀后即可熄火。

2 挑选味噌时，要注意生产日期和包装是否卫生，质地则要选均一没有黏性的。

3 味噌未烹调前，不宜加水，不然不易保存。取用跟保存味噌时，要用干净、干燥的器具，以免味噌腐坏。

4 味噌烹煮方式多样，可作主食旁的配汤，也可加入面条做成味噌拉面，还可以味噌汤做汤底，做成为味噌火锅。

味噌饮食宜忌

1 味噌为发酵食品，宜控制每天食用量，有肠胃疾病的人尤其应慎食。

2 味噌中所含盐分较多，高血压、肾脏病或需要限制盐分摄取量者，不宜或应严格控制食用量。

3 味噌营养丰富，可搭配各种食材料理，如和低卡高纤的根茎类食材一起煮汤，口感鲜甜。

味噌毛豆鸡柳

3 人份

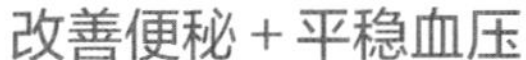

- 热量 504.5千卡
- 糖类 25.9克
- 蛋白质 64.7克
- 脂肪 15.8克
- 膳食纤维 6.2克

材料：

鸡柳2条，毛豆100克，蒜末10克

调味料：

味噌40克，橄榄油2匙，米酒、酱油各1小匙

做法：

1 将鸡柳切小条，拌入米酒、酱油后静置约20分钟；毛豆洗净，以滚水汆烫去薄膜，切碎后备用。

2 热锅放油，将鸡柳煎至两面微黄取出。

3 用同一锅，爆香大蒜末，接着放入毛豆碎、味噌拌匀。

4 将做法3的材料淋在做法2的鸡柳上即可。

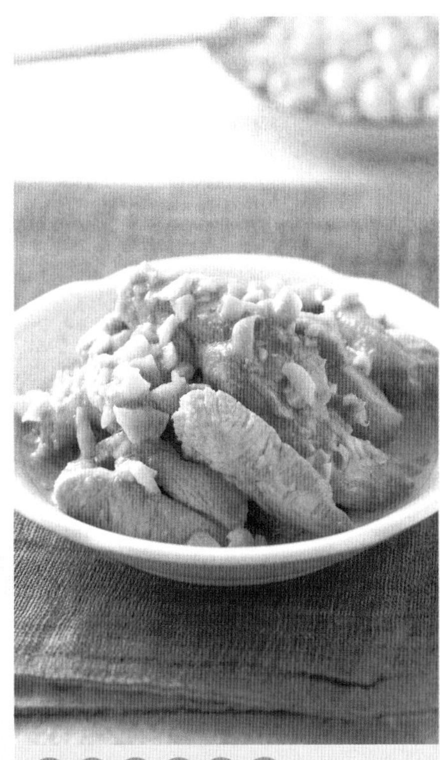

整肠排毒功效

毛豆丰富的膳食纤维，除了改善便秘，还可降低血压和胆固醇。味噌中的类黑精与毛豆中的膳食纤维功效相似，都可帮助排便。

蔬菜豆腐味噌汤

生津通便＋养颜排毒

- 热量 305.9千卡
- 糖类 32.6克
- 蛋白质 17.7克
- 脂肪 11.7克
- 膳食纤维 6.0克

■ 材料：

豆腐100克，圆白菜50克，洋葱30克，小黄瓜2根，葱2根，柴鱼片少许

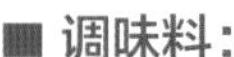

■ 调味料：

麻油1小匙，味噌4大匙

■ 做法：

1 将蔬菜洗净，切小块，备用。

2 将豆腐切小块；葱切末，备用。

3 热锅加麻油，再放入做法1的蔬菜和做法2的材料略炒，起锅备用。

4 另取一锅，加4杯水、做法3的备料，煮滚后加入味噌搅拌，味噌溶解后，撒上葱末和柴鱼片，略煮即可。

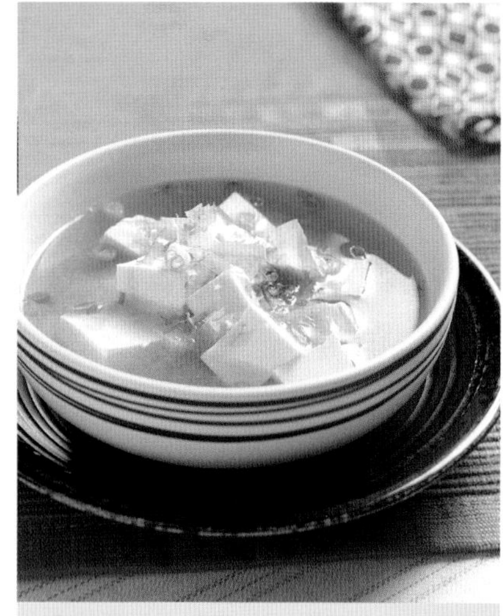

整肠排毒功效

味噌本身营养丰富，搭配富含膳食纤维的蔬菜，口感鲜甜，能有效改善便秘、协助排除体内毒素。

牡蛎海带味噌汤

滋补强身＋修护细胞

- 热量 206.7千卡
- 糖类 17.8克
- 蛋白质 26.1克
- 脂肪 3.4克
- 膳食纤维 2.6克

■ 材料：

牡蛎150克，洋葱50克，海带结30克，白萝卜70克，葱1/2根，柴鱼1/2包，鱼板4片，高汤3杯

■ 调味料：

味噌1大匙

■ 做法：

1 将白萝卜、洋葱洗净去皮切小块；葱洗净切末；牡蛎洗净备用；味噌加适量的水调匀。

2 将高汤煮沸，加海带结、白萝卜块和洋葱块，大火煮滚后再加味噌水、鱼板和柴鱼，煮滚后转小火，续煮10分钟。

3 加入牡蛎煮熟，最后撒上葱末即可。

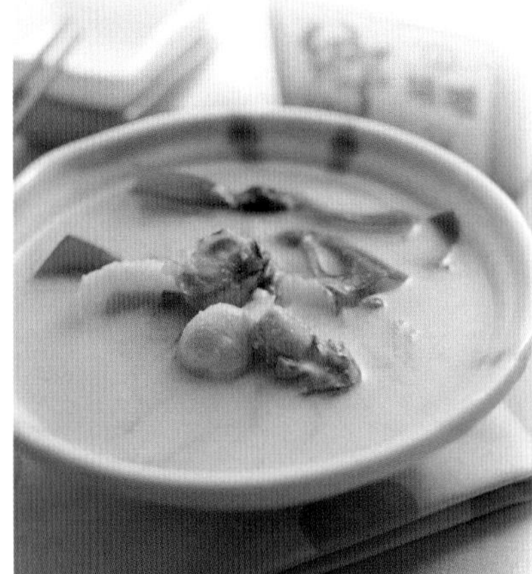

整肠排毒功效

味噌含人体必需氨基酸，食用味噌可以快速补充体内不足的氨基酸；牡蛎中的锌能修护细胞、保护肠黏膜，减少肠中有害物质。

味噌烧山苏

利尿降糖＋保护肠道

- 热量 147.4卡
- 糖类 19.8
- 膳食纤维 10.9克
- 蛋白质 11.8克
- 脂肪 4.7克

■ **材料：**

山苏250克，柳松菇50克，秀珍菇50克，胡萝卜片30克

■ **调味料：**

味噌、白糖各1小匙

■ **做法：**

1 所有材料洗净。山苏切段；秀珍菇切片；连同柳松菇、胡萝卜片汆烫，沥干备用。

2 不沾锅加入调味料煮滚，再加入全部食材煮至入味即可。

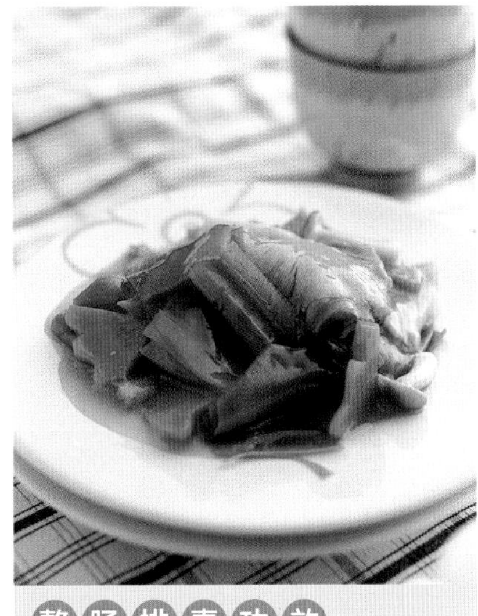

整肠排毒功效

味噌含有类黑精，能延缓血糖上升速度，同时具有和膳食纤维相似的功效，能帮助排便，维持肠道健康。

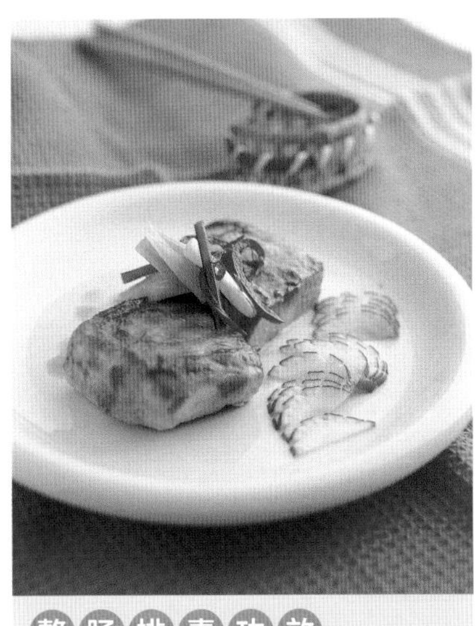

整肠排毒功效

味噌经发酵，内有多种益菌，可帮助肠胃蠕动；旗鱼的多元不饱和脂肪酸和维生素E的完美组合，更能有效维持肠道功能正常。

味噌烤鱼

降低胆固醇＋保护肠道

- 热量 308.9卡
- 糖类 29.3克
- 蛋白质 23.8克
- 脂肪 10.0克
- 膳食纤维 0.5克

■ **材料：**

旗鱼150克，大蒜末10克，辣椒丝10克，葱段10克

■ **调味料：**

酱油1/2小匙，味噌、味醂、酒、白糖各1小匙

■ **做法：**

1 将调味料与大蒜末混合即为腌烤酱；旗鱼洗净备用。

2 将1/3的腌烤酱铺盘底，放上旗鱼再铺上剩余腌烤酱，放冰箱冰6个小时。

3 将旗鱼放入180℃的烤箱中烤熟，撒上辣椒丝、葱段即可。

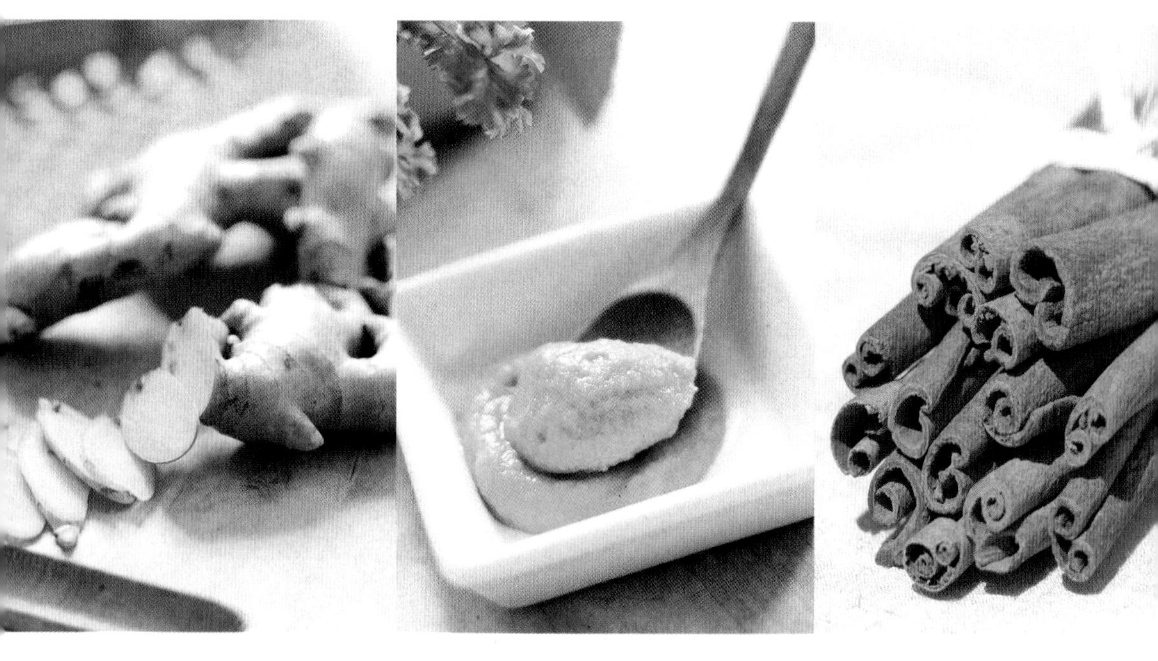

风味香料类

许多香料不但具有提味功能，也对人体健康有相当的影响，部分香料更是中药材之一，具有解毒、预防疾病的功效。因此对于香料的选择，不应只考虑其味道，也不可忽略其营养成分及对人体的影响。

味道辛辣的香料如山葵、姜、咖喱，可借由其辣味对味觉的刺激，促进胃液及唾液的分泌，有益维持肠道通畅。而一些香料具有解毒功效，如山葵、紫苏等便常作为海鲜的佐料，用以解鱼蟹中的毒素，防止其危害人体。

Point 解毒杀菌的清肠达人

紫苏 Perilla

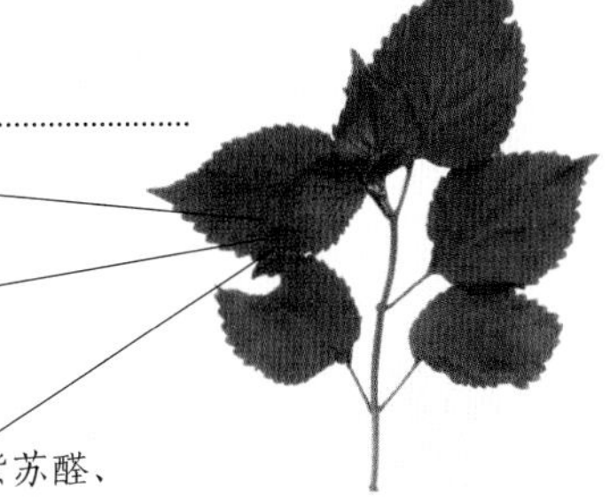

健肠有效成分

纤维质

食疗功效

保护肠道
分解鱼蟹毒素

- 别名：红苏、赤苏、香苏
- 性味：性温，味辛
- 营养成分：维生素B_1、挥发油、氨基酸、紫苏醛、紫苏醇、纤维素

○适用者：感冒、胸闷、心脏病及高血压者 ✗不适用者：过敏体质者

紫苏为什么能健肠排毒？

1 紫苏吸水膨胀后，小球体表面的黏质容易附着在肠壁上，隔开肠壁与食物，使其无法直接接触。同时促进肠壁蠕动，促进肠道新陈代谢，软化肠道内的粪便，使排便顺畅，改善宿便中毒素及废物堆积于体内所造成的问题，增强身体功能、养颜美容，堪称肠道的天然清道夫。

2 在日本料理中，很常见生鱼片搭配紫苏叶，除了口感鲜美，更是因为紫苏可以化解鱼蟹等海鲜中的毒素。

紫苏主要营养成分

1 紫苏富含维生素及矿物质，能帮助身体抗炎、抗菌，其他食品搭配紫苏食用，可在体内起杀菌作用。

2 紫苏性温味辛、气香醒脾，具有暖胃的功效，感冒时食用紫苏，可改善因脾胃气滞引起的胸闷、呕吐及食欲不振。

3 紫苏中，铁的含量非常丰富，可促进血液循环、预防贫血，适合女性食用。

紫苏食疗效果

1 紫苏能帮助体内脂蛋白及血脂的代谢功能正常运作，降低肠道对胆固醇的吸收，具有降低血脂，防治心脏病、高血压、中风的作用。

2 紫苏进入肠胃后可以包覆糖类，降低肠道对糖类的吸收，调整饭后血液中的葡萄糖浓度，并抑制血糖值上升。

3 紫苏中纤维质遇水则膨胀，对糖尿病患者的体重控制相当有效。

紫苏食用方法

1 紫苏具散寒、发汗的作用，可治疗感冒，有外底风寒、无汗、发热等症状时，可以紫苏搭配姜同用。

2 紫苏辛温，可解鱼蟹中的毒素，改善因食用鱼蟹引发的腹痛吐泻。

紫苏饮食宜忌

1 紫苏不宜高温烹调，所含的紫苏醛很容易挥发，因此要避免久煮久泡，或以凉拌的方式食用。

2 紫苏的草酸含量高，会和钙结合成为草酸钙（结石），有结石病病史者应慎食。

紫苏炸豆腐

4 人份

预防贫血＋保健肠道

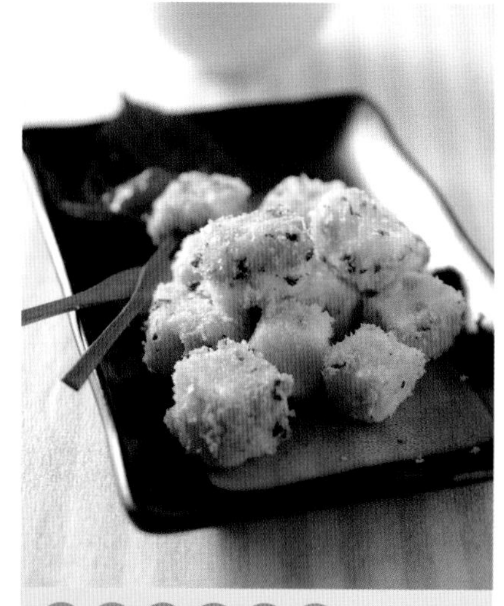

- 热量 622.2千卡
- 糖类 87.6克
- 蛋白质 41.5克
- 脂肪 11.4克
- 膳食纤维 4.1克

■ 材料：

紫苏叶5片（约20克），
豆腐300克，面粉2大匙，
面包粉4大匙，鸡蛋液70克

■ 调味料：

盐1/2小匙

■ 做法：

1 将紫苏叶洗净切碎，与面包粉和盐混匀备用。

2 将豆腐切小方块，沾裹面粉，再沾蛋液，最后裹上做法1的材料备用。

3 将做法2的材料以170℃的油炸熟即可。

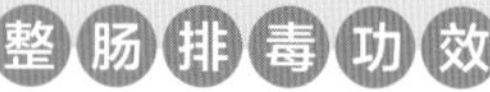

紫苏中的铁质含量高，是维持人体内免疫系统功能的主要成分之一；紫苏籽中有大量的亚麻油酸，可舒缓肠道，稳定肠道功能。

紫苏茶

补血润色＋增强代谢

- 热量 19.3千卡
- 糖类 5.0克
- 蛋白质 0.0克
- 脂肪 0.0克
- 膳食纤维 0.0克

■ 材料：

紫苏叶15克

■ 调味料：

红糖1小匙

■ 做法：

1 将紫苏叶洗净切碎成细末。

2 将紫苏末放入杯中，加入热水冲泡，最后加入红糖调味即可。

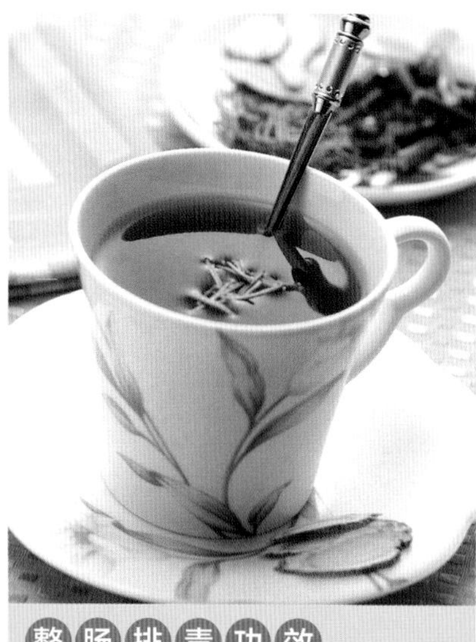

整肠排毒功效

紫苏中的铁质能发挥补血功效；紫苏醛能促进胃液分泌，有利于消化；紫苏中的维生素C能增强肠道的代谢功能。

Point 茴香油可抗菌、促进胃液分泌

茴香 Fennel

健肠有效成分

茴香油

食疗功效

散寒止痛
预防胃溃疡

- 别名：香丝菜、怀香
- 性味：性温，味辛
- 营养成分：蛋白质、脂肪、茴香脑、小茴香酮、茴香醛、茴香油

○ **适用者：**痉挛性疼痛者、白细胞减少症患者　✗ **不适用者：**孕妇、阴虚火旺者

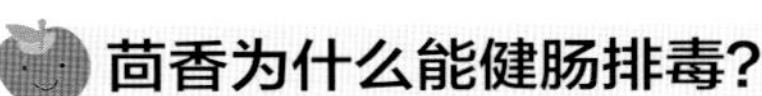

茴香为什么能健肠排毒?

1 茴香中的主要成分含茴香油，具有促进肠胃消化的作用，能刺激肠胃蠕动、增加消化液的分泌，达到健胃、行气的效果，同时可以缓解痉挛、减轻疼痛。

2 肠胃手术后会引起腹胀，用茴香热敷腹部能缩短恢复时间。

茴香主要营养成分

1 茴香烯对骨髓细胞的成熟很有助益，同时能释放到血液中，使白细胞数升高，其主要目的是升高中性粒细胞，使白细胞减少症患者的病情得以改善。

2 茴香油具抗菌作用，能刺激肠胃神经，促进唾液和胃液的分泌，进而改善食欲，帮助肠胃消化。

茴香食疗效果

1 茴香的果实可散寒止痛、暖胃、调理气血、治痛经，改善小腹冷痛、呕吐及食欲不佳；根部具有行气止痛，改善腹痛、寒疝及风湿性关节痛的症状；茎、叶可祛风寒、行气止痛，治痈肿及疝气。

2 茴香具有镇痛预防胃溃疡等作用。

3 茴香性温，对于体质属虚寒的女性来说，食用含有茴香的料理，可以帮助缓解痛经的不适。

茴香食用方法

1 茴香种子是常见香料，可冲泡香草茶，饮用后可帮助消化。

2 以茴香的茎部搭配生菜色拉，营养又美味，茴香的叶片剁碎后加入料理中，可菜肴中的油腻。

茴香饮食宜忌

1 茴香芳香辛散，可改善便秘，但怀孕的妇人若用力屏气解便时，会增加腹压，使子宫内的胎儿受到压迫，造成早产、胎动不安等，故孕妇不宜食用茴香。

2 茴香性温味辛，可暖脾胃，阴虚火旺者不宜食用，以免助热伤阴。

Point 可刺激唾液和胃液分泌

山葵 Wasabia Japonica

健肠有效成分

强烈的辛辣味
膳食纤维

食疗功效

开胃解毒
通利五脏

- 别名：山萮菜
- 性味：性热，味辛
- 营养成分：
蛋白质、维生素A、维生素C、多糖体、胡萝卜素、脂肪酸、磷、钙、铁

〇 适用者：食欲不振、喜爱辛辣口感者　✗ 不适用者：消化性溃疡、眼睛疾病患者

山葵为什么能健肠排毒？

山葵的香辣味在经由舌尖进入人体后，能刺激唾液和胃液的分泌，可促进消化，对食欲不佳者有开胃作用。同时还能解除鱼蟹等海鲜中的毒素，日本料理中生鱼片等生鲜食品，经常会搭配山葵的原因便是由此而来。

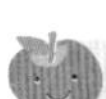

山葵主要营养成分

1 异硫氰酸盐是山葵呛鼻的主要来源，它不但能预防蛀牙，还可降低血液黏稠度、预防血栓、癌症、哮喘等。

2 山葵中含有有机硫化物，这种成分可抑制肿瘤的生长，并可以帮助肝脏排毒，去除体内的自由基。

山葵食疗效果

1 山葵不含毒素，具有通利五脏、温中散寒、开胃利膈等功效，同时能帮助消化、健胃通肠、利九窍。

2 芥子油是山葵中辣味的主要成分，其强烈的辣味可刺激唾液和胃液的分泌，达到开胃之效。

山葵食用方法

1 在山葵中添加适量的白糖或食用醋，能调节辣味，缓解强烈的呛鼻感，使其风味更佳。

2 将山葵的根磨碎之后，制成调味料。刚研磨出来的新鲜山葵会呈浅绿色，并具有黏性，辛辣味中带着清新气味，可以此作为判断山葵是否新鲜的准则。

3 吃生鱼片时，搭配山葵的正确吃法是，将适量的山葵蘸在生鱼片上，再将生鱼片蘸酱油，就可以尝到层次丰富的口感。

山葵饮食宜忌

1 山葵不宜长期存放，食用山葵时，如发现油脂渗出、变苦就表示已过期，不宜继续食用。

2 山葵的辣味具有强烈的刺激性，会使胃炎或消化性溃疡的人病情恶化。

3 山葵催泪、呛鼻，有眼疾者不宜食用。

Point 姜黄素能抗癌排毒，促进胃液分泌

咖喱 Curry

健肠有效成分
辣味香辛料

食疗功效
协助伤口愈合
预防老年痴呆症

● 别名：咖哩

● 性味：性温，味苦辛

● 营养成分：
姜黄素、多酚

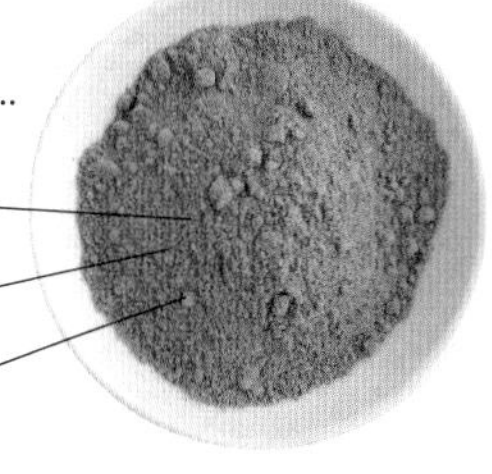

○ 适用者：食欲不振者　✗ 不适用者：出血性疾病患者、孕妇

咖喱为什么能健肠排毒？

1 咖喱中所含的各类辣味香辛料，会促使唾液及胃液分泌，加速肠胃蠕动，帮助开胃。

2 专家指出，香辛料与胃液中的强酸结合后，有助于消毒杀菌，达到体内排毒的作用。

咖喱主要营养成分

1 咖喱所含的姜黄素，可对抗癌细胞。

2 咖喱始于印度，传统中，印度人认为咖喱有消炎、抗老作用。现代医学界也证实，咖喱可帮助伤口愈合、预防老年痴呆症。

3 咖喱中所含的鞣酸，也是抗氧化的重要成分；而多酚则是具有抗氧化、降低动脉粥状硬化及心血管疾病发生率的作用。

咖喱食疗效果

1 辛辣的料理特别受亚热带居民的喜爱，因为其能帮助发汗、促进血液循环，而咖喱中的辣味香辛料便具有此特性。

2 姜黄素数千年来被用作药引，是一种源自古印度中具有多种神奇功效的神秘植物。现代专家进一步研究指出，姜黄素对人体的确具有多种保健功效，可双重对抗人体自由基，在预先抑制自由基形成的同时，也能消除已形成的自由基。

咖喱食用方法

1 咖喱由多种香料调配而成，在印度菜、日本菜和泰国菜中皆很常见，且多作为肉类和米饭的佐酱。

2 咖喱中的香辛料可以发汗、促进血液循环，食用后身体会有微热感。吃咖喱后可喝杯冰凉的饮料，缓解舌头及身体的热感及辛辣感。

咖喱饮食宜忌

1 姜黄素会抑制血小板凝集，正在使用抗凝药物者及患有出血性疾病者应小心食用。

2 姜黄素也会刺激子宫及胆囊收缩，孕妇及胆结石患者不宜过量食用咖喱。

咖喱凉拌海蜇皮

清肠排毒＋开胃润肠

- 热量 259.3千卡
- 糖类 7.6克
- 蛋白质 40.2克
- 脂肪 7.5克
- 膳食纤维 5.1克

■ **材料：**

海蜇皮150克，姜3片，西芹、胡萝卜各50克

■ **调味料：**

泰国酸辣咖喱酱3大匙，糖2大匙，麻油1小匙

■ **做法：**

1 西芹洗净去老皮，切斜片；海蜇皮切丝，用80℃的热水汆烫，再浸泡于冷水中至完全泡发后沥干。

2 胡萝卜、姜去皮切丝，和西芹、海蜇皮和所有调味料拌匀，即可食用。

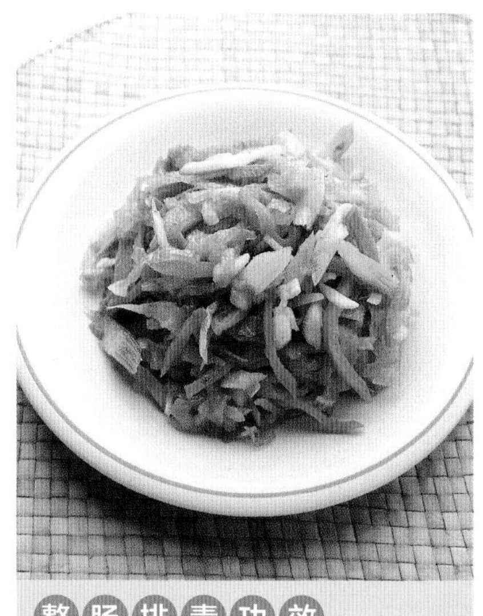

整肠排毒功效

酸辣的泰式辣咖喱非常开胃，并能促进肠道蠕动，搭配低热量的海蜇皮和新鲜蔬菜，兼具润肠通便之效。

咖喱银耳烩鲜蔬

增强抵抗力＋促进排毒

- 热量 268.7千卡
- 糖类 38.4克
- 蛋白质 14.8克
- 脂肪 6.2克
- 膳食纤维 5.6克

■ **材料：**

干银耳、胡萝卜各50克，西兰花75克，四季豆30克

■ **调味料：**

橄榄油1小匙，咖喱粉1大匙，脱脂鲜奶1杯，盐1/4小匙，白糖1/2小匙，淀粉（淀粉、水各1匙）水2小匙

■ **做法：**

1 将干银耳泡水至软，去蒂，切片。

2 将西兰花洗净切小朵；胡萝卜洗净去皮切块；四季豆洗净切段。

3 热油锅，炒香咖喱粉，加鲜奶煮匀，再加所有材料、盐和白糖，以中火煮5分钟。

4 起锅前用淀粉水勾芡即可。

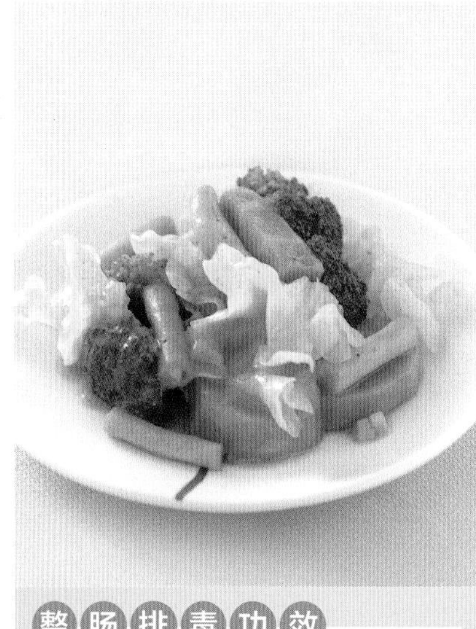

整肠排毒功效

香辣可口的咖喱，光香味就令人口水直流，并能帮助体内排毒；苦瓜含丰富的维生素C，能增强人体抵抗力。

双椒咖喱茄子

帮助消化+促进血液循环

- 热量 170.3千卡
- 糖类 23.4克
- 蛋白质 5.8克
- 脂肪 7.2克
- 膳食纤维 11.4克

■ **材料：**

茄子300克，辣椒10克，胡萝卜、青椒各30克，大蒜碎15克

■ **调味料：**

咖喱粉、橄榄油各1小匙

■ **做法：**

1 将所有材料洗净。胡萝卜去皮切片；青椒去蒂和籽、切斜片；辣椒切片；茄子切段备用。

2 热锅加橄榄油，爆香大蒜碎，放入胡萝卜片略炒，再放入茄子段拌炒。

3 加入适量的水和咖喱粉煮滚，最后加入青椒片和辣椒片煮熟即可。

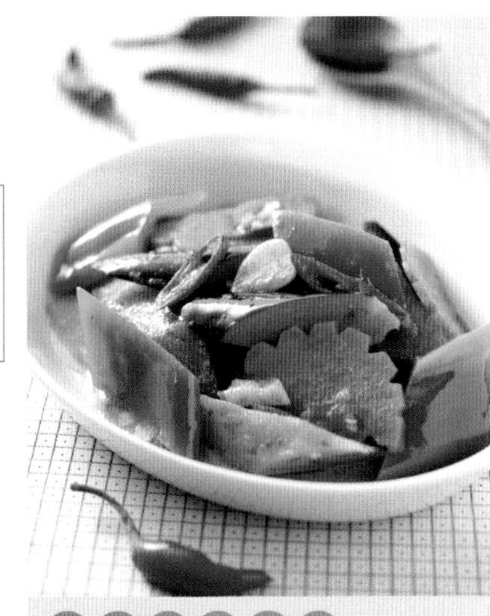

整肠排毒功效

咖喱中的香辛料除了帮助能发汗，促进血液循环外，亦能促进胃液分泌；茄子中的茄香豆酸，可预防动脉硬化和癌症。

苹果咖喱

改善便秘+清肠排毒

- 热量 624.2千卡
- 糖类 75.7克
- 蛋白质 5.0克
- 脂肪 31.7克
- 膳食纤维 9.8克

■ **材料：**

苹果300克，洋葱20克，土豆、胡萝卜各40克，罗勒10克

■ **调味料：**

咖喱块1/4小块，橄榄油1小匙

■ **做法：**

1 将材料洗净。苹果切块；土豆去皮切块；胡萝卜切块；洋葱切片。

2 橄榄油入锅，爆香洋葱片，加苹果块、土豆块、胡萝卜块略炒。

3 加适量的水及咖喱块煮匀，最后放上罗勒即可。

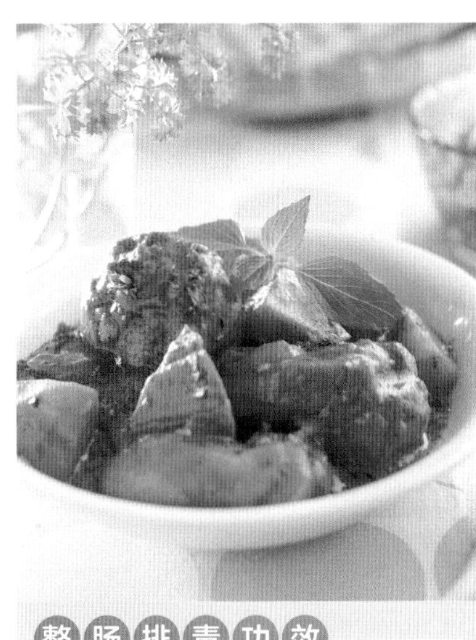

整肠排毒功效

咖喱具促进消化、杀菌和增进食欲之效，与富含果胶的苹果一起烹调，更能帮助清除肠中的废物和毒素。

Point 姜辣素刺激胃液分泌及肠胃蠕动

姜 Ginger

健肠有效成分

姜辣素

食疗功效

温肺暖胃
治疗感冒

- 别名：生姜
- 性味：性温，味辛
- 营养成分：
姜辣素、烟碱酸、硫氨素、维生素A、维生素C、叶酸、维生素B_2、膳食纤维、钠、钙、磷

○ **适用者：**产后妇女、感冒者　✗ **不适用者：**体质及肠胃过敏感者

姜为什么能健肠排毒？

姜辣素可刺激血液循环，加速唾液、胃液和肠液分泌，增加食欲、促进消化、醒脾胃、温肺暖胃。

姜主要营养成分

1 姜中的姜辣素能刺激呼吸中枢和心脏、止痛发汗、升高血压，还具抗癌功效，会在人体中产生超氧化物歧化酶。这是一种抗衰老物质，能抑制氧自由基对人体的危害，进而达到抗老化之效。

2 姜提取物中具有抗凝血成分，与阿司匹林作用相似，效果甚至超越阿司匹林，加上姜能降低胆固醇的综合作用，可预防心肌梗死和脑梗死。

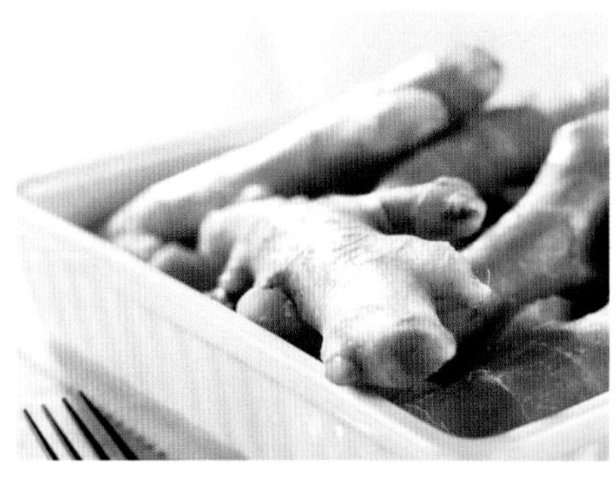

姜食疗效果

1 干姜性敛，可止腹泻；生姜性散、降，《本草纲目》记载，姜可治心痛、疮癣初发、产后血痛、腹痛胎寒等。

2 中医认为，姜性温味辛，可发汗、助消化、解毒、健胃、散寒、止呕祛痰、温中温肺、止咳止痛。可用于感冒、咳嗽、呕吐、腹泻、腹胀等症状。

姜食用方法

1 姜可温经散寒。以姜加红糖汤服用，可改善产后妇女经冷瘀血、气血虚亏的症状，还可祛瘀血、营新血，对产妇的健康和体力恢复效果显著，是产妇不可或缺的食品。

2 姜性温，是天寒时的暖身佳品，可以姜加入适量的糖，煮成热汤，具暖胃醒脾功效。

姜饮食宜忌

早晨食用姜有助健康，但姜性温，容易使人上火，不宜晚上吃，以免伤身。

姜炒花生肉丁

润肌美肤＋预防肠癌

- 热量 407.7千卡
- 糖类 16.6克
- 蛋白质 30.2克
- 脂肪 27.8克
- 膳食纤维 4.7克

■ **材料：**

小黄瓜1根，姜片适量，猪瘦肉、花生仁各60克

■ **调味料：**

淀粉、酱油、食用油、盐各适量

■ **做法：**

1 将小黄瓜洗净切小块；猪瘦肉切丁，以酱油、盐、淀粉略腌。

2 油锅烧热，放入猪瘦肉丁与姜片快炒后取出。

3 以锅中余油炒小黄瓜块与花生仁，加些清水，以大火快炒。

4 放入做法3的材料，加酱油和盐快炒至熟透起锅。

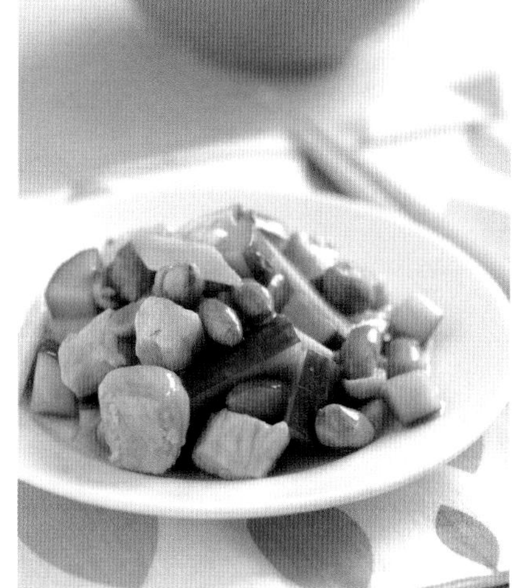

整肠排毒功效

姜所含的姜黄素有排毒之效，能进行肠道环保；花生富含脂肪，可滋润肠道，其丰富的膳食纤维能促进肠道蠕动。

姜丝双耳

3人份

稳定神经＋帮助排毒

- 热量 133.3千卡
- 糖类 24.4克
- 蛋白质 2.9克
- 脂肪 3.5克
- 膳食纤维 20.1克

■ **材料：**

新鲜黑木耳、泡发银耳各150克，干黄花菜40克，姜丝30克，辣椒30克

■ **调味料：**

低钠盐、香油各1/2小匙

■ **做法：**

1 将黑木耳、辣椒及银耳洗净切细丝；干黄花菜洗净，全放入滚水中汆烫。

2 炒菜锅内放香油将姜丝爆香。

3 再加入黑木耳丝、银耳丝、辣椒丝、黄花菜及调味料拌炒均匀即可。

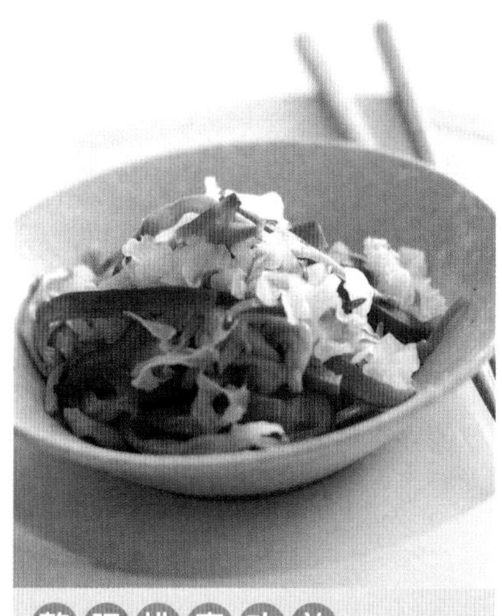

整肠排毒功效

姜可以提味，并能增加胃酸分泌，让肠道蠕动更活跃，进而促进排毒；黄花菜含钙和磷，能稳定神经，改善肠道紧张状态。

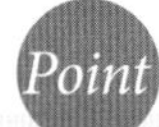 改善循环，促进排毒的香料

肉桂 Cinnamon

健肠有效成分

肉桂醛

食疗功效

缓解肠道痉挛

改善糖尿病

- 别名：玉桂、桂皮
- 性味：性热，味辛甘
- 营养成分：花青素、儿茶素、丁香酚、香叶草醇、桂皮油、肉桂油、香豆素、桂皮酸钠、肉桂酸钠、肉桂醛

○适用者：风湿痛及糖尿病患者　✗不适用者：出血性疾病患者、孕妇

肉桂为什么能健肠排毒？

1 肉桂有助促进血液循环，能改善风湿痛，对肠道发炎、消化不良、腹泻等病症，亦有舒缓作用。

2 肉桂醛是芳香性健胃驱风剂，可促进唾液及胃液分泌、缓和肠胃的刺激，缓解消化道平滑肌的痉挛，也能缓解肠道痉挛性疼痛。

肉桂主要营养成分

1 肉桂中含有挥发油，可缓和刺激、增强人体消化功能，并能帮助排除消化道中的积气。

2 肉桂中的儿茶素能改善恶心、呕吐的症状；花青素对于改善毛细血管渗透性相当有效，香叶草醇与丁香酚则可抑制细菌与霉菌的滋生。

3 肉桂对于肌肉关节疼痛与僵硬有纾解作用，生理期女性食用肉桂可缓和不适感。肉桂还可以改善血液循环不良、手脚冰冷等症状。

肉桂食疗效果

1 据研究，肉桂具有帮助中枢性血管和末梢血管扩张的功效，进而达到刺激血液循环的作用，还有抗凝抗菌、镇静镇痛、解热散热等作用。

2 肉桂在人体内可发挥类似胰岛素的功能，进而调节血糖。实验证实，30名2型糖尿病患者在连续40天服用肉桂的水溶性萃取物之后，血糖、甘油三酯、总胆固醇、低密度胆固醇均有显著的降低。

肉桂食用方法

肉桂为香料，通常直接选购肉桂粉即可使用，可直接以热开水冲泡当作茶饮，或加入咖啡、汤、甜点中都可。

肉桂饮食宜忌

1 孕妇、阴虚火旺者、热病患者及假寒真热者，不宜食用肉桂。

2 肉桂性温，春、夏两季或天气炎热时需慎食。

酸奶肉桂烤红薯

缓解便秘＋排毒通肠

- 热量 642.6千卡
- 糖类 141.8克
- 蛋白质 8.9克
- 脂肪 3.4克
- 膳食纤维 9.6克

■ 材料：

红薯2个，牛奶1/3杯，酸奶4大匙

■ 调味料：

白糖1大匙，肉桂粉1小匙

■ 做法：

1 将红薯洗净去皮，切成小块。

2 将牛奶与适量的水一起放到锅中，再把红薯块放入，煮到熟软后熄火。

3 取出红薯块装盘，撒上白糖与肉桂粉，放入烤箱中烤15分钟。

4 烤好后直接淋上酸奶即可食用。

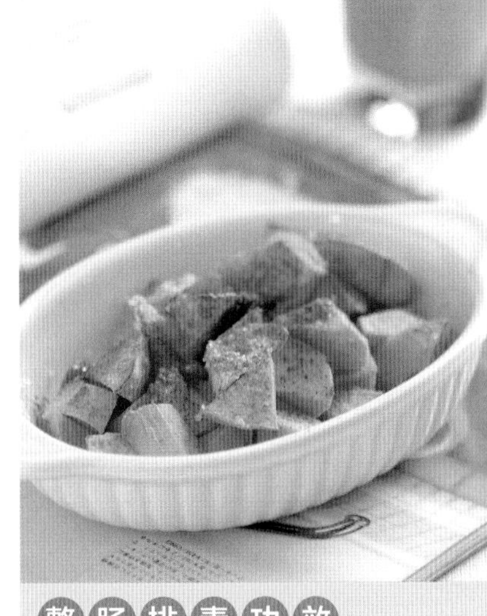

整肠排毒功效

肉桂作为甜点中的香料，既可提味又可促进胃液分泌；红薯富含膳食纤维，能缓解便秘；酸奶则能清除肠道毒素。

苹果肉桂卷

降低胆固醇＋润肠通便

- 热量 599.9千卡
- 糖类 118.3克
- 蛋白质 18.4克
- 脂肪 7.4克
- 膳食纤维 5.3克

■ 材料：

苹果300克，墨西哥饼皮2张，脱脂乳酪50克

■ 调味料：

代糖2大匙，肉桂粉2小匙

■ 做法：

1 将苹果洗净去皮切片，加入调味料拌匀。

2 墨西哥饼皮上依序铺乳酪和苹果片，卷起。

3 最后放入烤箱用180℃烤熟即可。

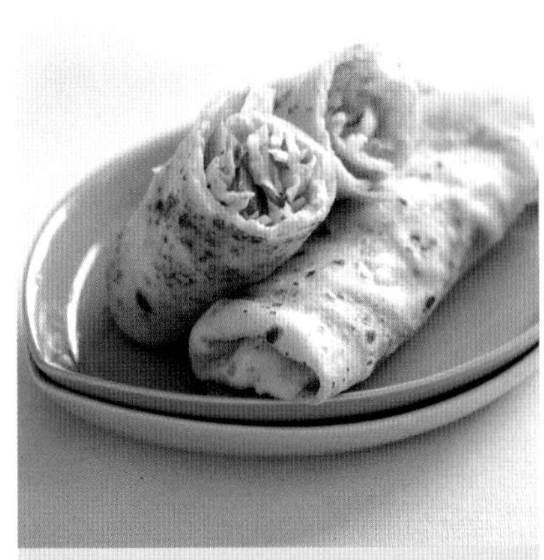

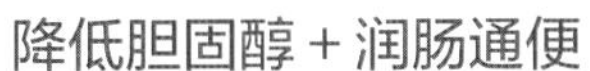

整肠排毒功效

苹果和肉桂相当对味，都具有促进体内排毒的效果。而苹果上的果皮，富有果胶，可降低胆固醇，润肠通便。

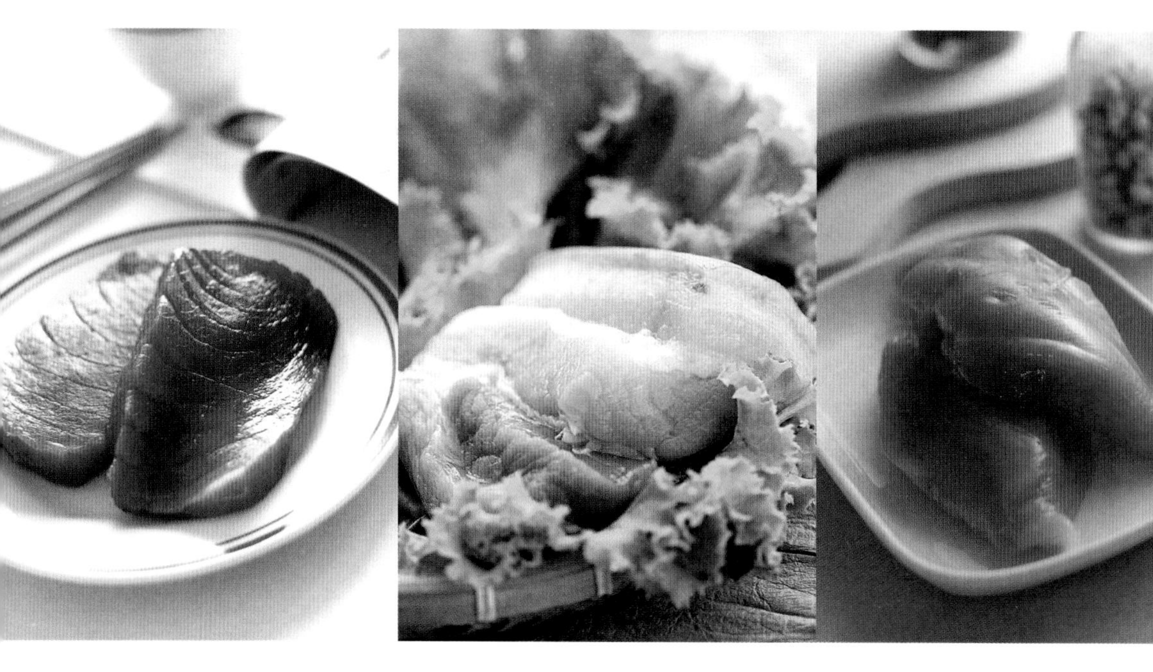

肉类、海鲜

肉类及海鲜食品含有人体必需的营养素，对人体的发育尤其重要。一般家禽、家畜类肉品如猪肉、鸡肉等，含有油脂，可润滑肠胃，帮助排便顺畅，但应注意食用过量易造成身体负荷。

有些海鲜含一般食物中较少见的营养成分，如海参中的海参皂苷可抑制胃酸过量分泌及幽门螺旋杆菌生长，保护胃黏膜，抑制有害菌，预防便秘、提高免疫力；牡蛎中的精氨酸则有助维持肠道细胞的正常功能，对人体及肠道的新陈代谢都相当有益。

Point 鱼油可润滑肠道，帮助排便顺畅

金枪鱼 Tuna

健肠有效成分

鱼油

食疗功效

活化脑细胞
提高免疫力

- 别名：鲔鱼
- 性味：性平，味甘
- 营养成分：
蛋白质、维生素A、B族维生素、维生素E、脂肪、DHA、EPA、钾、镁、铁、牛磺酸

○适用者：发育中的儿童、胆固醇或血脂过高者　✗不适用者：孕妇

金枪鱼为什么能健肠排毒？

肠道干涩、肠道蠕动慢是引起便秘的主因。金枪鱼的鱼肉中含有丰富的鱼油，能帮助润滑肠道，使体内粪便能顺利排出，改善长期便秘，促进肠道排毒。

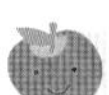

金枪鱼主要营养成分

1 金枪鱼中的牛磺酸是一种游离氨基酸，与其他鱼肉相比高出7~10倍。高含量的牛磺酸能调节细胞渗透压、预防胆结石形成，对调节神经冲动及其他生理功能也有助益，还可降低血糖、血脂、胆固醇，亦可帮助减重。

2 金枪鱼肚肉中的不饱和脂肪酸中含有丰富的EPA（二十碳五烯酸）和DHA（二十二碳六烯酸）。EPA具预防动脉硬化、促进血液循环、减少中性脂肪、增加高密度胆固醇的作用；DHA则可活化脑细胞、帮助视网膜建立、降低胆固醇等。

3 金枪鱼含维生素B_6及烟碱酸，可帮助儿童发育；而丰富的钾能稳定神经、增强肌肉功能，并有效消除水肿。

金枪鱼食疗效果

1 金枪鱼的红肉富含铁，并含有维生素B_{12}，能预防及治疗贫血。

2 金枪鱼肚肉含有丰富的维生素A、维生素B_6、维生素E，可减缓更年期的不适、保健肌肤，同时具有提高免疫力的功效。

3 金枪鱼的不饱和脂肪酸中，尤其是EPA和 DHA含量是所有水产类之冠，能预防高胆固醇血症及血管硬化等疾病。

金枪鱼食用方法

1 金枪鱼各个部位都有不同的营养价值，可依照口感及营养需求做成不同菜肴。

2 金枪鱼中的EPA和DHA含量丰富，搭配含类胡萝卜素的黄绿色蔬菜，能活化脑细胞，预防癌症。

金枪鱼饮食宜忌

1 葡萄中的鞣酸若遇到蛋白质含量丰富的金枪鱼，容易产生化学作用，影响蛋白质的吸收，并使人产生不适，故金枪鱼不宜与葡萄或含鞣酸的食物同时食用。

2 选购金枪鱼时，若鱼肉呈现黄褐色或黑褐色，代表新鲜度不足，不宜购买。

黄瓜拌金枪鱼

清热解毒＋提升免疫力

- 热量 184.3千卡
- 糖类 7.0克
- 蛋白质 21.0克
- 脂肪 6.0克
- 膳食纤维 2.7克

■ 材料：

小黄瓜200克，金枪鱼70克

■ 调味料：

熟白芝麻、白醋各2小匙，酱油1小匙，代糖1/2大匙，酒1大匙，盐、胡椒粉各少许

■ 做法：

1 将金枪鱼洗净用盐、胡椒粉腌2分钟，烫熟备用。

2 将小黄瓜洗净，去皮切片略拍扁，与做法1的金枪鱼拌匀，盛盘备用。

3 酱油、白醋、白糖入锅略煮，再加白芝麻拌匀。

4 将做法3的调味料淋在做法2的材料上即可。

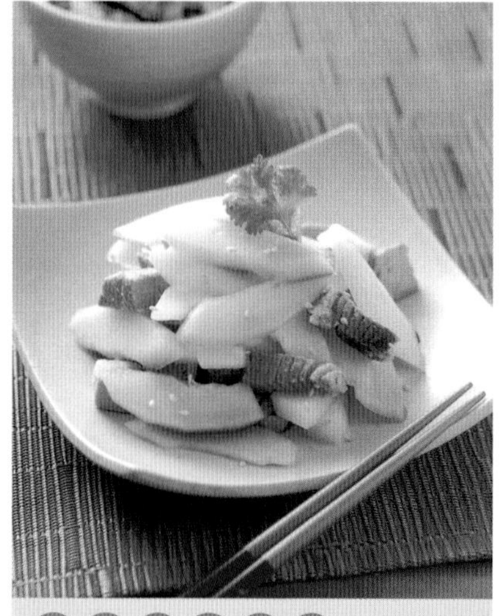

整肠排毒功效

小黄瓜具清热利水、解毒消肿功效，有益身体排毒；金枪鱼营养丰富且热量不高，含丰富鱼油，可润泽肠道，预防便秘。

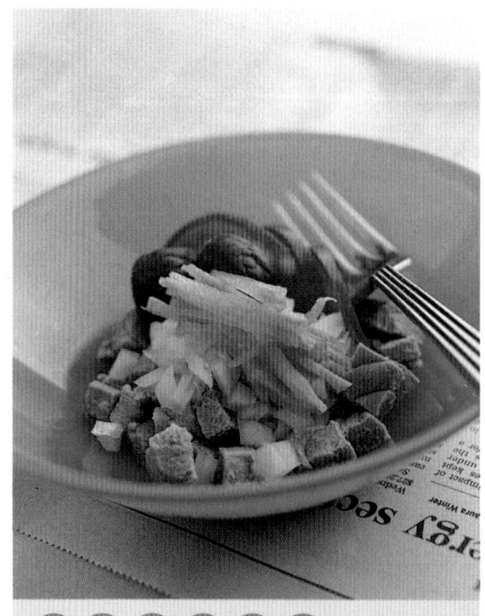

整肠排毒功效

便秘会导致肠道不停吸收粪便中的毒素，使肠道环境恶化，而金枪鱼中富含的鱼油，能润滑肠道，刺激肠道蠕动，改善便秘。

梅白醋金枪鱼丁

2 人份

改善便秘＋整肠排毒

- 热量 279.2千卡
- 糖类 33.0克
- 蛋白质 36.5克
- 脂肪 0.7克
- 膳食纤维 2.8克

■ 材料：

绿茶梅10粒，金枪鱼丁150克，小西红柿片、胡萝卜丝各50克，葱丝20克，洋葱丁30克

■ 调味料：

梅白醋2小匙，白糖1.5大匙，盐1/4小匙

■ 做法：

1 将金枪鱼洗净汆烫沥干，备用。

2 将所有调味料与绿茶梅一同放入锅中混匀，待凉即成酱汁。

3 将所有材料装盘，淋上做法2的材料即可。

西蓝花炒金枪鱼

润肠通便＋增加饱足感

- 热量 200.7卡
- 糖类 6.4克
- 蛋白质 36.6克
- 脂肪 3.2克
- 膳食纤维 2.6克

■ **材料：**

金枪鱼150克，西蓝花80克

■ **调味料：**

盐少许，胡椒粉1/6小匙，
酒1/2小匙，橄榄油1小匙

■ **做法：**

1 将金枪鱼洗净去皮去骨切小片；西兰花洗净切小朵，备用。

2 将金枪鱼加酒腌10分钟，入锅煎熟。

3 热锅加油，将西蓝花放入炒9分成熟，再加盐、胡椒粉和做法2的金枪鱼炒熟即可。

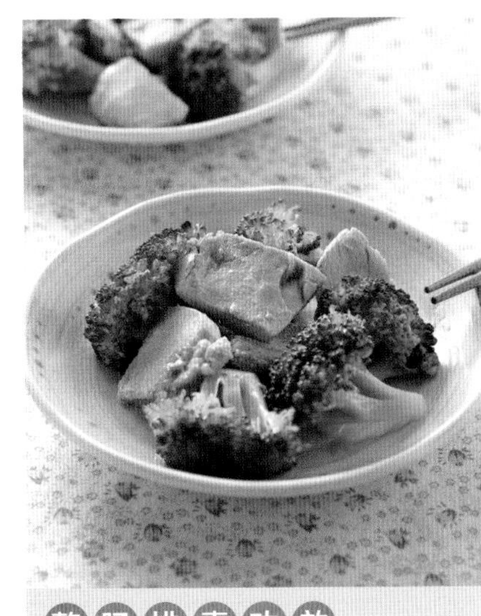

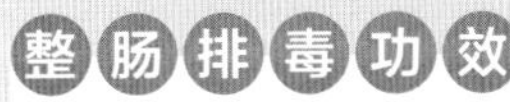

金枪鱼含有丰富的w－3脂肪酸、钠、蛋白质、维生素A、维生素C、铁，可促进脂肪代谢，降低血脂，改善肠道功能。

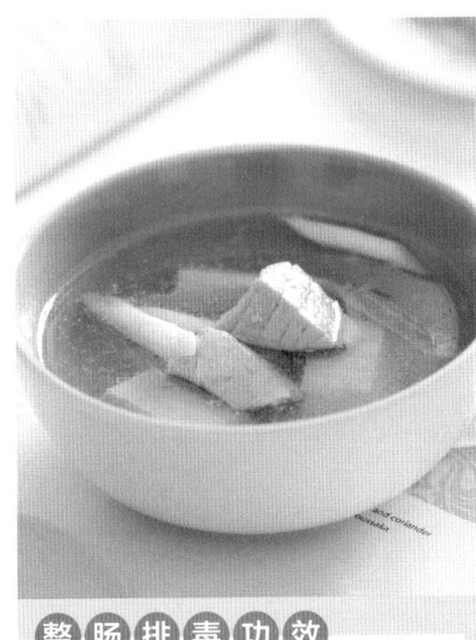

整肠排毒功效

金枪鱼含丰富的甲硫氨酸及胱氨酸，能强化肝脏功能；牛磺酸可降低血压及血中的胆固醇，防止肠道吸收过多有害物质。

金枪鱼鲜汤

强肝解毒＋保护肠壁

- 热量 153.3千卡
- 糖类 3.0克
- 蛋白质 35.3克
- 脂肪 0.3克
- 膳食纤维 1.0克

■ **材料：**

金枪鱼块150克，葱段20克，
姜片30克

■ **调味料：**

米酒1小匙，胡椒粉1/2小匙，低钠盐1/4小匙

■ **做法：**

1 先用姜片熬汤。

2 将金枪鱼块洗净后加入做法1的汤中熬煮。

3 起锅前加入调味料和葱段略煮。

Point 海参皂苷能抑制胃酸、保护胃黏膜

海参 Sea Cucumber

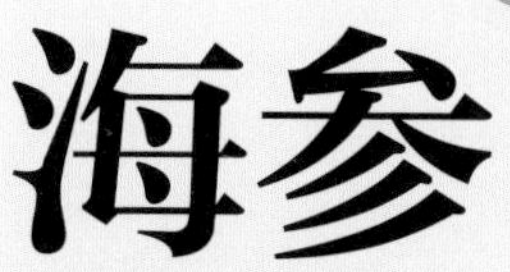

健肠有效成分

海参皂苷
维生素

食疗功效

保护胃黏膜
提高免疫力

● 别名：刺参

● 性味：性温，味甘咸

● 营养成分：
维生素A、B族维生素、维生素D、维生素E、蛋白质、氨基酸、酸性多糖、海参素、海参皂苷、谷胱甘肽、硒、钴

○ 适用者：一般人、血糖偏高者　✗ 不适用者：脾胃虚弱者

海参为什么能健肠排毒？

1 幽门螺旋杆菌是导致胃黏膜损伤的主要病菌。海参中的海参皂苷具有独特功效，可抑制胃酸过量分泌及幽门螺旋杆菌生长，进而保护胃黏膜。

2 海参含有许多胶原纤维组成的结缔组织，可去除体内的有害物质，有不错的排毒功效。

3 可帮助乳酸菌和双歧杆菌大量增殖，进而抑制大肠杆菌、梭状芽孢杆菌及沙门氏菌等有害菌的生长，降低有毒发酵产物的产生，改善肠道微生态环境，可预防便秘、提高免疫力。

海参主要营养成分

1 俗谚云：“陆有人参，水有海参”海参于中医药理中具补肾、养血作用，兼具营养和食疗价值。

2 现代营养学家指出，海参的特点是高蛋白、低糖、低脂肪、低胆固醇，还具有如胶原蛋白等其余特殊养分。

海参食疗效果

胶原蛋白具生血养血、延缓人体衰老等功效，还可改善肌肤，除皱润肤，与中药的龟板胶、鹿角胶、阿胶相媲美。

海参食用方法

1 未经加工清洗的海参，口感较涩，许多人在烹调时加白醋去除涩味。但白醋的酸性会使胶原蛋白产生变化、促使蛋白质分子凝集和紧缩，反而使海参口感、味道及营养价值均下降，应避免之。

2 海参切碎熬粥，不但方便营养，也能使肠胃道对海参的营养充分吸收。

海参饮食宜忌

1 老人不宜多食海参，以避免蛋白质摄取过多，加重肾脏负担。

2 海参富含蛋白质，若与含单宁酸的柿子一起食用，会引起腹痛、恶心及呕吐等不适症状。

3 海参性滑利，对于脾胃虚寒、经常腹泻者，不宜多食。

大蒜海参粥

抑菌润肠＋排除毒素

- 热量 371.7千卡
- 糖类 65.2克
- 蛋白质 20.0克
- 脂肪 3.0克
- 膳食纤维 5.0克

■ 材料：

胚芽米、大蒜末各30克，胡萝卜片40克，海参片150克，荞麦、丝瓜片各50克，姜丝20克

■ 调味料：

低钠盐、米酒各1/2小匙

■ 做法：

1 先将胚芽米泡水一晚。

2 煮沸一锅水，加入胚芽米及荞麦、大蒜末、丝瓜片熬煮烂熟。

3 再加入海参片、胡萝卜片、姜丝及所有调味料煮熟即可。

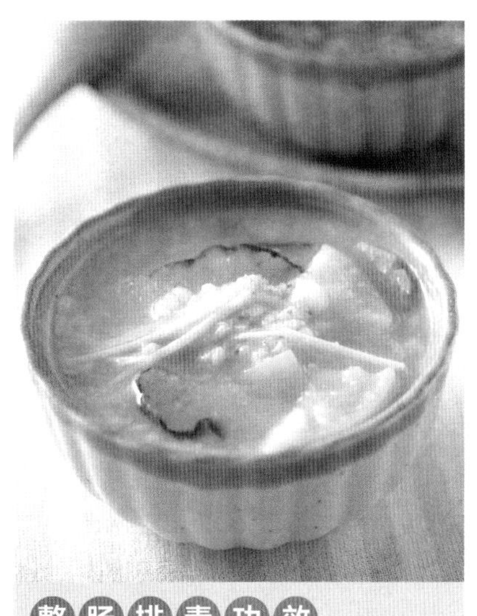

整肠排毒功效

海参皂苷可抑制真菌、致病细菌生长；海参壁富含胶原蛋白，能强化肌肤保水功能，维持肠道湿润，减少废物积累。

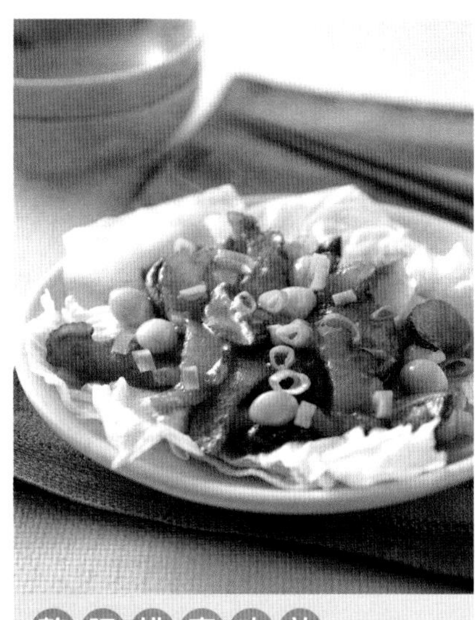

整肠排毒功效

酸性黏多糖，是海参壁中的重要成分，具有抗肿瘤、提高身体免疫力、消炎消肿、减轻肠道负担之效。

海参烩香菇

消肿解毒＋提高免疫力

- 热量 173.9千卡
- 糖类 3.8克
- 蛋白质 13.6克
- 脂肪 25.2克
- 膳食纤维 0.3克

■ 材料：

猪肉丝、葱末各10克，海参30克，鲜香菇40克，竹笋50克，姜丝5克

■ 调味料：

米酒、酱油各1小匙，淀粉、盐、香油各少许，橄榄油2小匙

■ 做法：

1 将海参泡水，涨发后洗净切片；将猪肉丝和米酒、酱油拌匀后，静置10分钟至入味，抹上一层淀粉；鲜香菇洗净切条；竹笋洗净去壳切片。

2 热锅放油，爆香葱末、姜丝，依序放入猪肉丝、海参片、鲜香菇条、笋片拌炒。

3 最后放入盐和香油拌匀即可。

Point 调节人体中的新陈代谢、维持肠道细胞功能

牡蛎 Oyster

健肠有效成分

精氨酸

碘

食疗功效

维持肠道细胞功能

- 别名：蚵、蛎黄、蚝、海蛎子
- 性味：性微寒，味甘咸
- 营养成分：
  蛋白质、牛磺酸、DHA、钙、碘、锌、维生素A、维生素B_1、维生素B_2、维生素B_6、维生素C

○ 适用者：贫血、神经紧绷者　✗ 不适用者：脾虚、遗精及阳虚者

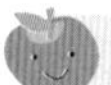

牡蛎为什么能健肠排毒?

1 牡蛎中的精氨酸有助维持肠道细胞的功能及构造。

2 牡蛎含碘，而碘是合成甲状腺素的主要成分，具有调节新陈代谢的作用。

牡蛎主要营养成分

1 牡蛎低油、低胆固醇，所含糖类主要为肝糖，是人体活力的源泉。

2 日本人称牡蛎为“海洋之超米”，欧洲则称之为“海洋的玛娜”（即上帝赐予的珍贵之物）、“海洋的牛奶”，皆由于其营养价值丰富。

3 锌具强精作用，亦可增强记忆力、促进伤口愈合；铁则能预防贫血。

牡蛎食疗效果

1 中医认为，牡蛎能滋阴养血，进而使肌肤细致，改善肤质。近年医学研究发现，牡蛎肉的萃取物中，具抗癌、抗忧郁症等作用。

2 精氨酸能促进细胞的繁殖与生长，进而帮助伤口愈合、提高人体免疫力。

3 EPA及DHA可降血脂、降血压、预防心脏病及中风，并为脑神经生长发育的必需营养素。维生素B_6可帮助氨基酸的分解与合成，维生素B_{12}则有助红细胞再生，改善恶性贫血。

4 牡蛎有安神、镇静及舒缓情绪的作用，中医常用来治疗心神不安、惊悸怔忡、失眠多梦等症。

牡蛎食用方法

1 烹调牡蛎前，先撒上少许豆粉，揉搓后以清水冲洗。

2 牡蛎可单食，也可与其他食材搭配，制成热炒、冷盘，或者做汤品、火锅、馅料等。

3 牡蛎肉质较细嫩，烹调时若过度加热，牡蛎会变硬、体积缩小，影响口感，因此烹调时间不宜过长。

牡蛎饮食宜忌

1 脾虚、遗精及阳虚之人，不宜过量食用。

2 牡蛎的嘌呤含量高，会增加血液中的尿酸浓度，导致痛风发作，因此痛风患者或高尿酸血症者不宜食用。

樱花虾牡蛎焗饭

2 人份

抗衰老＋解毒

- 热量 781.9千卡
- 糖类 168.6克
- 蛋白质 20.8克
- 脂肪 2.7克
- 膳食纤维 2.4克

■ 材料：

米饭2碗，牡蛎60克，乳酪丝2克，樱花虾、柴鱼片、海苔丝各1克

■ 调味料：

盐1/2小匙

■ 做法：

1 将牡蛎洗净，放入滚水中汆烫1分钟，捞起沥干备用。

2 米饭放进焗烤盘中，摆上牡蛎，铺乳酪丝，放入烤箱以250℃烤8分钟。

3 取出做法2的材料，撒上樱花虾、柴鱼片、海苔丝即完成。

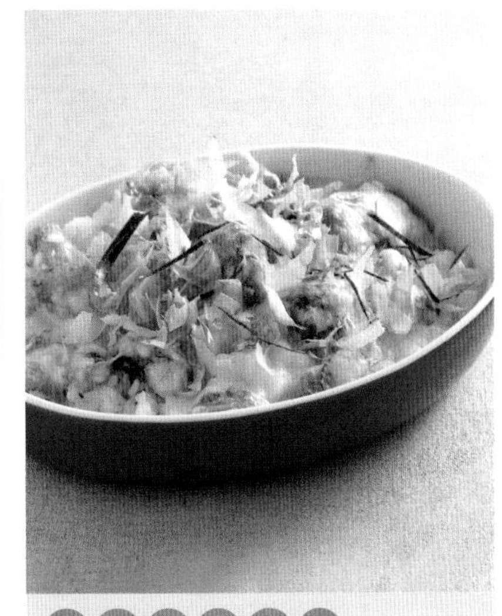

整肠排毒功效

牡蛎含多种营养素，有防止动脉硬化、抗血栓以及抗衰老、防止肠道功能老化的作用；其含的牛磺酸还有解毒、抗肿瘤的作用。

焗烤牡蛎

补充营养＋修复肠道

- 热量 123.2千卡
- 糖类 12.2克
- 蛋白质 13.5克
- 脂肪 2.3克
- 膳食纤维 0.0克

■ 材料：

带壳牡蛎6个，大蒜1瓣，低脂乳酪2片

■ 调味料：

白酒2大匙，柠檬汁1小匙，意大利香料粉1/4小匙

■ 做法：

1 将材料洗净；大蒜切末。

2 白酒和乳酪片以微波炉加热20～30秒，待乳酪片软化后，加入大蒜蓉和意大利香料粉调匀。

3 烤箱以200℃预热，将乳酪酱铺在牡蛎上，然后放入烤箱下层，烤12分钟。

4 食用前滴上柠檬汁即可。

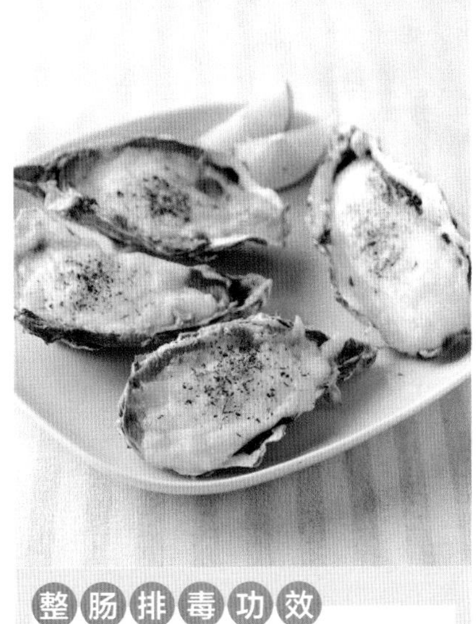

整肠排毒功效

牡蛎的营养极为丰富，含有8种人体必需的氨基酸，能为人体补充营养；另含有矿物质锌，能修复肠道受损的细胞。

Point 瘦肉与肥肉一起食用，可滋润肠道

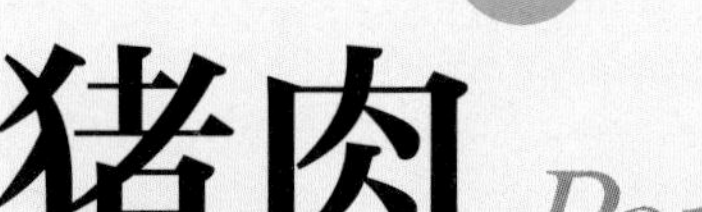

猪肉 Pork

健肠有效成分

油脂

食疗功效

滋阴润燥
补虚强身

- 别名：豚肉
- 性味：性平，味甘咸
- 营养成分：烟碱酸、蛋白质、铁、钙、磷、锌、维生素A、维生素D、维生素E、维生素K

○ **适用者：** 病后或产后妇人、发育中的儿童　✗ **不适用者：** 高血压、高胆固醇血症者

猪肉为什么能健肠排毒？

吃猪肉时，宜将瘦肉与肥肉混合食用，因适量摄取油脂可帮助润滑肠道，改善新陈代谢，使排便通畅，补充身体所需养分。

猪肉主要营养成分

1 猪肉中含有丰富的蛋白质，质与量均相当均衡，可媲美蛋类及牛奶食品中的蛋白质，是一种完全蛋白质，可供应人体发育所需的养分。

2 完全蛋白质含有人体所需的氨基酸，且猪肉中必需氨基酸的构成比例与人体实际需要相近，易被人体充分吸收利用，属于优质蛋白质，营养价值很高。

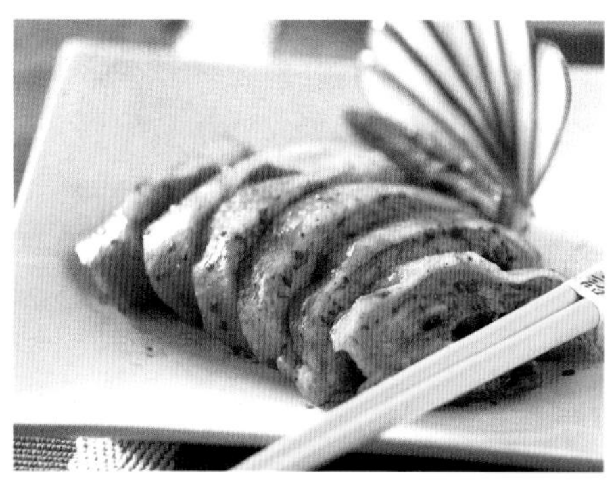

猪肉食疗效果

1 瘦肉中的血红蛋白具有补铁作用，可预防、改善贫血。

2 猪肉具有滋阴润燥、补虚强身、丰肌泽肤等作用，是病后体质虚弱、产后血虚、面黄羸瘦者的滋补良品。

3 猪肉还具有利二便、滋肝阴和止消渴等作用。

猪肉食用方法

1 营养专家指出：“吃肉不加蒜，营养减一半。”猪肉虽含有丰富的维生素B_1，但这种维生素在人体停留时间很短且不稳定。若与大蒜一起食用，可结合蒜素与维生素B_1，将水溶性转变为脂溶性，增强被人体吸收与利用的效果。

2 猪肉可作主食，也可切块、切丝炒饭或炒面，烹调方式相当多样。

猪肉饮食宜忌

胆固醇是造成血栓和结石的主要成分，猪肉为高胆固醇食物，摄取过多容易增加高血压的发生率，导致动脉硬化。

芦笋肉卷

抗氧化＋防癌降压

- 热量 799.7千卡
- 糖类 30.0克
- 蛋白质 71.0克
- 脂肪 44.0克
- 膳食纤维 3.4克

■ 材料：

猪肉片8片，胡萝卜1根，乳酪棒、芦笋各8根

■ 调味料：

低脂色拉酱1大匙，食用油适量

■ 做法：

1. 将胡萝卜洗净直剖成8根长条，和洗净的芦笋放入滚水中汆烫后沥干。
2. 取一片猪肉，放上乳酪棒、芦笋、胡萝卜后卷起。
3. 依照做法2，逐一完成8个猪肉卷。
4. 热锅放油，将猪肉卷煎熟即可，可搭配色拉酱食用。

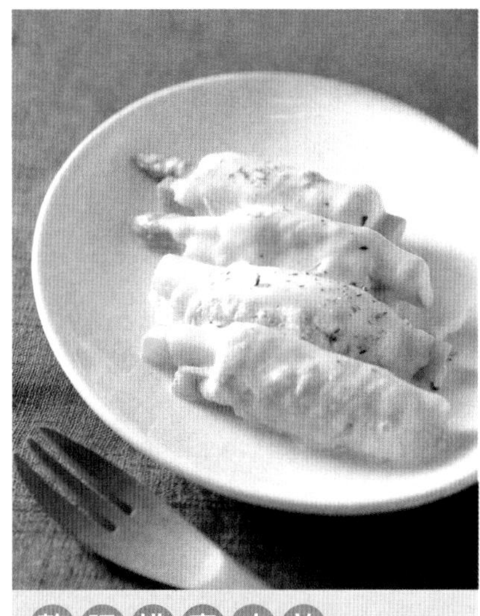

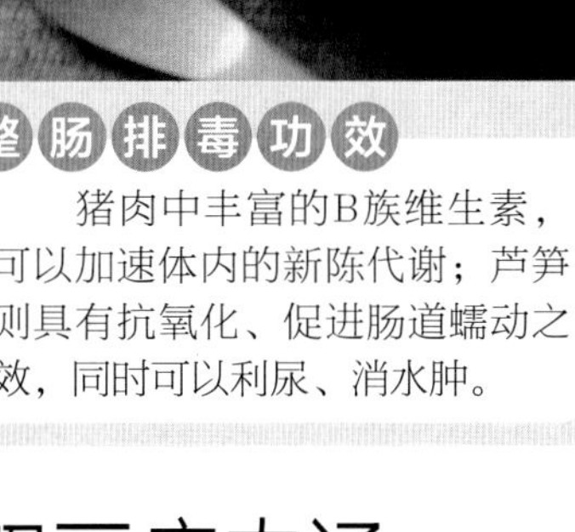

整肠排毒功效

猪肉中丰富的B族维生素，可以加速体内的新陈代谢；芦笋则具有抗氧化、促进肠道蠕动之效，同时可以利尿、消水肿。

青白双豆瘦肉汤

4 人份

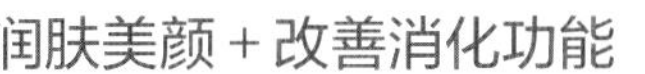

润肤美颜＋改善消化功能

- 热量 585.3千卡
- 糖类 56.1克
- 蛋白质 55.9克
- 脂肪 16.1克
- 膳食纤维 13.8克

■ 材料：

豆腐、猪肉片各150克，豌豆角100克，姜末5克

■ 调味料：

酒2.5大匙，酱油1大匙，味醂2大匙

■ 做法：

1. 将豌豆角去老茎，冲洗干净；豆腐切小块。
2. 汤锅加入适量的水煮滚，再加入调味料、猪肉片与姜末煮熟。
3. 放入豆腐块煮至入味，再放入豌豆角煮约7分钟即可。

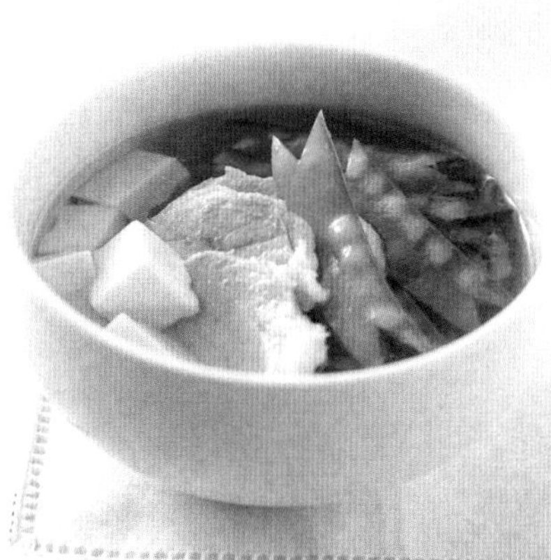

整肠排毒功效

猪肉中的油脂可以润滑肠道，帮助排便；豆腐中大量的大豆异黄酮能保护肠道细胞免受自由基的损害。

鸡肉 Chicken

健肠有效成分
油脂

食疗功效
养血益气
温补脾胃

- 别名：家鸡肉
- 性味：性温，味甘
- 营养成分：
蛋白质、钙、磷、铁、氨基酸、脂肪、
维生素A、维生素B_2、维生素B_6、维生素B_{12}、维生素D、维生素K

○ **适用者：**一般人、体虚病弱者　✗ **不适用者：**胃溃疡、胃酸过多者

鸡肉为什么能健肠排毒?

1 以鸡肉炖汤，鸡汤会刺激胃酸分泌，鸡肉中的油脂也会增强代谢功能。

2 鸡肉在中世纪时于欧洲逐渐普及，当时的人们已经认为，鸡肉是一种容易被肠胃消化、吸收的食物。

鸡肉主要营养成分

1 鸡肉的蛋白质含量比猪、鸭、羊、鹅肉高出许多，脂肪的含量却相对较低，对身体不会产生较大负担，是老弱病患者的良好滋补品。

2 鸡肉各部位皆有其营养价值，如鸡腿肉富含铁质，可改善贫血；鸡胸肉的B族维生素含量极高，具恢复疲劳、保护皮肤功效；鸡翅则含有丰富的胶原蛋白，能强化血管功能。

鸡肉食疗效果

1 鸡肉味甘性微温，能温中补脾、益气养血。《本草纲目》记载，鸡肉“补中益气，甚益人，炙食尤美”。

2 营养不良、乏力疲劳、畏寒怕冷、贫血、虚弱、经期不顺等，食用鸡肉能有所改善，因鸡肉具有健脾胃、强筋骨、活血脉的功效。

3 鸡肉含有牛磺酸，能增强人体免疫力，促进消化功能。

鸡肉食用方法

1 选购鸡肉应以肉质结实弹性、鸡冠淡红色、毛孔突出、粉嫩光泽、软骨白净为指标；烹调时，需全熟才可食用。

2 鸡肉的肉质细嫩，营养丰富，热炒、炖汤皆宜，也是较适合冷食凉拌的肉类。

3 鸡肉买回来后，应冷藏于2～4℃的冷藏库中，并尽速食用完毕。若无法于短时间内吃完，则应置于冷冻库以保鲜。

鸡肉饮食宜忌

1 鸡皮上的脂肪量尤其高，心血管疾病患者应忌食。

2 胃溃疡、胃酸过多、胆囊炎和胆结石的患者避免食用过量。

苹果炒鸡肉

排除毒素+改善便秘

- 热量 407.9千卡
- 糖类 19.5克
- 蛋白质 46.4克
- 脂肪 16.0克
- 膳食纤维 1.4克

■ 材料：

鸡肉200克，大蒜末10克，苹果（小）2个，黄椒50克

■ 调味料：

盐1/2 小匙，白糖1小匙，香油适量，橄榄油1大匙

■ 腌料：

柠檬汁、酱油、米酒各1大匙

■ 做法：

1 将鸡肉洗净切条，以腌料腌20分钟；黄椒洗净切块；苹果洗净去皮切成块备用。

2 热锅放橄榄油，爆香大蒜末；放入鸡肉条炒至八成熟，接着放入苹果块、黄椒块拌炒。

3 起锅前放入其余调味料拌匀即可。

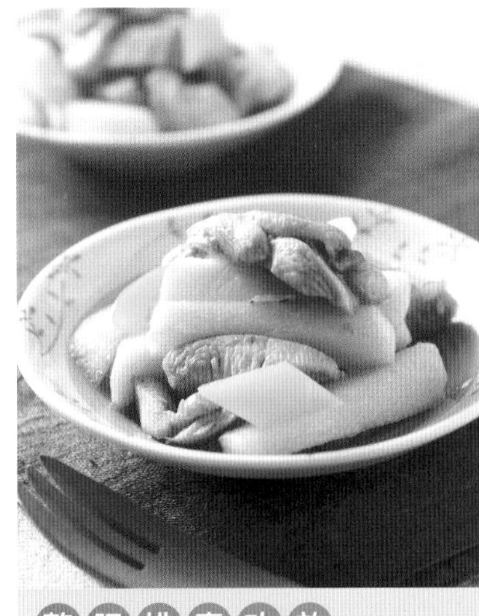

整肠排毒功效

苹果中的水溶性膳食纤维可吸附肠道中的重金属，使其从粪便中排出；鸡肉容易为人体所吸收，不刺激肠道。

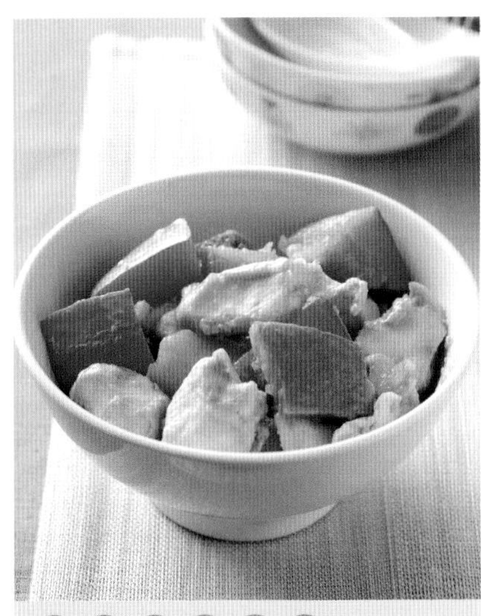

整肠排毒功效

鸡肉中蛋白质、B族维生素的含量丰富，又属于低脂肪食物，且易消化吸收，对肠道较无负担，是优良的肉类来源。

南瓜蒸鸡

高纤降糖+增强体力

- 热量 361.1千卡
- 糖类 54.7克
- 蛋白质 28.0克
- 脂肪 1.3克
- 膳食纤维 3.4克

■ 材料：

南瓜200克，鸡肉100克

■ 调味料：

蔬菜高汤1杯，味醂1/2大匙，酒、代糖各1大匙，低盐酱油2小匙

■ 做法：

1 将南瓜洗净去皮去籽，切小块，鸡肉切块。

2 鸡肉块用调味料腌5分钟。

3 最后加南瓜块拌匀，再用蒸锅蒸熟即可。

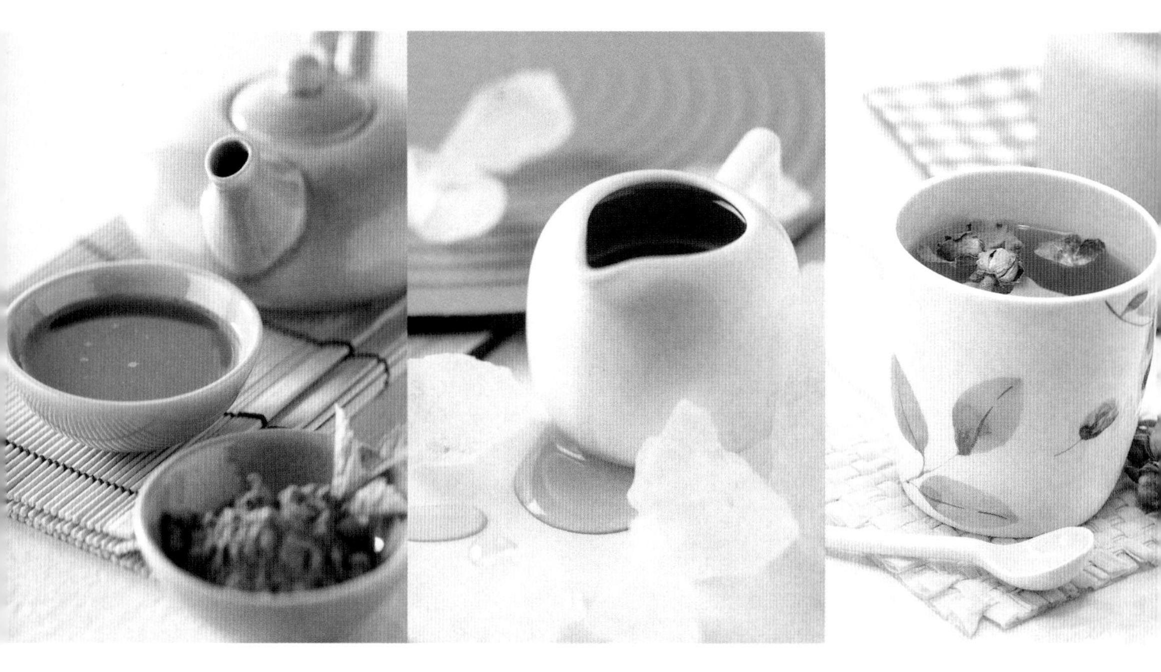

顺畅饮品类

许多饮品不只可以生津解渴，对人体保健也相当有益，如乳酸饮料、酸奶中，含有乳酸菌等有益菌，能帮助肠胃蠕动，改善肠道功能。但选购时应注意其有益菌含量是否达到标准，有益菌含量不足的乳酸饮料对人体帮助有限。

茶叶被用来养生、保健由来已久，茶叶中含有的儿茶素能预防胃肠道疾病；作为调味料之一的醋则可促进唾液和胃液的分泌，改善食欲不振、便秘等症状。唯一需要注意一些饮品所含成分特殊，不适合特定人群饮用。

Point 乳酸菌有效增加肠道有益菌数量

乳酸饮料 Lactobacillus Beverage

健肠有效成分

乳酸菌

食疗功效

改善便秘
抗癌抗老

- 别名：乳酸菌饮料
- 性味：性平，味甘酸
- 营养成分：维生素B_1、钙、蛋白质、维生素B_2、镁、脂肪、烟碱酸、铁、糖类

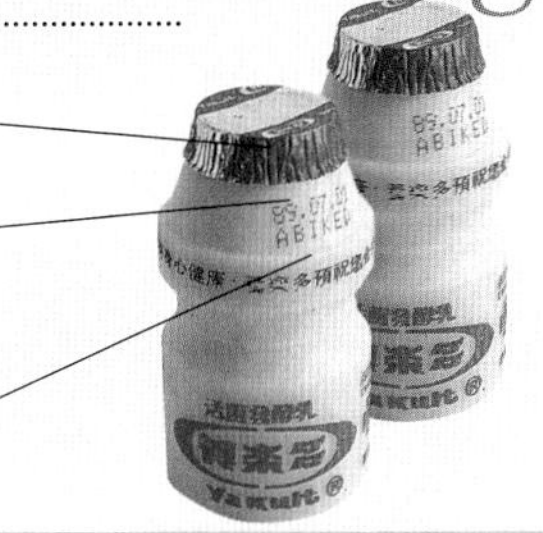

○ **适用者：**对牛奶过敏者、长期便秘者　✗ **不适用者：**老人

乳酸饮料为什么能健肠排毒？

1 乳酸饮料是一种含乳型饮料，由鲜奶或奶粉加入一定比例的酸味剂、水、糖、乳酸菌等配制而成，味道酸甜适口。乳酸菌进入人体后，可增加肠道有益菌数量，帮助消化，改善便秘。

2 乳酸菌将乳糖分解为乳酸后，能抑制肠道内有害菌的生长，及其他有害物质的产生，维持肠内菌群平衡，达到抗癌、保健、抗衰老等功效。

3 定时补充乳酸菌，会使肠道内环境维持偏酸性的状态，进而刺激肠道蠕动，帮助排便顺畅。

乳酸饮料主要营养成分

1 乳酸菌会对牛奶中的蛋白质进行分解，使其成为小分子的氨基酸，最后成为一种微细的凝乳，容易消化吸收，也同时提高了磷、钙、铁的营养价值。

2 乳酸菌会将乳糖分解为半乳糖，有助于儿童脑细胞及神经系统的发育，也可被一些缺乏乳糖酶，或容易因喝鲜奶而腹胀、腹泻的乳糖不耐症者所吸收。

乳酸饮料食疗效果

1 乳酸饮品中的胆碱含量高，因此可降低胆固醇。

2 喝加了乳酸菌的乳酸饮料，在消暑、解渴的同时，还能帮助改善肠道内环境。

3 早餐前，空腹饮用乳酸饮料，可以有效刺激肠胃蠕动，帮助清理肠胃，达到整肠之效。

乳酸饮料食用方法

很多商家会在售卖快餐时附上一瓶乳酸饮料，因为乳酸菌可以增加肠道内的有益菌繁殖，帮助消化，适合餐后饮用。

乳酸饮料饮食宜忌

1 卫生署规定，每1毫升发酵乳中的乳酸菌含量应达到100万个以上，因为这样对人体才有实质作用。选购市售乳酸饮品应注意其乳酸菌是否达到合格数量。

2 许多乳酸饮料添加太多的糖以增加口感，导致热量过高，即使能够整肠健胃，喝太多还是会造成身体负担，招致反效果。

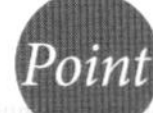 大量活性菌改善腹泻、肠炎和便秘

优酪乳、酸奶 Yoghurt

健肠有效成分

活性乳酸菌

食疗功效

延年益寿
降低高血压

- 别名：发酵乳
- 性味：性平，味甘酸
- 营养成分：
蛋白质、钙、磷、钾、乳糖、乳酸菌、维生素A、B族维生素、维生素D

○ **适用者：** 便秘、腹泻者　✗ **不适用者：** 糖尿病人、动脉粥样硬化患者

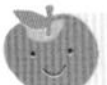

优酪乳、酸奶为什么能健肠排毒?

1 优酪乳含有大量活性菌，可以改善乳糖不耐症、腹泻、肠炎、便秘、幽门螺旋杆菌感染等，使肠道内环境更佳，还可以提高人体免疫力。

2 酸奶所含的乳酸菌可促进胃肠蠕动，帮助消化、促进新陈代谢，预防因长期便秘引起的毒素堆积与黑斑。

3 优酪乳为弱碱性饮品，经常饮用可帮助调解体内酸碱值，使有益菌能顺利生长，常保肠道健康。

优酪乳、酸奶主要营养成分

1 酸奶在法国，被称为“长寿牛奶”；在回教国家的古老传说里，则被称为“先知的饮料”，因其先人都曾因为长期食用含酸奶的食物而享高寿。由此可知，酸奶对人体健康的益处在很久以前便已备受肯定。

2 美国纽约骨科主任杰瑞·尼维斯博士曾指出，酸奶含有钙、维生素D等元素，其充足的营养成分是用以预防、治疗骨质疏松的关键。

3 酸奶由纯鲜奶制成，没有其他不良添加物的顾虑，原味酸奶除了食用，还可用在护肤保养上。酸奶可软化角质层，促进老废角质剥落，使肌肤柔嫩有弹性。

4 酸奶可滋润肌肤，改善皮肤因干燥而产生的脱皮现象；而酸奶中的维生素与蛋白质容易被肌肤所吸收，达到保湿功能，淡化黑斑、改善肤色黯沉，长期使用还可收缩毛孔，使肌肤白皙细致，是一种天然的保养品。

优酪乳、酸奶食疗效果

1 美国哈佛大学公共卫生学院流行病学研究员艾尔瓦罗·阿良索博士表示，根据研究发现，每天饮用2~3份或更多优酪乳的人，高血压的发病率比其他完全不喝酸奶的人降低了约50%。

2 乳酸菌能帮助肠道抑制坏菌的滋生，促进有益菌生长，维持健康的肠道内环境，缩短粪便停留于肠道中的时间，使排便顺畅，避免宿便堆积。

3 糖尿病女性患者容易出现慢性酵母菌感染，每天饮用200毫升的优酪乳，可使阴道酸碱值由6.0降为4.0，接近正常值的4.0~4.5，并同时降低阴道感染率。

优酪乳、酸奶食用方法

1 有些优酪乳及酸奶含糖量颇高，容易造成热量过高，喜欢甜食者不妨选择使用代糖的产品，以免造成身体过度负荷。

2 活性菌含量是优酪乳保健人体的关键，选购时应注意产品标明的有益菌数。

3 饭后1～2个小时后，为喝优酪乳的最佳时机。

4 优酪乳的温度在10～12℃，口感最佳，而在夏季时的最佳饮用温度，可适当降低至7～10℃。

优酪乳、酸奶饮食宜忌

1 胃肠功能欠佳者喝优酪乳容易导致胃酸过多，影响胃黏膜及胃液的分泌、破坏人体内的电解质平衡，并造成食欲不振。

2 动脉粥样硬化、胆囊炎、糖尿病和胰腺炎患者若喝含糖的全脂优酪乳，容易加重病情。

3 空腹时胃内的酸度较大，乳酸菌会被胃酸杀死，大大减弱其保健作用。

4 优酪乳不宜和红霉素、氯霉素、磺胺类等药物同时服用。

幸福香蕉酸奶

促进代谢＋帮助排便

- 热量 292.4千卡
- 糖类 62.3克
- 蛋白质 6.8克
- 脂肪 4.4克
- 膳食纤维 3.2克

■ **材料：**

香蕉1根，酸奶1杯

■ **做法：**

1 将香蕉去皮，去除细丝，切成片状。

2 将香蕉片放入盘中。

3 将酸奶倒在香蕉片上，充分搅拌后即可食用。

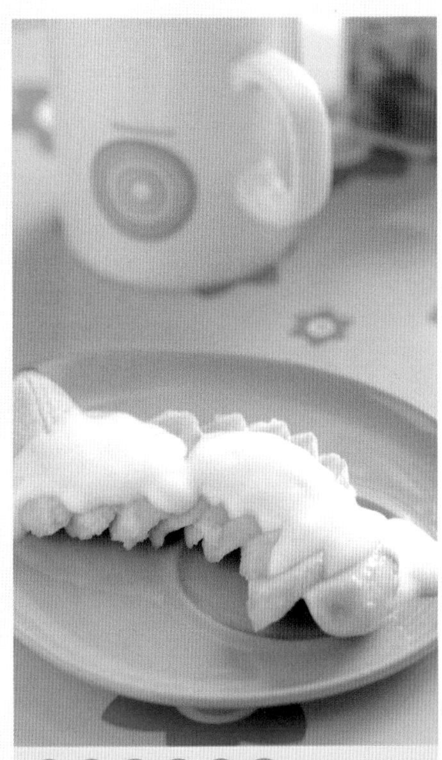

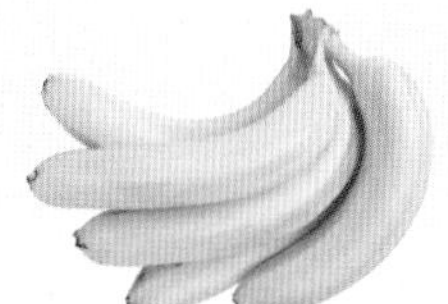

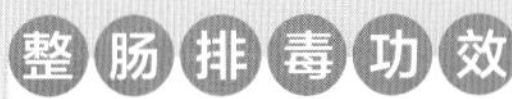

香蕉有充分的果胶，能提供身体饱足感，同时促进新陈代谢，使排泄功能畅通；酸奶中的乳酸菌能有效促进肠道蠕动，帮助排便。

核桃酸奶色拉

滋润肠道＋高纤排毒

- 热量 320.2千卡
- 糖类 37.6克
- 蛋白质 5.7克
- 脂肪 19.3克
- 膳食纤维 5.0克

■ 材料：

西芹45克，苹果1个，葡萄干1大匙，核桃仁25克，酸奶2大匙

■ 做法：

1 将西芹洗净去老皮，切小段。

2 将苹果洗净去皮切小块。

3 将核桃仁、苹果块、西芹段放入大碗中，淋上酸奶，撒上葡萄干即可食用。

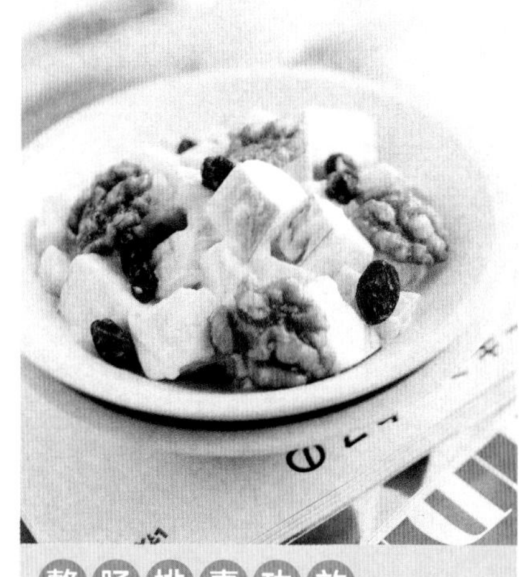

整肠排毒功效

芹菜含膳食纤维，能促进肠道蠕动；苹果的果胶能帮助通便；核桃具有滋润肠道之效；酸奶能帮助增加肠道有益菌。

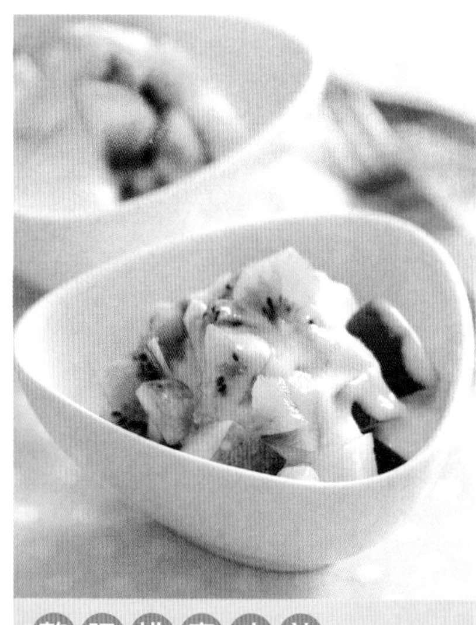

整肠排毒功效

优酪乳中的有益菌能改善肠道中的菌群平衡，减少肠道中有毒物质停留的时间，同时也有健胃整肠、助消化、改善便秘的作用。

酸奶水果色拉

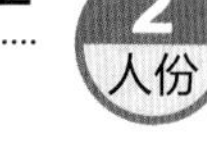

健胃整肠＋帮助消化

- 热量 395.4千卡
- 糖类 79.5克
- 蛋白质 10.2克
- 脂肪 4.1克
- 膳食纤维 6.2克

■ 材料：

猕猴桃、苹果、火龙果各1个，柠檬1/2个

■ 调味料：

优酪乳250毫升，枫糖1/2小匙

■ 做法：

1 将猕猴桃、苹果、火龙果洗净之后，去皮切丁，装碗备用。

2 柠檬榨汁，和优酪乳、枫糖搅拌均匀备用。

3 将做法2的材料淋在做法1的材料上，即可食用。

酸奶西红柿汁

清肠纤体＋消除便秘

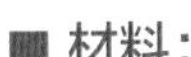

- 热量 220.4千卡
- 糖类 34.6克
- 蛋白质 7.7克
- 脂肪 6.2克
- 膳食纤维 1.8克

■ 材料：

西红柿1个，原味酸奶180毫升

■ 调味料：

蜂蜜1小匙

■ 做法：

1 将西红柿去蒂洗净切块，放入果汁机中打成汁。

2 在西红柿汁中倒入酸奶，并加入蜂蜜拌匀即可食用。

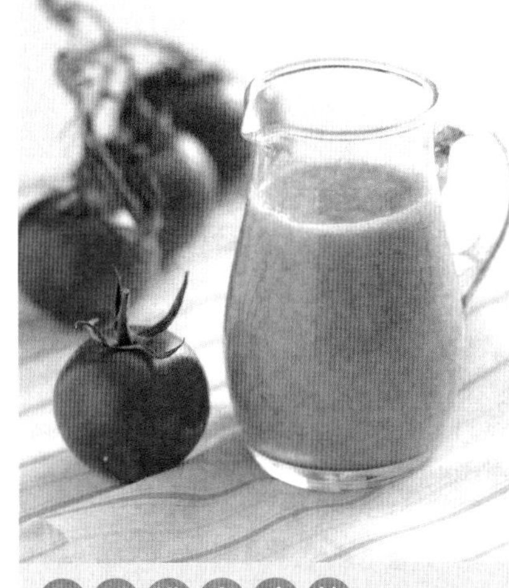

整肠排毒功效

西红柿的果胶纤维能代谢肠道毒素，发挥清肠效果；酸奶能调整肠道功能，促使肠道微生态平衡；蜂蜜能促进肠道有益菌生长。

葡萄优酪乳

整肠健胃＋补血养颜

- 热量 366.7千卡
- 糖类 75.1克
- 蛋白质 7.7克
- 脂肪 3.2克
- 膳食纤维 1.8克

■ 材料：

葡萄300克，原味优酪乳200毫升，薄荷叶10克

■ 调味料：

蜂蜜1/2小匙

■ 做法：

1 将葡萄洗净去蒂头，和原味优酪乳一并放入果汁机中，高速充分搅拌均匀。

2 将搅拌好的做法1的材料，放入滤网滤渣后，加蜂蜜拌匀，撒上薄荷叶即可饮用。

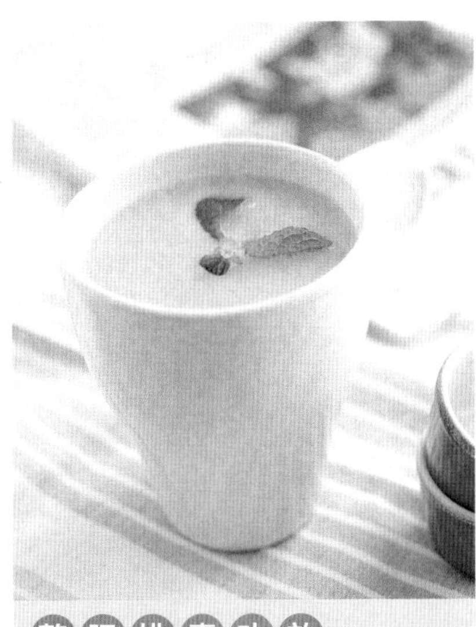

整肠排毒功效

葡萄加上优酪乳，可增进食欲，促进肠胃蠕动，加速排出积存在体内的废物，并具有增强免疫力、避免感冒、补血养气的功效。

Point 儿茶素抑制与胃肠道疾病相关的细菌

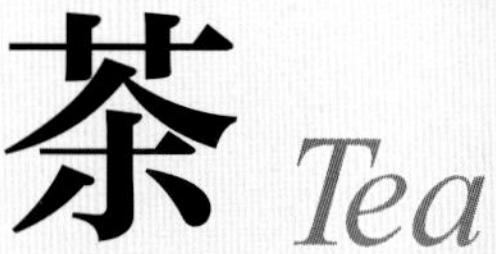

健肠有效成分

儿茶素、茶黄素

食疗功效

消除便秘
降血压、血脂

- 别名：茗
- 性味：性平，味甘
- 营养成分：
茶碱、咖啡因、B族维生素、芳香油、氨基酸、儿茶素、微量矿物质

○ **适用者：** 一般人　✗ **不适用者：** 肾病、糖尿病、高血压患者及孕妇

茶为什么能健肠排毒？

1 人体肠道中有100种以上的肠内细菌存在，茶叶中的儿茶素可抑制与胃肠道疾病相关的肠道细菌，预防癌症、减少有有害菌的数量。还可增加粪便中的有机酸，降低其pH值及恶臭物质，改善排便恶臭的问题，且不影响有益菌繁殖，具有整肠功能。

2 茶叶中的儿茶酚和茶黄素等多酚类物质能与病毒蛋白质结合，用以降低病毒活性，达到抑制葡萄球菌、大肠杆菌及病毒等作用。

3 绿茶能有效去除体内油脂，清除肠道中的宿便，使便秘问题得到改善。

茶的主要营养成分

1 茶叶中富含蛋白质，且必需氨基酸的组成比鸡蛋、黄豆更加齐全。

2 茶叶中的儿茶素是一种强而有效的抗氧化剂，能清除人体内多余的自由基。

茶的食疗效果

1 茶叶被人们视为延年益寿饮品由来已久，其保健作用备受肯定。

2 维生素C、茶多酚具有降血压、血脂及改善血管功能的作用。

3 茶多酚具有明显的抗癌功效，茶叶的水浸出物能阻断亚硝胺的合成。许多可靠的研究表示，茶叶预防癌症；美国癌症学会曾明确地的向社会大众推荐，每天饮用6杯绿茶，可以预防癌症。

茶的饮用方法

1 水温高低、浸泡时间长短，都会影响茶的口感与营养价值，一般而言，泡茶水温为90℃～100℃时，宜浸泡约3分钟。

2 茶叶含有咖啡因，可提神醒脑，但咖啡因具有兴奋中枢神经的作用，过度饮用会对人体造成伤害。唯花草茶本身不含咖啡因，饮用较多也无妨。

3 喝茶时，要尽量趁热喝，因为茶水的温度降低后，容易引起单宁的涩味，而使茶出现苦味。

茶的饮食宜忌

肾病、高血压、糖尿病患者及孕妇饮用茶时要特别小心，最好先征求医生的意见再饮用。

西红柿绿茶

防癌抑菌＋排毒瘦身

- 热量 39.0千卡
- 糖类 8.3克
- 蛋白质 1.4克
- 脂肪 0.3克
- 膳食纤维 1.8克

■ 材料：

西红柿150克，绿茶2克

■ 调味料：

盐适量

■ 做法：

1 将西红柿洗净，用滚水汆烫、去皮，再捣碎。

2 在绿茶中，加入西红柿碎末，混合均匀倒入汤锅内。

3 加入约400毫升开水，煮滚后加盐调味即可。

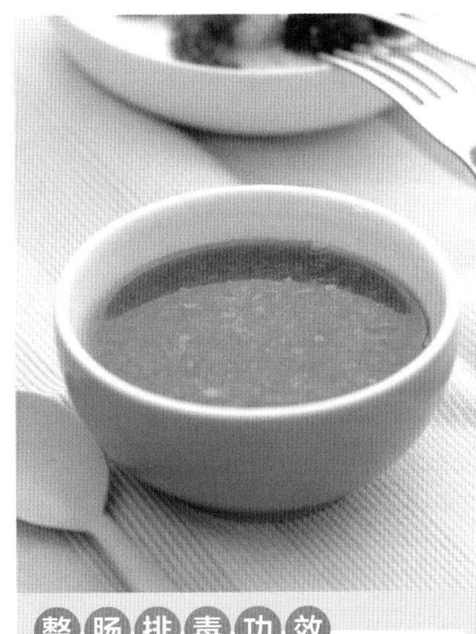

整肠排毒功效

绿茶可帮助消化、排泄，富含多酚类物质，可有效抑制大肠杆菌和癌细胞生长；西红柿具抗氧化作用，亦可防癌、抗老化。

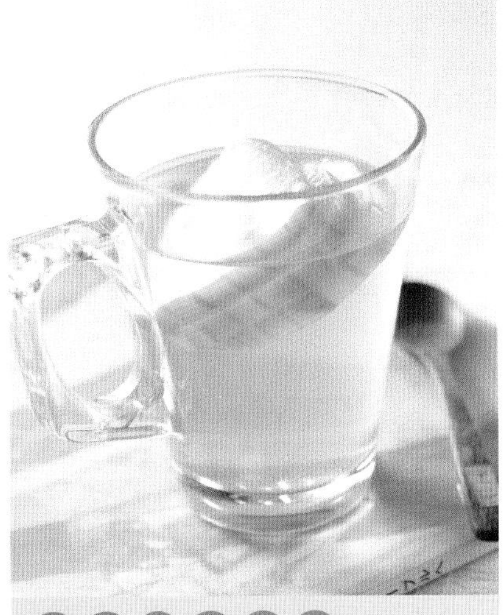

整肠排毒功效

绿茶能有效去除体内油脂，清除肠道宿便，改善便秘；丝瓜中的黏液质、木质素能帮助润滑肠道，保护肠黏膜。

丝瓜清茶

润滑肠道＋帮助排便

- 热量 5.0千卡
- 糖类 1.0克
- 蛋白质 0.3克
- 脂肪 0.1克
- 膳食纤维 0.2克

■ 材料：

丝瓜30克，绿茶5克

■ 调味料：

盐2克

■ 做法：

1 将丝瓜洗净后去皮，切片，取锅加水煮熟后加入适量盐调味。

2 将绿茶倒入做法1的材料中拌匀即可饮用。

核桃绿茶饮

滋润肠道＋高纤通便

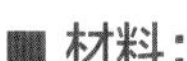

■ **材料：**

核桃仁25克，绿茶叶5克

■ **调味料：**

白糖2小匙

- 热量 209.8千卡
- 糖类 12.0克
- 蛋白质 3.8克
- 脂肪 17.9克
- 膳食纤维 1.4克

■ **做法：**

1 将核桃仁磨成碎粒备用。取杯放绿茶叶，冲入滚水，冲泡成茶汤。

2 在茶汤中加入白糖与核桃碎粒，搅拌后即可饮用。

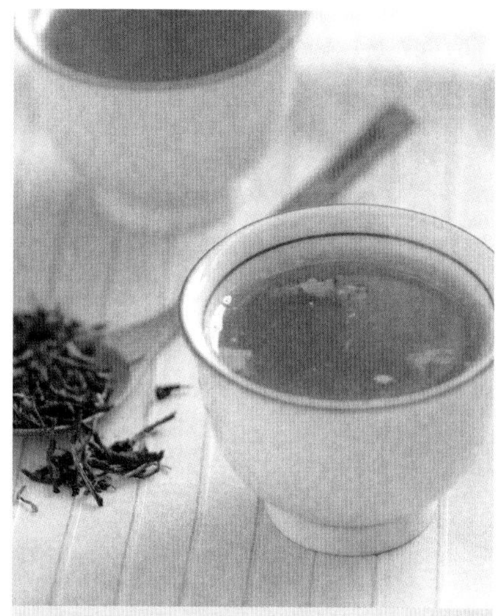

整肠排毒功效

核桃具有温和的润肠作用，它的脂肪酸成分能有效滋润肠道；绿茶能清除宿便，促进排便顺畅。

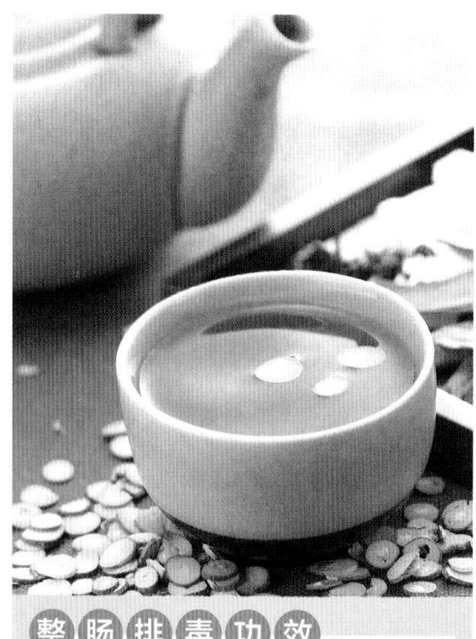

整肠排毒功效

绿茶的解毒功效颇佳，能分解肠道中的毒素，并将之排出体外；菊花中的铁、锌、铜、硒等微量元素，能维持肠胃功能正常。

菊槐绿茶

平肝降压＋促进代谢

■ **材料：**

槐花6克，绿茶叶6克，菊花6克

■ **调味料：**

蜂蜜2小匙

- 热量 33.5千卡
- 糖类 8.7克
- 蛋白质 0.0克
- 脂肪 0.0克
- 膳食纤维 0.0克

■ **做法：**

1 汤锅加入适量的水煮滚后熄火，然后放入槐花、绿茶叶、菊花泡2分钟。

2 过滤做法1的材料，取汤汁，加入蜂蜜调味即可。

Point 醋酸抑菌杀菌，有效预防肠道疾病

醋 Vinegar

健肠有效成分

有机酸

食疗功效

改善便秘

促进消化

- 别名：酢、醯、苦酒
- 性味：性温，味酸苦
- 营养成分：醋酸、氨基酸、糖类、磷酸、铜、钙、有机酸、维生素B_1、维生素B_2

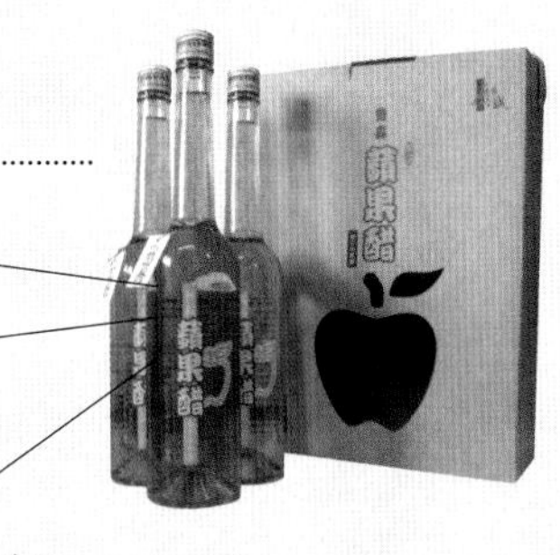

○适用者：食欲不佳者　✗不适用者：胃溃疡和胃酸过多者

醋为什么能健肠排毒？

1 醋中的有机酸，具有促进消化液分泌的能力，能够帮助消化、代谢糖类，提高食欲。

2 柠檬酸是醋的成分之一，能促进肠胃蠕动，调节肠胃功能，使其代谢正常，强化消化功能，防止便秘。

3 醋酸可抑菌和杀菌，进而有效预防肠道疾病。

醋的主要营养成分

1 醋能防止食物在加热过程中维生素C的流失，还可溶解烹饪食材中的钙质，使人体更容易吸收。

2 醋对皮肤、头发具有保护作用，中国古代医学典籍即有以醋入药的记载，认为醋对降压、生发、美容、减重都有良好的功效。

醋的食疗效果

1 醋可降低胆固醇、软化血管，对高血压及心脑血管疾病患者而言，是一帖良方。

2 醋可促进睡眠、消除疲劳，还可减轻晕车、晕船等不适症状。

3 中医认为醋能“消痈肿、散水气、杀邪毒、理诸药”，醋性温味酸苦，入肝胃经，主治产后血晕、黄汗、黄疸、便血、衄血、吐血、痈疽疮肿。

4 醋可解鱼肉菜肴中的毒素，具解毒、止血、散瘀、杀虫等功效。

醋的食用方法

1 醋主要作为烹调中的调味料，做菜时，加醋的最佳时机在始末，即食材入锅后马上加醋或菜肴出锅前加醋，前者应加多些，后者则少些。

2 醋可去腥解腻，烹调如海鲜、动物内脏等食材，可以加醋消除腥臭和异味，一些腥臭较重的食材，可提前以醋浸渍。

醋的饮食宜忌

1 脾胃湿盛、外感初起者忌用醋。

2 胃溃疡、胃酸过多者，不宜食醋。

醋泡花生

润肠通便+帮助消化

- 热量 1019.4千卡
- 糖类 43.1克
- 蛋白质 51.5克
- 脂肪 77.8克
- 膳食纤维 12.6克

■ 材料：

花生仁180克

■ 调味料：

米醋100毫升

■ 做法：

1 将花生仁洗干净后，晾干。

2 将米醋倒入空罐，再倒入花生仁浸泡。

3 花生仁浸泡7天后，即可取出食用。

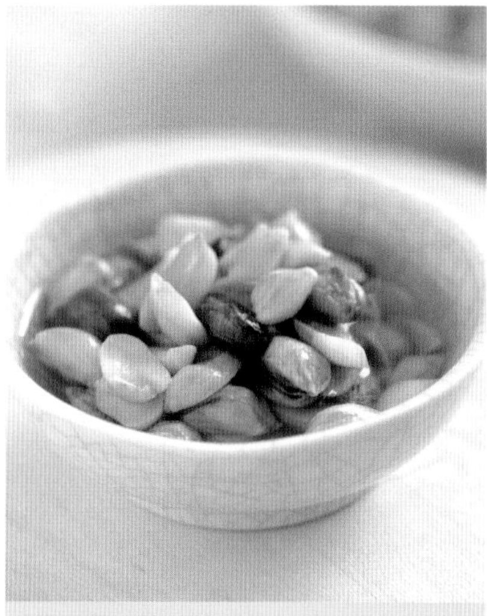

整肠排毒功效

花生含油脂，能润滑肠道；醋则能促进肠道蠕动。每天食用此道料理，将有助于润肠通便，有效舒缓便秘。

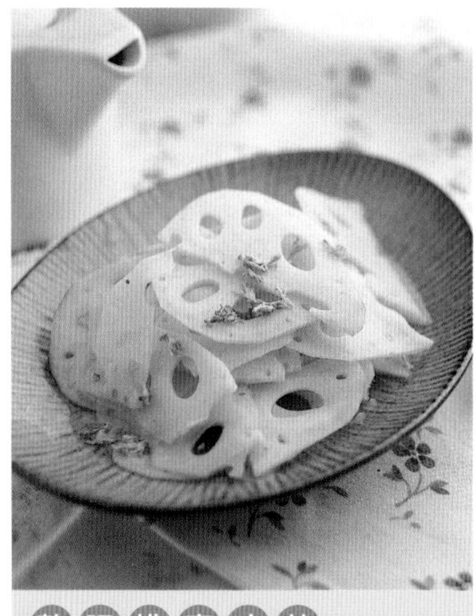

整肠排毒功效

莲藕中含有黏液蛋白，能促进脂肪消化，富含的膳食纤维可帮助肠胃蠕动；醋酸能促进肠道代谢，也能改善食欲不振的症状。

酸甜莲藕

促进代谢+提高食欲

- 热量 169.1千卡
- 糖类 4.5克
- 蛋白质 2.7克
- 脂肪 0.5克
- 膳食纤维 4.1克

■ 材料：

新鲜莲藕2节，花生碎10克

■ 调味料：

白醋、盐、白糖适量

■ 做法：

1 将莲藕洗干净去皮，切薄片。

2 将莲藕片放入滚水中浸泡2次后取出。

3 混匀所有调味料，再将莲藕片放入浸泡。

4 浸泡一段时间后捞出盛盘，撒上花生碎即可食用。

醋拌荞麦凉面

1 人份

促进肠道蠕动 + 强健血管

- 热量 937.8千卡
- 糖类 176.1克
- 蛋白质 31.4克
- 脂肪 10.9克
- 膳食纤维 2.1克

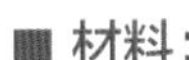

■ 材料：

荞麦面200克，姜末、芝麻粉各1小匙

■ 调味料：

苹果醋3大匙，淡酱油2小匙，白糖、麻油各1小匙，胡椒粉少许

■ 做法：

1 将所有调味料拌匀。

2 将荞麦面放入滚水中煮熟，沥干后盛盘。

3 将做法1的材料淋在荞麦面上，撒上芝麻粉与生姜末即可食用。

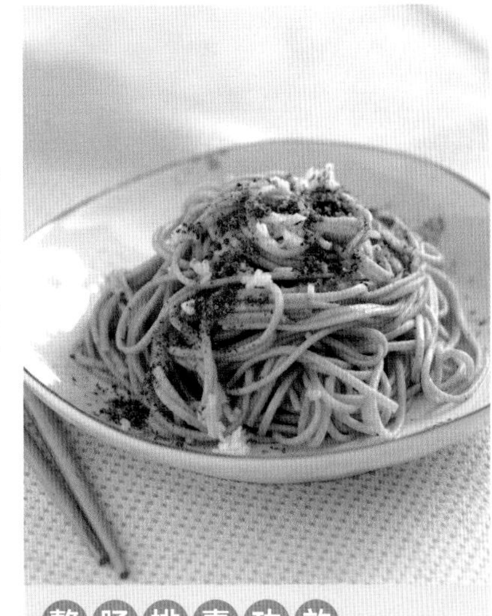

整肠排毒功效

荞麦含丰富的维生素P，有助强健血管，另含烟碱酸能促进肠道消化；苹果醋能促进肠道蠕动；芝麻粉则有助于润肠通便。

葡萄柚粉丝冷盘

1 人份

爽口开胃 + 改善便秘

- 热量 273.0千卡
- 糖类 48.0克
- 蛋白质 2.1克
- 脂肪 9.4克
- 膳食纤维 3.9克

■ 材料：

葡萄柚300克，粉丝1/2卷

■ 调味料：

葡萄酒醋1大匙，橄榄油1小匙，盐1/2小匙，胡椒1/4小匙

■ 做法：

1 将葡萄柚去皮、去籽，切小块。

2 粉丝泡水至软后，切成长段状。

3 将葡萄柚果肉与粉丝混合，加入橄榄油、葡萄酒醋搅拌，以盐与胡椒调味即可。

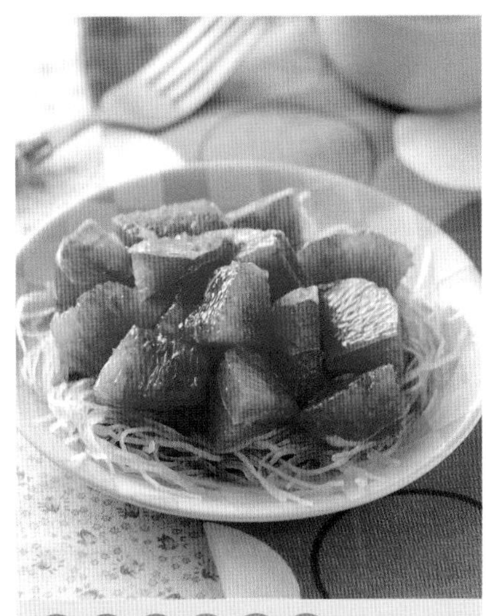

整肠排毒功效

葡萄柚加入粉丝，以橄榄油与酒醋调味，滋味爽口，有助提高食欲，还能促进肠胃分泌消化液，帮助排除便秘。

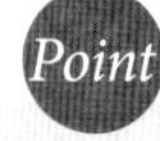 兼具润肠和美肤双重功能

蜂蜜 *Honey*

健肠有效成分
寡糖

食疗功效
调整肠胃
改善胃溃疡

- 别名：蜂糖、沙蜜
- 性味：性平，味甘
- 营养成分：葡萄糖、蛋白质、寡糖、维生素E、钾、铁、类黄酮、氨基酸

○ **适用者：**贫血及失眠者　✗ **不适用者：**糖尿病患者、1岁以下婴儿

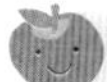

蜂蜜为什么能健肠排毒？

1 实验证明，饭前1小时食用蜂蜜，可抑制胃酸分泌；而在食用蜂蜜后马上进食，又能刺激胃酸的分泌。蜂蜜在温热溶液中能稀释胃液，降低其酸度；冷的溶液则能提高胃液酸度、促进胃肠道蠕动。故蜂蜜对胃液的酸度具有双向调节作用，而食用蜂蜜的时间及温度是其影响的关键。

2 蜂蜜能润滑肠胃、调节胃肠功能，改善便秘，尤其是热病后津伤便秘、老人和孕妇习惯性便秘的良方。

蜂蜜主要营养成分

1 睡前饮用加了蜂蜜的温水或温牛奶，可帮助入睡。

2 蜂蜜可提高血红蛋白量，贫血者可选用如荞麦花蜜的深色蜂蜜，因其所含的铁质要比颜色透亮的蜂蜜高出5倍。

蜂蜜食疗效果

1 蜂蜜在医药上可用于治疗咳嗽和口腔炎，还可作为外用药，具促进伤口愈合、治疗溃疡等作用。

2 蜂蜜可改善胃溃疡、胃穿孔、十二指肠溃疡、消化不良及慢性胃炎等疾病。

3 蜂蜜可润肠、帮助排便，减少肠道吸收毒素的机会，若有因肠燥所致的便秘，食用蜂蜜可缓解。

蜂蜜食用方法

1 蜂蜜加热后不会产生毒素，因此可用于烘培、热饮，但高温会破坏部分的营养成分。

2 果糖是蜂蜜的主要成分之一，其甜味在高温时不容易察觉，在热饮中添加蜂蜜时应注意，以免不小心添加过量。

3 蜂蜜的保存方式很简单，毋须冷藏，只要注意不要让水或杂质渗入，可存放多年不变质。

蜂蜜饮食宜忌

1 蜂蜜中的果糖与豆类食品融合后会出现钙化情形，容易导致消化不良。而豆腐是由豆浆和食用石膏粉混合制造而成，如果将石膏粉与蜂蜜混合，会变成块状固体，故豆腐与蜂蜜不宜同时食用。

2 糖尿病患者不宜食用蜂蜜。

蜂蜜葡萄酱

润肺解毒 + 防便秘

- 热量 487.0千卡
- 糖类 129.1克
- 蛋白质 0.5克
- 脂肪 0.1克
- 膳食纤维 0克

■ 材料：

新鲜葡萄汁400毫升

■ 调味料：

蜂蜜100克

■ 做法：

1 将葡萄汁倒入锅中，以小火熬煮。

2 葡萄汁呈现浓稠时，加蜂蜜一起煮，煮滚后熄火，放凉即可。

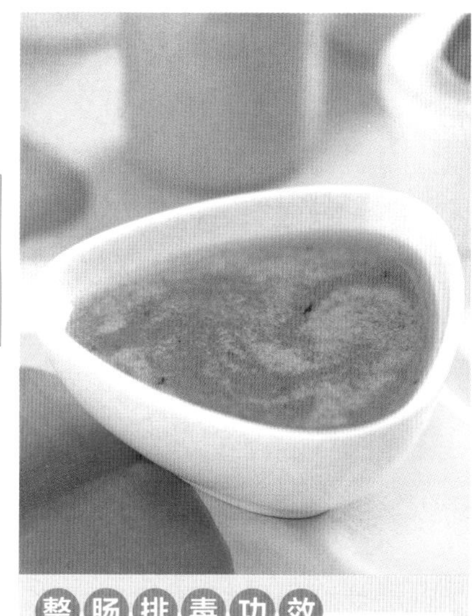

整肠排毒功效

葡萄中的膳食纤维能代谢肠道毒素；蜂蜜能增加肠道中的有益菌，使肠道代谢正常。每天早晚食用，能有效改善便秘症状。

蜂蜜葡萄柚汁

消除面疱 + 高纤排毒

- 热量 354千卡
- 糖类 87.9克
- 蛋白质 3.6克
- 脂肪 1.6克
- 膳食纤维 6.0克

■ 材料：

葡萄柚2个

■ 调味料：

蜂蜜4大匙

■ 做法：

1 将葡萄柚去皮切块，放入果汁机中。

2 加入蜂蜜一起打成果汁即可饮用。

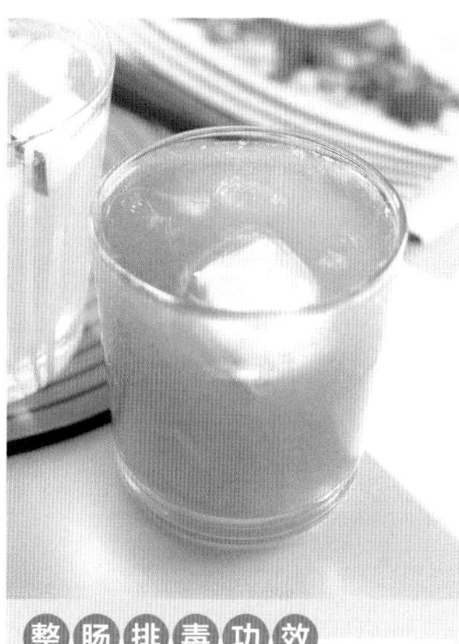

整肠排毒功效

蜂蜜可以润肠通便，调节肠胃功能；葡萄柚富含的粗纤维能代谢肠道毒素，有效清除脸部面疱。

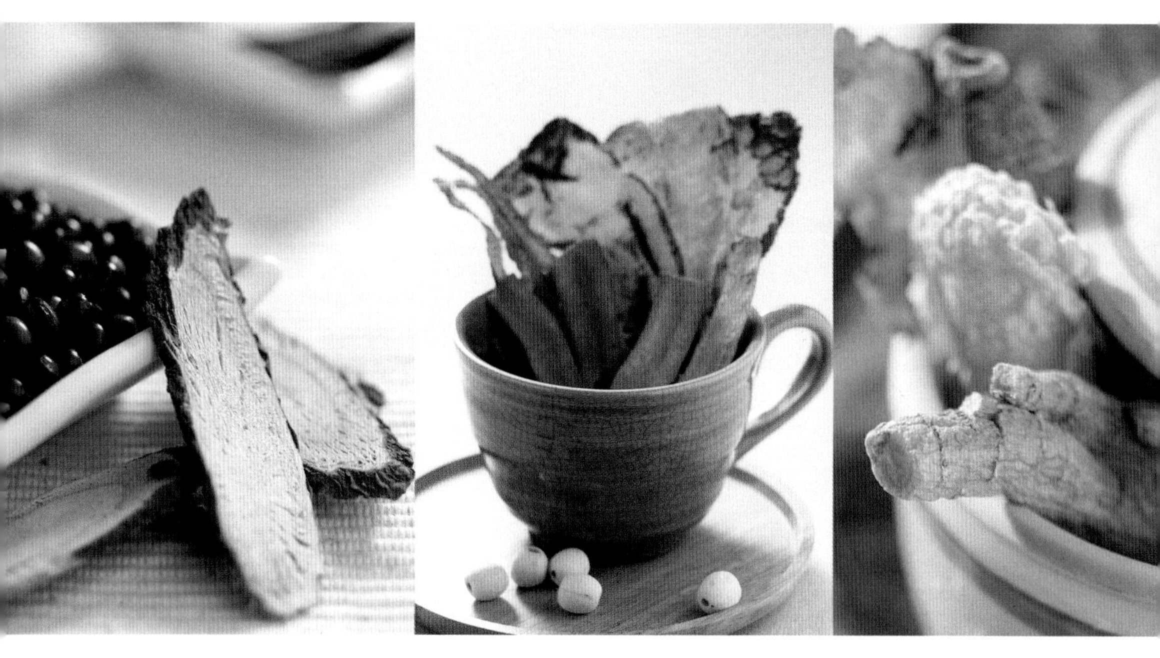

养生中药材

中国医学历史悠久，在经过代代相传与不断的研究、革新后，知识已臻成熟。

许多中药材含有特殊的成分，对于治疗各种疾病有显著的效果。如甘草所含的甘草黄酮能治疗消化性溃疡；佛手特殊的香气和成分具有镇静安神功效，能舒缓紧张、焦虑的情绪；人参所含的人参皂苷不但可对抗多种疾病，还可延年益寿，是自古以来广为人知的养生珍品。

需特别注意的是，有些中药对抗疾病功能良好，但不适合身强体壮者食用，服用前最好能先请教医师。

Point 多种酸性成分有助消化肉类

山楂 Crataegus

健肠有效成分

有机酸

食疗功效

降低血脂
抑制肿瘤

- 别名：山里红、红果
- 性味：性微温，味酸甘
- 营养成分：
蛋白质、胡萝卜素、B族维生素、维生素C、钙、磷、铁、有机酸、鞣质、类黄酮、苷类、胆碱

○ **适用者：** 一般人、消化不良者　✗ **不适用者：** 十二指肠溃疡、胃酸过多者

山楂为什么能健肠排毒？

1 山楂酸等多种有机酸成分，能增强胃中酶的作用，帮助消化肉类、降低胆固醇。吃肉类或油腻食物后容易感到饱胀的人，可吃山楂帮助消化。

2 自古以来，山楂就被作为消食化滞、健脾开胃、活血化瘀的良方，很多助消化的中药都加入山楂。

3 山楂可促进胆汁及胃液分泌。

山楂主要营养成分

1 山楂酸有抗菌作用，对志贺痢疾杆菌、绿脓杆菌都有明显的抑制作用。

2 山楂的维生素C、胡萝卜素、钙含量高，是老弱妇孺优良的营养补充品。

山楂食疗效果

1 山楂可增强心脏收缩力、扩张血管，进而改善心脏的血液循环和氧分供给，适合心肌梗死、心绞痛患者服用。

2 山楂含有机酸，能消化蛋白质和脂肪，可以解决摄取过多肉类而导致的消化不良问题。

3 现代医学研究指出，山楂所含的类黄酮成分，能软化血管、降低血压和胆固醇、促进脂肪代谢，降血脂功效显著，对心血管疾病患者，如高血压、高脂血症、动脉硬化者或因内分泌失调而引起肥胖的人，相当有益。

4 山楂含牡荆素成分，可对抗癌肿。

山楂食用方法

1 山楂含有大量的山楂酸、果酸、枸橼酸等，不宜空腹食用，以免胃酸激增，对胃黏膜造成不良刺激，导致胃痛。

2 山楂可作为果冻、果糖、果酱、果汁、果酒、蜜饯等加工食品的原料。

山楂饮食宜忌

1 中医认为“山楂，多食耗气”，体弱气虚者不宜多食。

2 胃酸过多、十二指肠溃疡和糖尿病患者勿食。

3 孕妇及有习惯性流产者勿食山楂，以免伤胎或造成流产。

山楂莲藕雪蛤汤

预防癌症 + 降低血脂

- 热量 190.4 千卡
- 糖类 47.0 克
- 蛋白质 2.3 克
- 脂肪 0.2 克
- 膳食纤维 2.0 克

■ 材料：

山楂 35 克，莲藕 75 克，雪蛤 50 克，椰汁 200 毫升

■ 调味料：

冰糖 1 大匙

■ 做法：

1 将山楂洗净；雪蛤蒸熟备用；莲藕洗净去皮切片。

2 在汤锅中加入适量的水煮滚，再加入莲藕片、山楂。

3 以小火慢炖 40 分钟，再加入雪蛤、冰糖、椰汁即可。

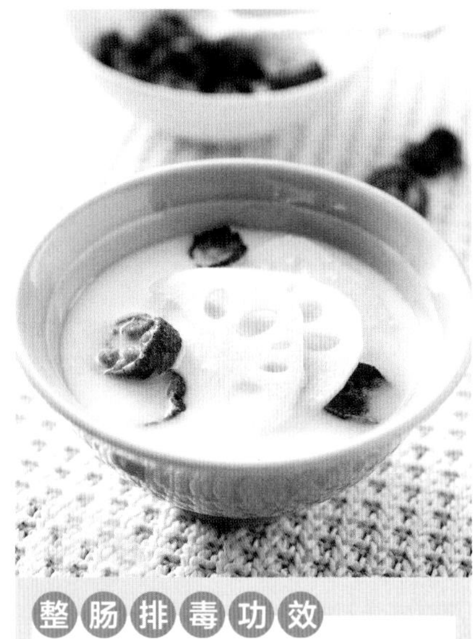

整肠排毒功效

山楂中的钙质能帮助稳定血压；类黄酮有降血脂、减少自由基生成、防止肠道老化等功效，加速身体排出废物。

红枣山楂肉片汤

帮助消化 + 改善腹痛

- 热量 272.0 千卡
- 糖类 11.3 克
- 蛋白质 27.2 克
- 脂肪 12.2 克
- 膳食纤维 1.5 克

■ 材料：

猪瘦肉 120 克，山楂 20 克，红枣 6 颗

■ 调味料：

盐 1/4 小匙

■ 做法：

1 将材料洗净。猪瘦肉切片；红枣去核。

2 将山楂、红枣、猪瘦肉片和水放入锅中，再加盐，开火煮滚。

3 转小火续煮 30 小时即可。

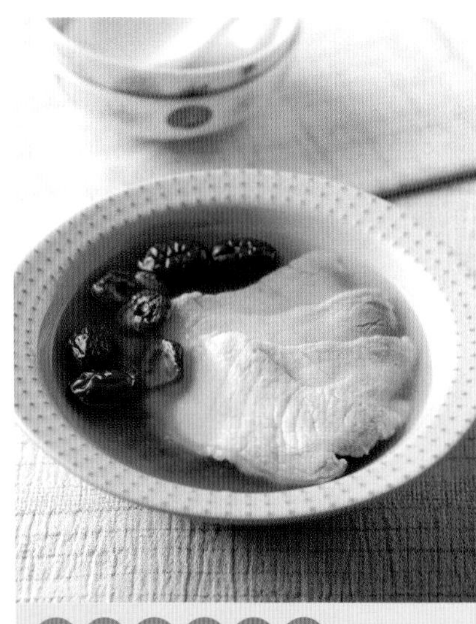

整肠排毒功效

山楂含山楂酸、黄酮类等，具有助消化功能；红枣有补血作用；猪瘦肉富含蛋白质和维生素。此汤品可舒缓消化不良。

Point 特殊成分及香气，可止呕、舒缓肠胃不适

佛手 Bergamot

健肠有效成分
粗纤维

食疗功效
降低血压
舒缓忧郁

- 别名：九爪木、五指橘、香木缘、佛手柑
- 性味：性温，味辛
- 营养成分：
糖类、粗纤维、柠檬油素、灰分、二甲氧基香豆精、三羟基二甲氧基黄酮、柠檬苦素、胡萝卜苷

○ **适用者：**肠胃痉挛、紧张焦虑者　✗ **不适用者：**阴虚火旺者

佛手为什么能健肠排毒？

1 佛手所含的粗纤维，可帮助肠胃蠕动，促进消化及吸收。

2《滇南本草》记载：“（佛手）补肝暖胃，止呕吐，消胃寒痰，治胃气疼痛，止面寒疼，和中行气。”

3 佛手对肠道平滑肌具有松弛作用，可舒缓肠胃痉挛。

佛手主要营养成分

1 佛手的果皮较厚，含橙皮苷、柠檬油素及香叶木苷等成分，有理气，化痰，改善胃痛、咳嗽、噎膈、呕吐等功用。

2 佛手含香叶木苷和橙皮苷，具有抗炎消肿的作用。

3 佛手醇提取物可抑制肠道平滑肌，具有增加冠状动脉血流量、扩张冠状血管的作用，高浓度的佛手醇还可降低血压、抑制心肌收缩力、预防心肌缺血、减缓心率。

佛手食疗效果

1 佛手作为中药，主治四肢酸软、气郁、关节痛、疳积、胃痛、骨蒸烦热、传染性肝炎等。

2 佛手有安抚、提振之效，可舒缓沮丧、焦虑、神经紧绷。清新的香气，可缓解愤怒情绪及消除挫败感。

3 佛手有助改善呼吸道传染性疾病，如流行性腮腺炎、支气管炎，或肺结核等。

4 佛手多糖可明显促进多环节免疫功能作用，刺激腹腔巨噬细胞发挥功能，对抗环磷酰氨所致的免疫功能低下。

佛手食用方法

佛手多为药用，也可沏茶、制成精油等，其果实可作蜜饯。

佛手饮食宜忌

阴虚火旺、无气滞症状者慎服。

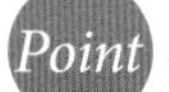 有效改善便秘，并为眼睛的保健良方

决明子 Cassia Seed

健肠有效成分

大黄素
大黄酸

食疗功效

清肝明目
润肠通便

● 别名：草决明、还瞳子

● 性味：性微寒，味甘苦

● 营养成分：
蛋白质、糖类、维生素A、大黄酚、大黄素、甾体化合物、镍、钴、锰、铜、铁、锌、钼

○ **适用者：** 眼睛疲劳、长期便秘者　✗ **不适用者：** 气虚便溏者

决明子为什么能健肠排毒？

1 便秘会使肠壁吸收滞留肠内的毒素，使人体衰老，甚至导致结肠癌、心脑血管疾病、痔疮等。决明子能使排便顺畅，且无腹痛等副作用，适合慢性便秘患者食用。

2 决明子性微寒，有清热、润肠、通便之效，适用于肠燥内热、大便秘结，在中药中常与瓜蒌仁、火麻仁等配伍。

3 现代药学及临床研究指出，决明子含游离及结合成苷的大黄素、大黄酸、大黄酚、胡萝卜素、蛋白质、黏液、脂肪等多种成分，可有效通便，还具有降血压、降血脂等作用。

决明子主要营养成分

决明子含有多种维生素和丰富的脂肪、氨基酸、糖类等成分，其保健功能近年来日益受到人们的重视。

决明子食疗效果

1 经动物实验及临床应用证明，决明子能防止血中胆固醇的升高和动脉粥样硬化斑块的形成。

2 决明子具有清肝火、明目等功能。

3 放射治疗后，患者因口腔、舌部、咽喉充血，产生疼痛感，严重者吞咽都觉疼痛，以决明子水含漱及饮用，可减轻不适感，且有治疗作用。

4 中医认为，决明子可清肝、通便、明目、利水。现代药理指出，决明子具有降血压、降胆固醇、降低血脂的作用。

决明子食用方法

决明子用清水淘洗后，以文火炒干，冷却后置于瓶中，可代茶叶泡茶，也可用来煮粥。

决明子饮食宜忌

1 气虚便溏者不宜服用。

2 最新研究发现，妇女长期饮用决明子茶，轻则引发月经不顺，重则使子宫内膜功能失调。

3 决明子与蓖麻不宜一起服用。

决明菊花茶

清热退火＋清肠排毒

- 热量 48.0 千卡
- 糖类 12.2 克
- 蛋白质 0.0 克
- 脂肪 0.0 克
- 膳食纤维 0.2 克

■ **材料：**

生决明子 20 克，菊花 10 克，甘草 1 片

■ **调味料：**

蜂蜜 1 大匙

■ **做法：**

1 将决明子、菊花和甘草放入陶锅，加水，以小火煮滚，5 分钟后熄火。

2 焖 5 分钟，倒进水杯中降温。

3 饮用前加入蜂蜜搅拌均匀。

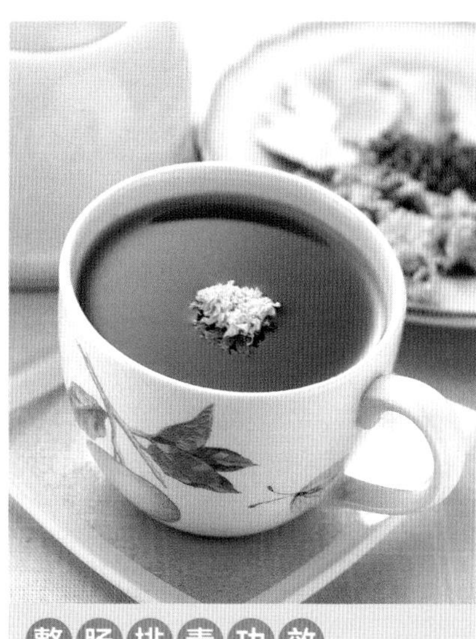

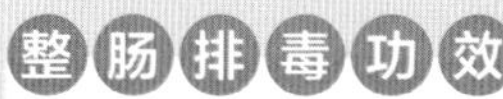

菊花含胆碱、芳香精油、水苏碱，有清热退火之效。决明子含胡萝卜素、大黄酚，可清热降火，帮助排便。

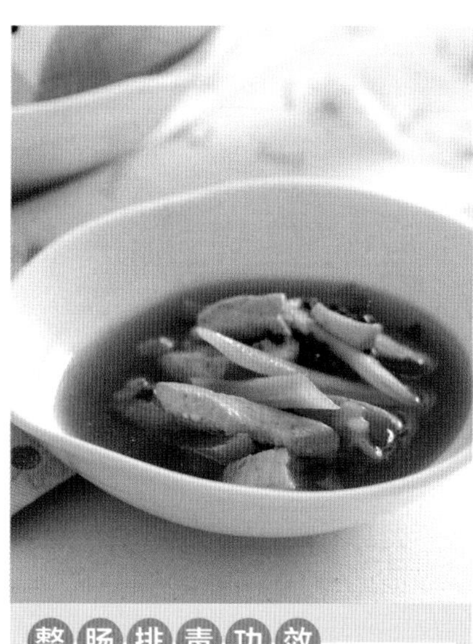

整肠排毒功效

决明子有润肠通便之效，帮助肠道蠕动；甜椒中的维生素 C 能增强免疫力，减少自由基对人体的破坏，改善肠胃功能。

决明子烩鱼

清肝明目＋改善肠道功能

- 热量 275.4 千卡
- 糖类 17.5 克
- 蛋白质 26.8 克
- 脂肪 10.6 克
- 膳食纤维 2.3 克

■ **材料：**

决明子茶汤 50 毫升，葱段 20 克，红甜椒条 100 克，沙丁鱼条 150 克

■ **调味料：**

淀粉、水各 2 小匙，低钠盐 1/4 小匙

■ **做法：**

1 锅内放油，烧热，将葱段爆香，再加入决明子茶汤。

2 将沙丁鱼条、红甜椒条加入做法 1 中翻炒。

3 起锅前，加调味料勾芡，略煮即可。

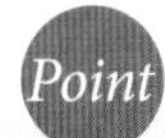

可治消化性溃疡、滋补强身的养生极品

人参、西洋参 Ginseng; American Ginseng

健肠有效成分

人参皂苷
人参多糖

食疗功效

滋补强身
调节身体功能

- 别名：野山人参、野山参；西洋人参、西参、洋参
- 性味：人参性平，味甘微苦；西洋参性凉，味甘微苦
- 营养成分：人参皂苷、人参多糖、麦芽醇、皂苷元、人参二醇、人参三醇

▲人参

▲西洋参

○ 适用者：体质虚弱者　✗ 不适用者：无气虚病症者

人参、西洋参为什么能健肠排毒？

1 人参可治疗消化性溃疡，其镇静安神的功效，可经由适应素的作用来治病，且人参萃取液可改善胃肠之蠕动功能及细胞分化能力。

2 实验证实，人参皂苷可抑制组织胺、乙酰胆碱及5-羟色胺的作用，能刺激肠管平滑肌的收缩作用。

人参、西洋参主要营养成分

1 人参皂苷的主要作用是刺激功能较弱的生理系统，帮助其恢复正常，并预防恶性循环；人参皂苷是免疫系统的增强剂与调节剂，可使各种抗原经刺激后，明显提升抗体合成率。

2 人参中含有的人参多糖、多种皂苷及人参挥发油，具有对抗肿瘤作用。如红参中的人参皂苷能使癌细胞分化，使其逆转为非癌细胞。

3 西洋参和人参均含人参二醇和人参三醇。而西洋参的人参二醇单体皂苷的Rb1成分高于人参，使二者疗效和应用上均有差异，基本上，西洋参和人参各具疗效，不可互相替代。

人参、西洋参食疗效果

1 人参有“百草之王”之称，也是闻名遐迩的“东北三宝”之一。

2 人参是驰名中外、广为人知的名贵药材，具有调节中枢神经系统、增强心肌收缩力，减慢心率、增加冠脉血流量的作用。对心肌有保护作用，能双向调节血压、提高人体的免疫力、抑制血小板凝集、降低血压、防止失血性休克、降血脂和抗动脉粥样硬化、养颜美容等。

3 人参能使肝脏代谢各物质的酶活性增强，提升肝脏的解毒功能，增强人体对各种化学物质的抵抗力。

4 西洋参所含的皂苷，能有效强化中枢神经系统，达到消除疲劳、增强记忆力、静心凝神等作用，适合烦躁、失眠、记忆力衰退及老年痴呆症等患者服用。

5 经常服用西洋参可改善心律失常、心肌缺血，还可强化心肌收缩功能，对有气阴两虚、心慌气短等症状的冠心病患者疗效显著。

6 西洋参具有调节胰岛素分泌、促进糖代谢、降低血糖和代谢脂肪等作用，对糖尿病有辅助治疗作用。

人参、西洋参食用方法

1 人参可以炖服、嚼食、磨粉、泡酒、炖煮等。

2 西洋参既是药材，也可入菜制成药膳，切片炖煮和直接入菜两相宜。

3 人参入菜时，若要避免吃到人参原有的苦味，可与鸡肉或猪瘦肉一起煮，即可消除苦味。

人参、西洋参饮食宜忌

1 人参、西洋参为中药，服用前应经医师指示，不可滥用。

2 服用人参、西洋参后，不可饮茶，以免药效受损。

3 以人参入药或炖煮药膳时，切记不可使用铁锅，以免破坏人参中的成分，最好使用砂锅或瓷锅。

4 白萝卜具有降低人参、西洋参药效的特性，建议不要同一天食用。

山药参味粥

益肺补气＋整肠排毒

■ 材料：

西洋参片 30 克，山药 100 克，白米 240 克

- 热量 878.3 千卡
- 糖类 190.0 克
- 蛋白质 18.7 克
- 脂肪 3.0 克
- 膳食纤维 1.1 克

■ 做法：

1 将西洋参切片；白米洗净；山药洗净，去皮切丁备用。

2 取锅煮水至滚，放入所有材料，以小火炖煮至米粒熟软即可。

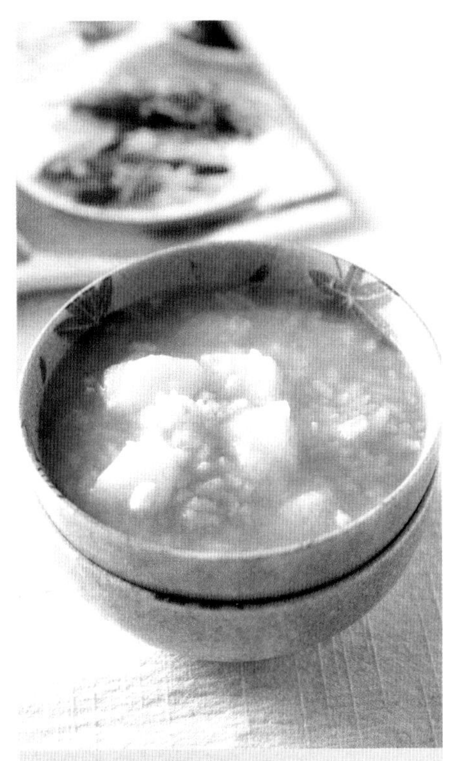

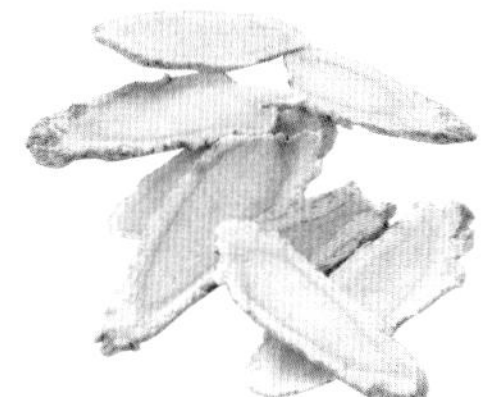

整肠排毒功效

西洋参中的人参皂苷有防癌功效，对于慢性胃病和肠胃功能衰弱者，可帮助消化，改善肠道功能，促进体内有害物质的排出。

西红柿洋参茶

1 人份

滋阴益气＋抗氧化

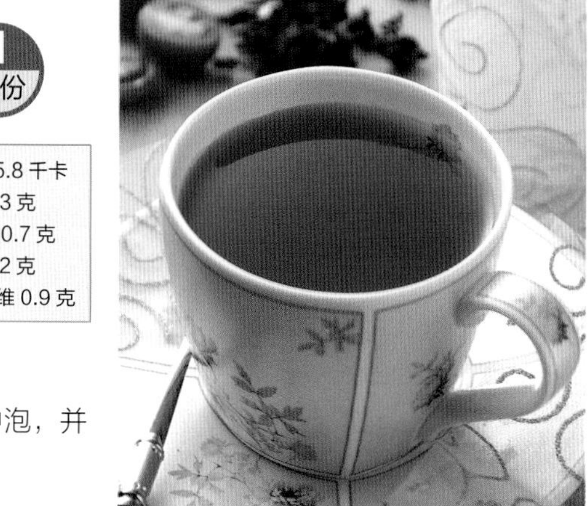

- 热量 35.8 千卡
- 糖类 8.3 克
- 蛋白质 0.7 克
- 脂肪 0.2 克
- 膳食纤维 0.9 克

■ 材料：

西洋参片 19 克，西红柿 80 克，绿茶 5 克，蜂蜜少许

■ 做法：

1 将西红柿洗净，用热水烫过后捣烂。

2 西洋参、西红柿与绿茶一起用热水冲泡，并酌加蜂蜜后即可饮用。

整肠排毒功效

人参皂苷可健胃整肠，而绿茶中的儿茶酚胺可减少肠道中的自由基，保护肠胃避免其受到有害物质的攻击。

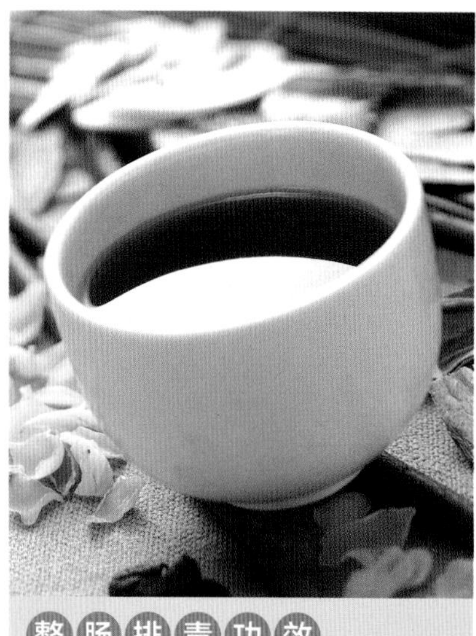

山药荷叶茶

健脾开胃＋滋阴排毒

- 热量 45.0 千卡
- 糖类 8.8 克
- 蛋白质 0.7 克
- 脂肪 0.4 克
- 膳食纤维 0.37 克

■ 材料：

山药、荷叶、桂圆各 11 克，西洋参 15 克，当归 1 片，米酒少许

■ 做法：

1 将所有材料（桂圆除外）用水过滤，荷叶用棉布袋包起来。

2 所有药材用 450 毫升热开水冲泡，静置 10~20 分钟后，将汤药倒出过滤，即可饮用。

整肠排毒功效

西洋参可健脾开胃，加强消化系统功能；山药有滋补脾、肺、肾的功效，进而达到整肠排毒的作用。

Point 含甘草黄酮，能改善肠道疾病

甘草 *Liquorice*

健肠有效成分

甘草黄酮

食疗功效

抗炎、抗过敏
润肺止咳

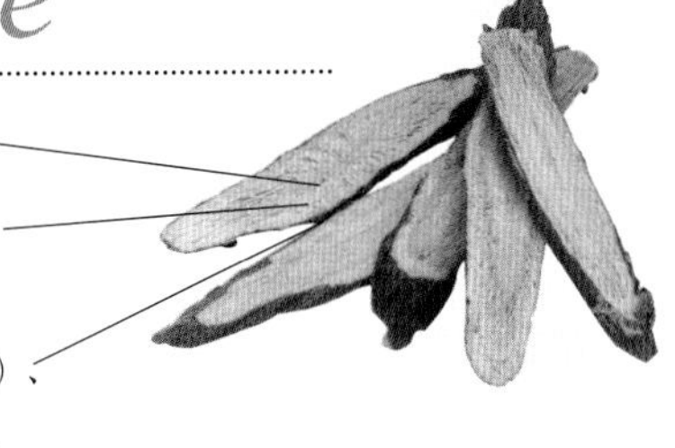

- 别名：粉草、国老、甜草
- 性味：性平，味甘
- 营养成分：三萜皂苷甘草酸（甘草甜素）、甘草苷、甘草黄酮、有机酸

○ **适用者：**发炎、过敏者　✗ **不适用者：**湿盛胀满、水肿者

甘草为什么能健肠排毒?

1 甘草黄酮是一种很好的预防胃肠道溃疡的药物及抗氧化剂，能抑制、修复胃肠道溃疡，帮助痊愈。

2 甘草具有类似肾上腺皮质激素的作用，能抑制组织胺所引起的胃酸过度分泌，还可抗酸、缓解胃肠平滑肌痉挛。

甘草主要营养成分

1 甘草所含的甘草黄酮、甘草次酸及甘草浸膏均有镇咳、祛痰作用。

2 现代医学研究指出，甘草苷、甘草甜素、有机酸等成分具有解毒、利尿等作用，同时还可抗炎症及过敏。

甘草食疗效果

1 甘草具有抗炎、抗过敏作用，能对发炎的咽喉和气管的黏膜发挥保护作用。

2 甘草具有补脾益气、缓急止痛、润肺止咳、缓和药性等功效。

3 目前一些临床上病因较复杂的疾病，如尿崩症、帕金森氏症、席汉氏症候群、消化性溃疡等，都可以甘草辅助治疗。

4 中医认为，甘草补脾益气、缓急解毒、调和百药、润肺止咳。临床分生用和蜜炙（炙甘草），生用主治痈疽疮疡、胃肠道溃疡、咽喉肿痛，解药毒、食物中毒等；蜜炙主治脾胃功能减退、咳嗽、心悸、大便溏薄、乏力发热等。

甘草食用方法

1 甘草的味道甜，粉性大，若受潮容易生虫，变色发霉，因此保存甘草应注意防雨避潮。

2 感冒没食欲时，可在稀饭中加入甘草，甘草的甜味可以促进食欲，以进食补充体力。

3 蜜炙甘草是将蜂蜜置于热锅中融化，加热至泛泡时，倒入甘草片拌匀，炒至深黄色后，放冷即成。

甘草饮食宜忌

1 过量食用甘草，会使血压升高，因此高血压患者食用甘草前，最好先询问医师，以保安全。

2 甘草若摄取过多，可能会出现水肿的副作用。

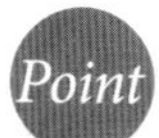 柠檬苦素和挥发油皆有促进消化作用

陈皮 Orange Peel

健肠有效成分

挥发油
柠檬苦素

食疗功效

预防高血压
心肌梗死

- 别名：橘皮、贵老、红皮
- 性味：性温，味苦辛
- 营养成分：
挥发油、B族维生素、维生素C、对羟福林、川陈皮素、橙皮苷、新橙皮苷、橙皮素、黄酮化合物

○ 适用者： 胃肠不适者　**✗ 不适用者：** 气虚体燥、阴虚燥咳者

陈皮为什么能健肠排毒?

1 陈皮在中药上，主治脾胃气滞引起的疼痛、腹胀及消化不良。

2 陈皮味苦，是因其所含的柠檬苷和类柠檬苦素，柠檬苦素性平和，易溶于水，能帮助食物的消化。

3 陈皮所含的挥发油，对肠道有温和的刺激作用，能促进消化液分泌，排除肠道内的积气，增进食欲。

陈皮主要营养成分

1 陈皮即橘子皮，其放置的时间越久，药效越强。

2 陈皮所含的橙皮苷，可减少低密度脂蛋白的氧化，降低炎症反应及动脉粥硬化发生率，进而保护细胞中的DNA，预防细胞突变，降低癌症的发生率。

3 大白鼠实验证实，陈皮的橙皮苷可保护骨髓细胞、减少骨质流失、降低辐射对骨髓细胞DNA造成的伤害。

陈皮食疗效果

1 陈皮可理气、健脾、调中、化痰。

2 以陈皮泡茶饮用，可改善脾胃气滞、消化不良、食欲不振、脘腹胀满、咳嗽多痰等症，还可预防高血压、急性乳腺炎、心肌梗死、脂肪肝等。

3《神农本草经》记载：“（陈皮）主胸中瘕热，逆气，利水谷，久服去臭，下气。”

4 临床上，陈皮用于治疗慢性萎缩性胃炎等各种胃炎及结肠炎。

陈皮食用方法

1 陈皮用于烹制菜肴时，可调和苦味与其他味道，使料理有独具一格的风味。

2 陈皮冲茶饮用，简单便利且开胃醒酒。

3 煮汤时加入几片陈皮，不仅能增添香气，还可缓解胃部不适，治疗咳嗽、痰多等症状。

陈皮饮食宜忌

1 阴虚燥咳、气虚体燥、吐血者慎服。

2 陈皮具止咳化痰之效，但若久咳不愈或属干咳者，则不宜服用陈皮，以免产生反效果。

清热陈皮茶

健脾开胃＋帮助消化

- 热量 2.0 千卡
- 糖类 0.2 克
- 蛋白质 0.1 克
- 脂肪 0.0 克
- 膳食纤维 0.1 克

■ **材料：**

陈皮 5 克，
茵陈 5 克

■ **做法：**

1 将陈皮和茵陈洗净，备用。

2 取锅加陈皮、茵陈和水，开火煎煮 30 分钟，去除药渣即可饮用。

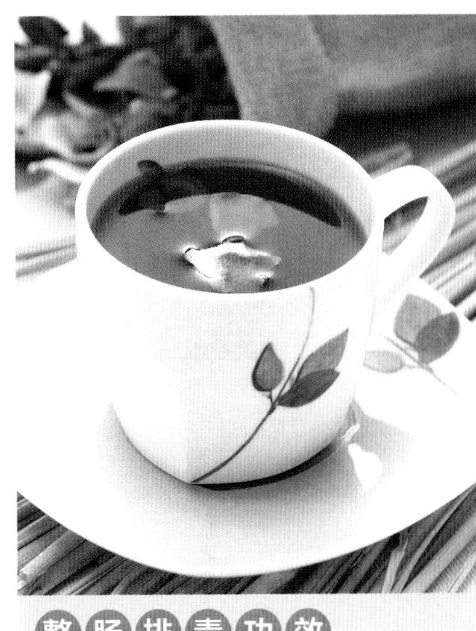

整肠排毒功效

陈皮可治胸腹胀满、食欲不佳等症。此道茶饮可以去油腻，适合饭后饮用。

陈皮炖鸡

健脾开胃＋帮助消化

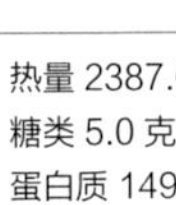

- 热量 2387.0 千卡
- 糖类 5.0 克
- 蛋白质 149.9 克
- 脂肪 194.1 克
- 膳食纤维 0.1 克

■ **材料：**

鸡 1/3 只（约 1.5 斤），
陈皮 20 克，葱 2 根，姜 4 片

■ **调味料：**

胡麻油、米酒各 1 大匙，冰糖 1 小匙，
盐 1/2 小匙，酱油 1/2 大匙

■ **做法：**

1 将鸡洗净，切块；葱洗净，切段。

2 胡麻油入锅烧热爆香姜片，加入葱段、陈皮和鸡块一起翻炒 2 分钟。

3 加入盐、冰糖、米酒、酱油和水煮沸，转小火后盖锅盖续煮 20 分钟。

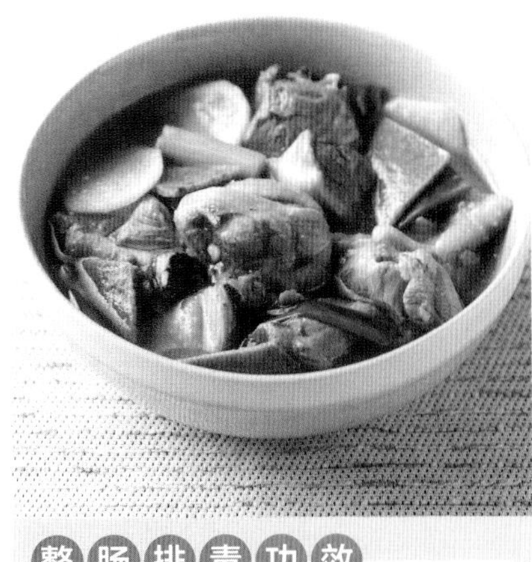

整肠排毒功效

陈皮有开胃功能，可促进肠胃蠕动。此料理可促进食欲，提供足够营养，使身体更强壮。

Point 有效促进淀粉类食物消化

麦芽 Barley Grass

健肠有效成分

消化酶
B 族维生素

食疗功效

健脾开胃
舒肝调气

● 别名：大麦芽、焦麦芽

● 性味：性平，味甘

● 营养成分：
B 族维生素、麦芽糖、淀粉酵素、葡萄糖、蛋白质分解酶、转化糖酶、磷脂、大麦芽碱

○ **适用者：**消化不良、食欲不振者 ✗ **不适用者：**哺乳期妇女

麦芽为什么能健肠排毒？

1 麦芽所含的消化酶及 B 族维生素，可帮助消化，麦芽煎剂则可促进胃酸与胃蛋白酶的分泌。

2 麦芽能促进淀粉类食物的消化分解，《本草纲目》云其："消化一切米面诸果食积。"

3 生麦芽可补益胃气、帮助消化、开胃等，适用于胃呆少食、食滞及胃热者，同时还可舒肝调气。

麦芽主要营养成分

1 生麦芽中所含的 B 族维生素，可以帮助消化，对于改善消化不良和经常性胀气有良效。

2 麦芽中的淀粉酵素能水解淀粉，能帮助食物消化与吸收。

麦芽食疗效果

1 生麦芽可消积、疏肝，适合作为治疗肝胃不和症的辅助食品。

2 炒麦芽经炮制，除了可健脾开胃，还具有退乳消胀之效，若需退奶的哺乳母亲可以食用以退奶。

3 中医上，麦芽味甘性平，归脾、胃、肝经。主治健脾开胃、疏肝行气、消食、退乳消胀。熟麦芽以消食化积为主，主治食积腹泻。

4 麦芽具疏肝解郁作用，用于改善肝气郁滞、肝胃不和引起的胁痛、脘腹痛等效果佳，可搭配其他疏肝理气的药品同用。

麦芽食用方法

1 麦芽以粒大、色黄、有胚芽者为佳。

2 食用生麦芽可消食健胃，炒麦芽则多用于回乳消胀。

3 脾虚食少、食后腹胀者，可与陈皮、白术等同用。

4 麦芽可促进淀粉性食物的消化，可与神曲、山楂、鸡内金等同用。

5 麦芽膏忌碰水，取用和保存时一定要使用干燥的器具，平时保存不需放冰箱，置于室内阴凉处即可。

麦芽饮食宜忌

1 哺乳期妇女不宜服用麦芽。

2 腹胀痰热、恶心呕吐者不宜食用。

黑糖麦芽饮

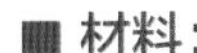

温中暖胃 + 养颜排毒

- 热量 92.8 千卡
- 糖类 13.7 克
- 蛋白质 5.4 克
- 脂肪 2.0 克
- 膳食纤维 0.0 克

■ 材料：

麦芽 18 克

■ 调味料：

黑糖 1 小匙

■ 做法：

1 将麦芽放入锅中，加5碗水以小火煮20分钟。

2 放入黑糖调匀，沥出汤汁，即可饮用。

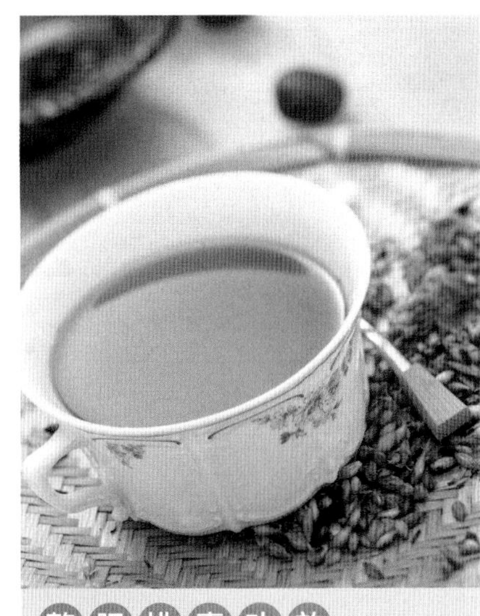

整肠排毒功效

麦芽中大量的维生素可减少体内过氧化物质的伤害，可起到保护肠壁的作用；B 族维生素更是肝细胞代谢毒素时所需的辅酶。

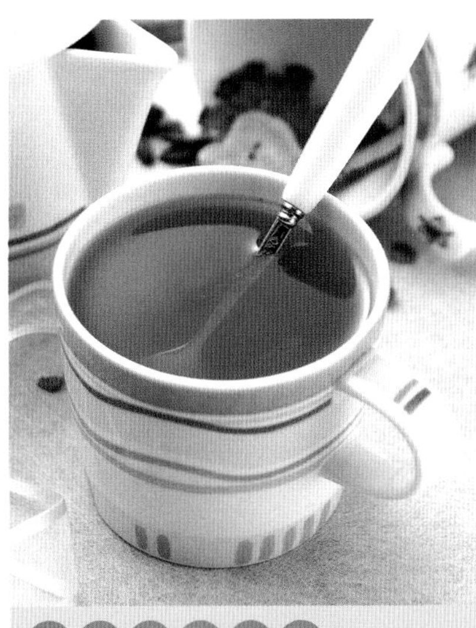

整肠排毒功效

神曲麦芽茶具有刺激肠胃蠕动的作用，可帮助排便，缩短食物在体内停留的时间，减少小肠对脂肪和糖类的吸收。

神曲麦芽茶

刺激肠胃蠕动 + 帮助排便

- 热量 85.2 千卡
- 糖类 17.2 克
- 蛋白质 2.3 克
- 脂肪 0.8 克
- 膳食纤维 0.5 克

■ 材料：

神曲、麦芽、谷芽各 11 克，决明子 22.5 克，桑叶 4.5 克

■ 做法：

1 将全部材料洗净后倒入陶锅中，加水，大火煮滚后转小火，续煮 15 分钟。

2 沥去药渣，取汁饮用。

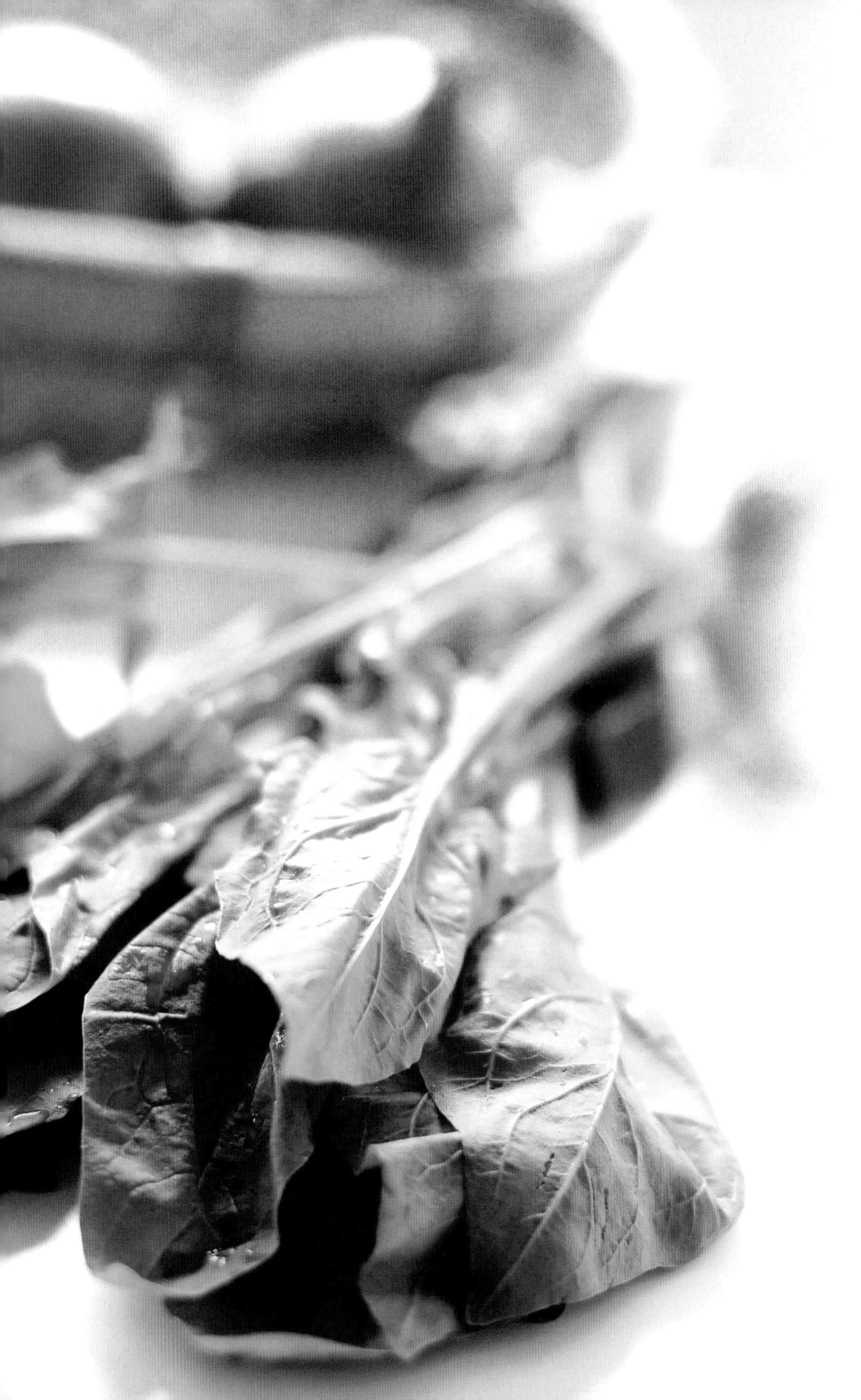

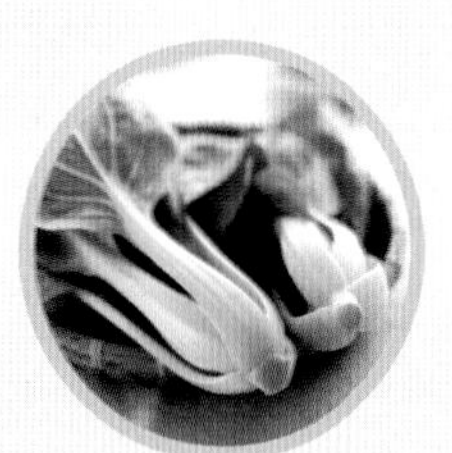

Chapter 3
便秘通畅 肠道乐活革命

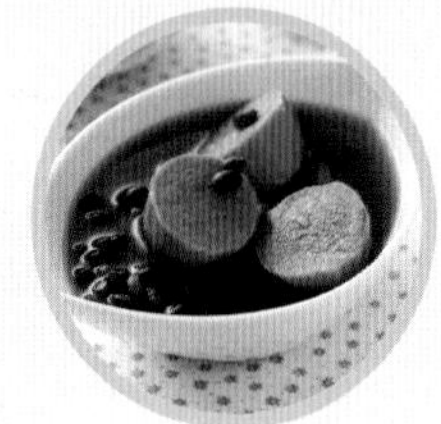

肠道也有年龄之分，不善加保养，
未老先衰的肠道，将会直接冲击你的健康。
用心聆听身体所发出的各种声音，
通过乐活疗法，呼吸、按摩、运动、泡澡…
为你的肠道进行最温柔的大扫除。

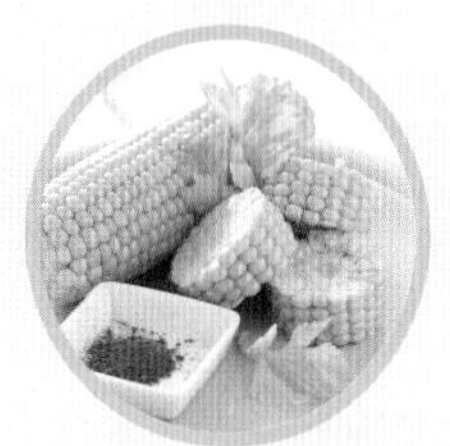

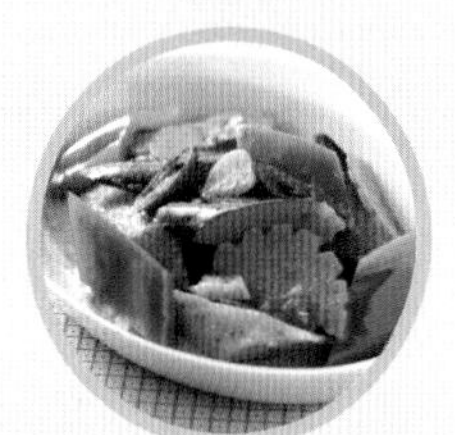

作者：庄福仁 医师

现职：庄福仁肝胆肠胃科诊所院长

学历：中国台湾大学医学系

经历：中国台湾长庚医院肝胆肠胃科主治医师
前联安诊所健检主治医师

代表著作：《胃病调理特效食谱》
《肝病调理特效食谱》
《便秘通畅特效食谱》
《肠道排毒自然养生法》

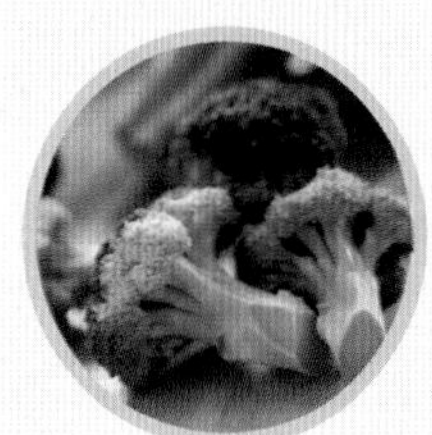

肠道为什么会老化？

肠道老化是什么意思？为何肠道也有年龄呢？

肠道也有年龄吗

过去人们不仅以实际的生理年龄来判断一个人的生理状态，也会加上心理年龄指标，来衡量一个人的活力指数。现今，除了生理年龄与心理年龄外，人们又加上肠道年龄来衡量一个人的年轻状态。

所谓的肠道年龄，就是通过肠道中有益菌和有害菌的平衡程度，判断肠道的老化状态。肠道中有害菌的平衡与否，也用来判断罹患现代慢性病的发生机率。

肠道老化绝非老年人的专利，很多人误以为肠道的年龄是伴随着人体的生理年龄的，事实却正好相反。肠道年龄往往能反映一个人的体质状况，也能看出一个人的健康指数，因此肠道年龄与现代人的健康息息相关。

有害菌让肠道老得快

何谓健康的肠道年龄呢？一个健康的人的肠道年龄，通常会与他的实际生理年龄相符。人体的肠道在正常情况下，会根据人体的生长与自然代谢状况，呈现出符合该年龄的健康状态。

当我们提到肠道老化时，就是指肠道内有益菌与有害菌的失衡状态。当肠道中有益菌大幅度减少，而有害菌不断地滋生，如此肠道就出现活力衰退的疲劳现象，肠道衰老就会产生。

当肠道中有益菌数量较多时，肠道的代谢能力就会很增强，消化吸收能力也较强，肠道中的毒素与废物也能顺利排出体外，人体自然就能保持健康与活力，因此我们会说有益菌数量多的肠道“较年轻”。

当肠道中的有害菌数量取得压倒性胜利时，易导致便秘与各种消化不良症状。这时各种慢性病症也比较容易发生，这种情况出现时，我们会说这样的肠道“呈现老化”。

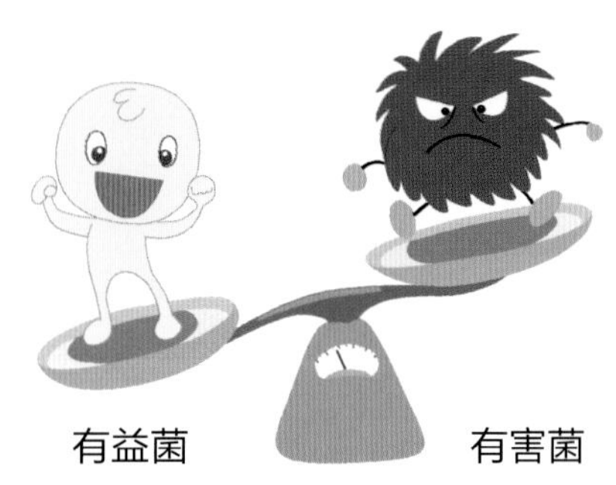

肠道老化非老年人专利

近年来，肠道老化的现象早已不是老年人的专利。不健康的生活方式，使许多年轻人的肠胃消化能力出现问题，有些研究甚至发现大多数年轻人的肠道年龄竟然出现提前衰老的趋势。

中学生：至少有56%以上的高中学生，其肠道年龄比实际生理年龄大20岁。年轻的高中女学生，正常状态下体内应该有10%～15%的有益菌，根据调查显示，目前大多数女学生体内的有益菌比例只剩下千分之一，而有害菌的比例却明显增加。

中学生肠道提早老化的原因，主要是现今中学生的课业负担繁重，每天要应付各种补习与考试压力，下课后往往直接前往补习班，因此晚餐大多依赖速食或各种精制食物。膳食纤维摄取不足、少喝水、大量喝市售的含糖饮料，再加上每天的课业压力，自然很容易造成中学生的肠道老化。

上班族：上班族在办公室工作，往往一坐就是一整天，同时要面对庞大的工作量与紧张的节奏，加上午餐与晚餐都依赖外食，若夜晚再加班，往往会导致饮食与生活作息不协调。这种生活方式会影响肠道消化与吸收，也容易抑制肠道的蠕动，长久下来肠道会自然出现衰老现象。

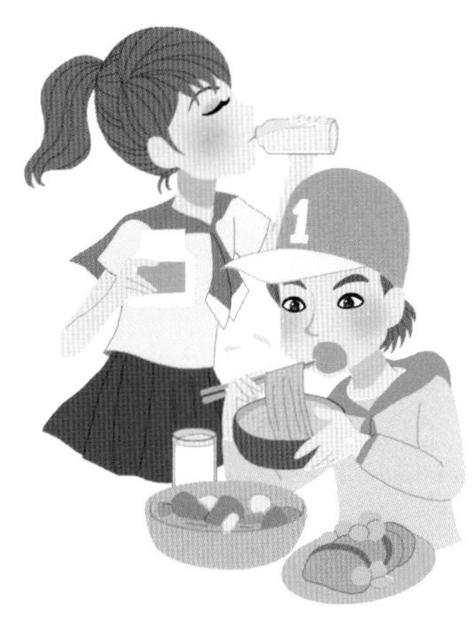

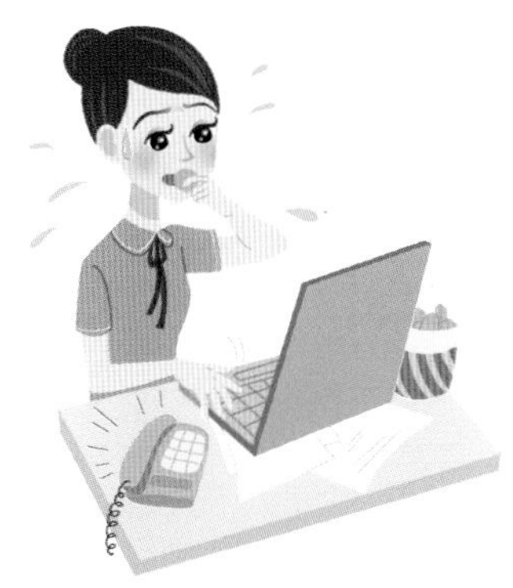

肠道为什么容易生病

肠道是人体内最辛苦工作的器官之一。肠道每天都必须消化与吸收人体所摄取的各种食物，以供应体内各器官与细胞充足的养分。如果肠道出现衰老现象，身体的细胞也会跟着衰败。

肠道是人体最大的免疫器官之一，而大肠则是人体中最容易生病的器官。人体中有70%以上的淋巴组织都分布在肠道中，人体的免疫力往往可通过肠道有益菌与有害菌的平衡状况来判断。

如果肠道中经常堆积大量毒素，肠道就会受到有害菌感染而引发各种消化性疾病，人体的免疫力也会逐渐下降。若没有及时改善肠道细菌的微生态平衡，最终将容易罹患各种慢性病症。

肠道易老化的4大人群

生活方式不健康的人，肠道老得比别人快

人群1 外食及肉食主义者

经常吃肉类或平常大量依赖精制食物的人，体内普遍缺乏膳食纤维。没有膳食纤维的调节与刺激，肠道无法有效蠕动，自然会出现排便障碍。

蔬菜类通常比较不耐保存，外食业者在售卖快餐或各种速食食品时，仅能提供少量的蔬菜。为了使外食卖相可口，商家往往会在烹调食物的过程中加入大量的油脂。此外，为了食物保存的便利性，大多数肉类食物会采取油煎或油炸的方式烹调，经常摄取这类食物，往往会造成肠胃的负担。

人群2 夜猫族

三餐不定时，经常熬夜，肠胃往往无法在正常的时间内进行消化。人体内部的生物钟被打乱后，会逐渐影响大脑对于身体各部位的正确指令，消化系统的排便功能也无法有效正常运作。排便时间长期不固定，最后就会造成便秘。

经常性的熬夜会干扰人体的神经系统，导致内分泌系统出现紊乱，长久下来会引发神经衰弱、食欲不振，进而引发便秘。长期睡眠不足，甚至会导致高血压与胃溃疡。

人群3 压力过大者

医学上的临床实验已经发现，约有65%的胃病患者，因为心理因素而导致胃部发生病变。肠道就像人体的第二个大脑，布满约1亿个神经元与数十个神经感测器，因而肠子容易受到紧张或压力等情绪的影响。当人体承受过大压力时，身体的生理功能会出现紊乱现象，使荷尔蒙与胃液分泌出现异常，人体的免疫系统功能便逐渐衰退。

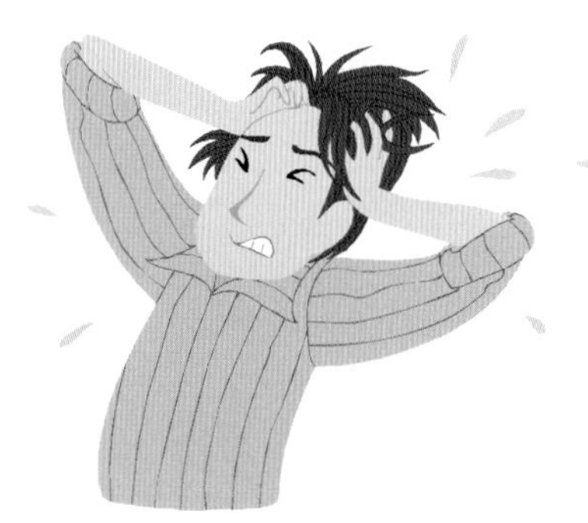

在免疫力低下的环境中，肠内的有害菌就会大幅度地繁殖。这时若有病毒入侵肠道，很容易会引发肠道感染性疾病。容易紧张、压力大的人，容易出现痉挛性便秘、腹泻、胀气等。

人群4 很少喝水者

水分是构成粪便的主要材料，粪便中约2/3为水分，剩下的1/3则是膳食纤维，以及各种代谢后的老废细胞。每天要喝下至少8大杯的水，才能补充身体新陈代谢所需要的水量。

水分是产生粪便的重要元素，平常的饮水量不足，将难以顺利产生粪便，进而影响排便的顺畅度和频率。

不要以市售饮料代替白开水，因市售饮料含许多潜在致病因子，对肠道会产生威胁，其中的糖分也会影响肠道的代谢。

肠道容易老化的4大人群

1 外食及肉食主义者

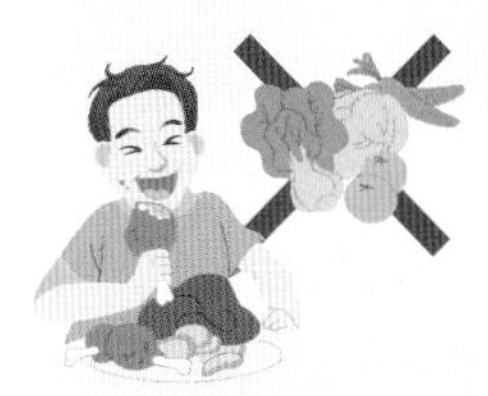

2 夜猫族

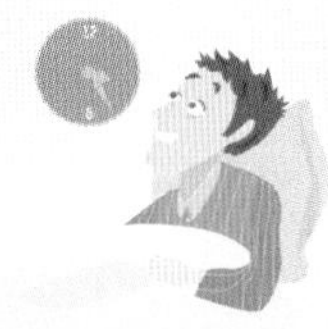

3 压力过大者

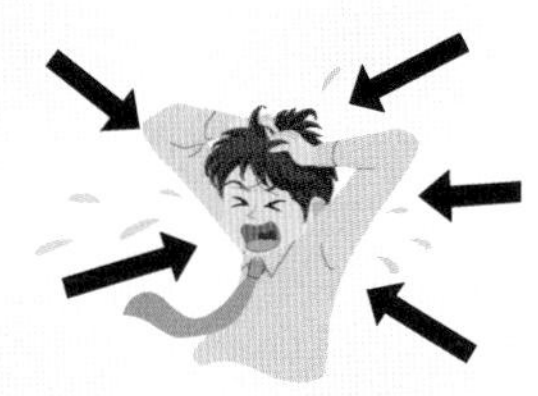

4 很少喝水者

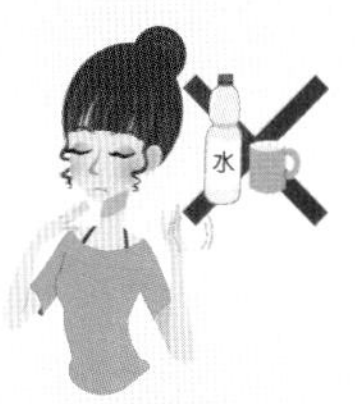

这些人的肠道为什么容易老化

人群	外食及肉食主义者	夜猫族	压力过大者	很少喝水者
肠道老化原因	1 偏食 2 少吃蔬菜水果 3 少吃粗纤维食物 4 食物过于精致 5 吃得太油腻	1 晚睡晚起 2 以宵夜代晚餐 3 睡眠不足 4 错过黄金排便时间	1 生活节奏过快 2 没时间休息 3 情绪紧绷 4 赶时间 5 压力过大	1 喝水太少 2 不喝白开水 3 以果汁或饮料取代白开水
对身体的危害	1 肠道内环境渐恶化 2 肝肾功能低下 3 体内酸性物质变多 4 慢性病开始出现 5 老化提早发生	1 神经衰弱 2 食欲不振 3 便秘 4 高血压 5 胃溃疡	1 痉挛性便秘 2 免疫力下降 3 胀气	1 影响正常排便 2 便秘 3 肠道感染发炎
改善方式	1 1周吃2次素食 2 在家做饭 3 自己购买食材 4 外食时多吃蔬菜	1 尽量提早休息 2 睡前不吃高脂肪食物	1 改变生活节奏 2 用餐细嚼慢咽 3 用芳香疗法舒缓压力 4 提早做工作的准备 5 补充维生素B_6	1 喝白开水 2 每天固定喝8大杯水

肠道老化的7大警讯

7大警讯：胀气、口臭、头痛、腹泻、疲劳、皮肤粗糙、暴躁

肠道健康可说是人体健康的一面镜子，当肠道受到毒素侵害，开始出现老化现象时，身体也会出现各种症状。

警讯1 胀气

胀气，是肠道中无法消化的食物腐败后，所形成的一种气化生理反应。有吃宵夜习惯的人，因为夜晚进食难以消化，特别容易有胀气的困扰。这些无法排出体外的气体含有毒素，若体积过大，这些毒素会被渗入血液中，引发严重的中毒现象。

无法从肠道正常排放的毒素气体，还会回到胃中，引发胃部与肠道的扩张，这就是“打嗝”。打嗝很容易将毒素气体推升到口中，产生难闻的臭味与酸味。

警讯2 口臭

通常蔬果摄取太少、经常喜欢吃油炸与重口味食物者，较难排出宿便，而使毒素产生。当毒素逐渐侵害到口腔与鼻咽部时，容易引起口臭，持续恶化的口臭也会加重口腔与相关器官的疾病。如果无法有效改善，任凭其继续恶化时，罹患口腔疾病的机率将比正常人高出50倍以上。

警讯3 头痛

肠道腐败细菌增多时，会大量产生各种有害物质。毒素增多会导致肠内细菌的微生态失衡，若通过血液流到身体各部位，挟带大量毒素的血管就无法运送充足的氧气到脑部，脑部就会出现缺氧现象，引发头晕或头痛。

肠道老化的7大警讯

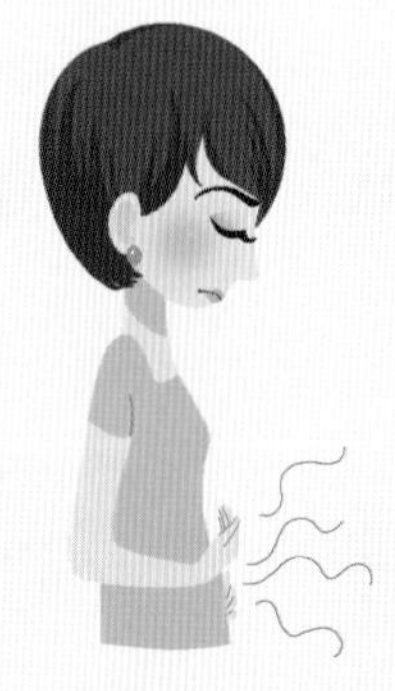

1 胀气

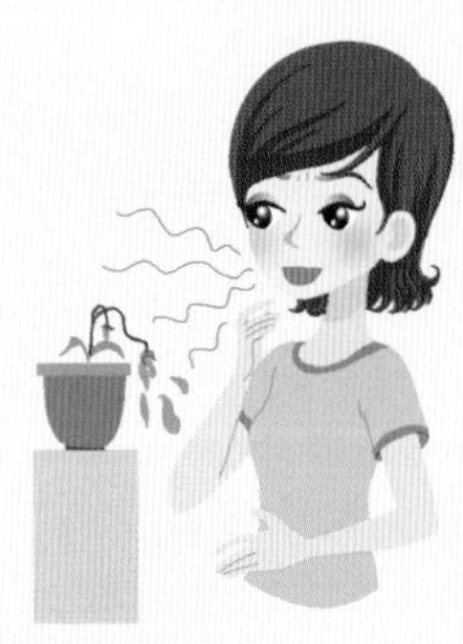

2 口臭

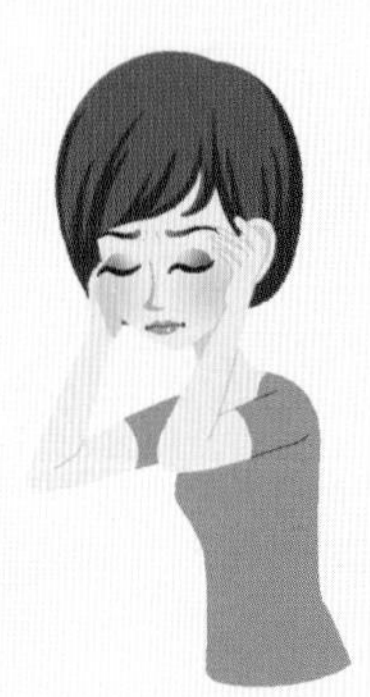

3 头痛

警讯4 腹泻

腹泻是指排便时，粪便中水分超过90%，呈现水状或泥状的一种症状。腹泻最常见于细菌感染、肠道发炎或食物中毒。特别是吃了不洁或有毒的食物后，其中的细菌会导致肠道内病原菌激增，不断刺激肠道黏膜，使得肠道无法吸收食物，此时肠道就会出现防御反应，通过腹泻方式将食物残渣排出。

压力也是腹泻的成因之一。精神紧张时，自律神经功能容易异常，导致肠道蠕动出现紊乱；另外大肠癌或溃疡性大肠炎等特殊疾病，也是引起腹泻的原因之一。

警讯5 身体酸痛疲劳

体内细胞老化产生的肩膀酸痛，真正的原因在于肠道出现老化现象。肠道不健康引起的肩膀酸痛与运动疲劳引起的酸痛不同。运动引发的全身性酸痛，会随身体的代谢作用而将乳酸物质逐渐代谢出体外；而身体老化所引发的全身酸痛，却难以在短时间内消除。

警讯6 肌肤粗糙暗沉

皮肤的各种问题，往往不在于皮肤本身，而在于肠道内没有清除掉的废物毒素。皮肤是人体中最庞大的器官，发挥保护内脏与调节体温的作用，同时也是人体重要的排毒器官。

当堆积在肠道中的毒素废物，无法随着粪便排出时，毒素会渗进血液，进入皮肤中，通过皮肤表层来排出体外，进而引发皮肤暗沉、面疱与黄褐斑等症状。

警讯7 忧郁、暴躁

2~3天才排便一次的女性，比每天都排便的女性易情绪暴躁的机率高出20倍。负面情绪还会加重便秘情况，不断恶性循环，产生精神毒素，肠道中的有害菌便不断滋生，使肠道内环境更加恶化。

肠道内有毒物质无法清除时，便会扩散并进入中枢神经系统，干扰大脑的功能，对人体神经调节功能产生负面影响，使人体反应与思考能力都变得迟缓。

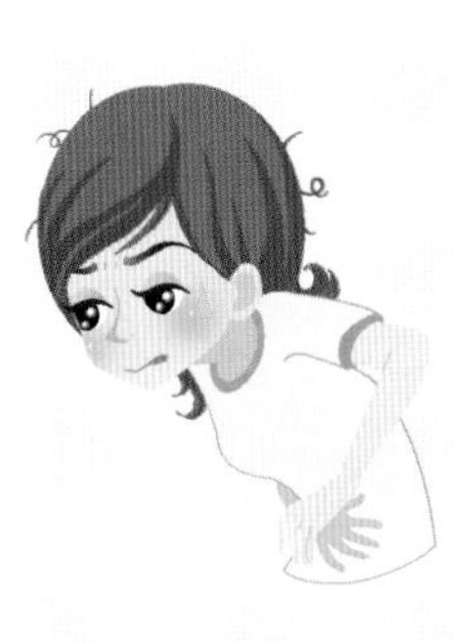

4 腹泻

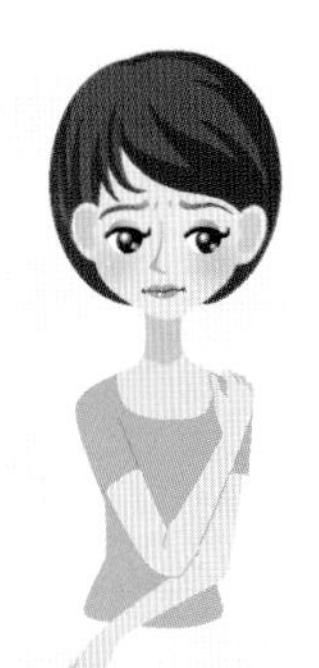

5 身体酸痛疲劳

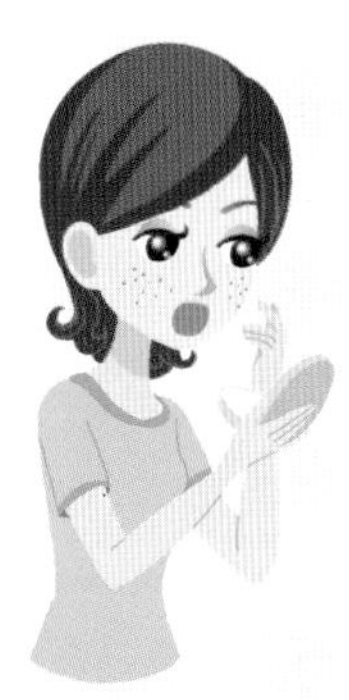

6 皮肤粗糙暗沉

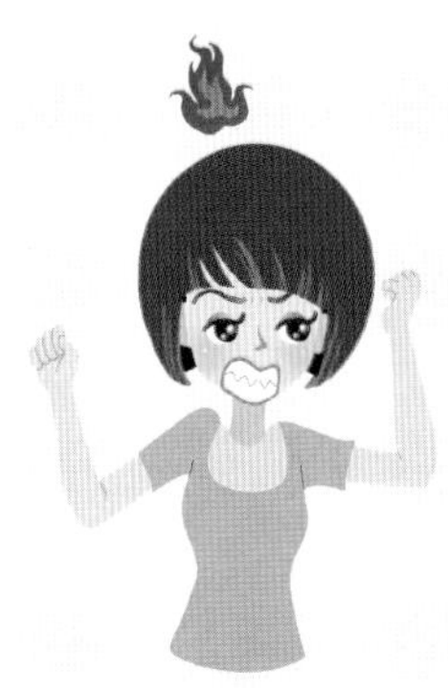

7 忧郁、暴躁

便秘类型与原因有哪些?

功能性和器质性便秘，对策大不同

怎样才算便秘

便秘是一种无法正常排便的现象。包括排便的间隔时间过长，使粪便停留在大肠的时间过久，导致粪便干燥、有硬块，或是排便不干净、经常出现下坠感，都是便秘的主要症状。

人体每天都应该保持正常的排便习惯，如果长期不排便、排便次数减少，或因为粪便干燥、有硬块，而出现排便困难与疼痛的现象，就称为便秘。

到底多久未排便才称得上便秘?根据每个人的体质不同，通常在1～3天内排便一次，都属正常范围，如果超过3天以上没有排便，就得特别留意。

为什么会便秘

便秘主要与生活习惯有关。便秘的原因通常来自于不正常的饮食习惯、生活节奏太过紧张、水分摄取不足、经常熬夜、缺乏运动或没有定时排便的习惯。

便秘看起来是小毛病，然而排便的顺畅与否，已经成为健康的重要指标。排便若不正常，人体内过多有毒物质会无法排出，容易引发痔疮、口臭、腹胀等。

长期便秘是肠道健康的无形杀手，宿便容易导致发胖，使皮肤出现老化现象，引发直肠溃疡，甚至导致癌变。当便秘严重时，高血压患者往往会因为用力排便，而引发中风或心血管疾病。

便秘的类型

不同的生活与饮食方式，便秘的类性也不同，你是属于哪一类型性的便秘?了解便秘的属性，将能有效帮助你找出积极有效的对策!

便秘通常可分为两大类，一种是功能性便秘，一种是器质性便秘。

1 功能性便秘

由于肠道蠕动功能变弱，导致无法有效排便;或由于大肠的排便反射能力减弱所引发的便秘类性，属于功能性便秘。功能性便秘又可分为以下四种:

暂时性便秘:生活模式的改变，如饮食摄取的改变，或生活环境的变迁，如旅行、搬家、出差;或精神状态处于异常压力或承受莫大烦恼时所引发的便秘，皆属于因大肠紧张性提高而引起的暂时性便秘。

痉挛性便秘：由于承受较大的精神压力，或突如其来的情感变化，引发肠道出现紧张状态，所引发的一种便秘类性。

迟缓性便秘：分娩过后的女性通常会出现迟缓性便秘，因分娩过后腹肌变得较松弛，导致腹肌收缩力减弱，无法顺利排便；或因分娩后体力衰退，大肠肌肉力量疲弱，无法有效蠕动与收缩，而引发慢性便秘。

经常忍耐便意的人，长久惯性抑制粪便排出，直肠黏膜对于刺激的反应会减弱，导致大肠弹性变弱，输送粪便的力量减弱，而堆积宿便。

直肠性便秘：由于年龄渐长，导致大肠肌肉松弛，收缩能力跟着下降，肠道黏膜也相对变得迟钝，使大肠的蠕动减缓，粪便通过大肠时就需要花费较多时间，因而形成慢性便秘。这类性的便秘也很容易堆积宿便。

2 器质性便秘

肠道本身发生病变，如发炎、长息肉或癌症，会导致肠道形状异常或变窄，使粪便无法顺利排出体外，此种情况即为器质性便秘。

另外，大肠先天形状异常，导致粪便排泄时产生障碍，也会引发器质性的便秘。

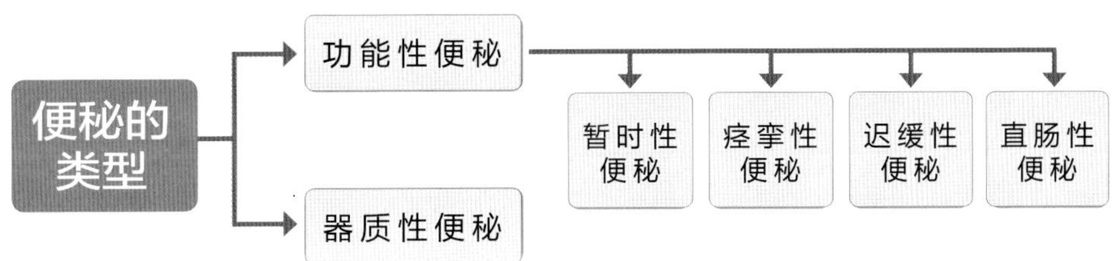

便秘的类型与原因

便秘类型	器质性便秘	功能性便秘			
		暂时性便秘	痉挛性便秘	迟缓性便秘	直肠性便秘
发生原因	● 大肠癌 ● 大肠发炎 ● 大肠先天形状异常	● 旅行 ● 出差 ● 搬家 ● 压力 ● 饮食改变	● 精神压力 ● 情绪变化	● 分娩过后腹肌松弛 ● 体力较差 ● 较少运动者 ● 习惯忍耐便意	● 年龄增长 ● 肠道肌肉松弛 ● 大肠蠕动迟缓

谁最容易便秘?

上班族、高级主管、节食女性、缺乏运动的人最易便秘

1 上班族

上班族长时间久坐，缺乏运动，长久下来会导致腹部肌肉松垮。失去弹性与缺乏锻炼的腹部肌肉，会使肠道肌肉松弛，腹腔血液的供应量渐减少，肠胃蠕动减弱，导致各种消化液的分泌量减少，消化功能减退。因此堆积在肠道中的粪便长时间滞留体内，成为宿便。

另外，久坐在办公桌前，下肢持续弯曲，欠缺必要的活动调节，腿部的肌肉缺乏锻炼，使静脉的回流不顺畅，长期下来会使下肢静脉与直肠附近的静脉区出现淤血，严重时会导致下肢静脉曲张与产生痔疮。

打击便秘对策：多做背脊运动

久坐的上班族，不妨定时做些简单背脊运动，例如双手伸直往后伸展、腰部往后伸展的动作，可舒解背脊压力，改善肠胃代谢不良。

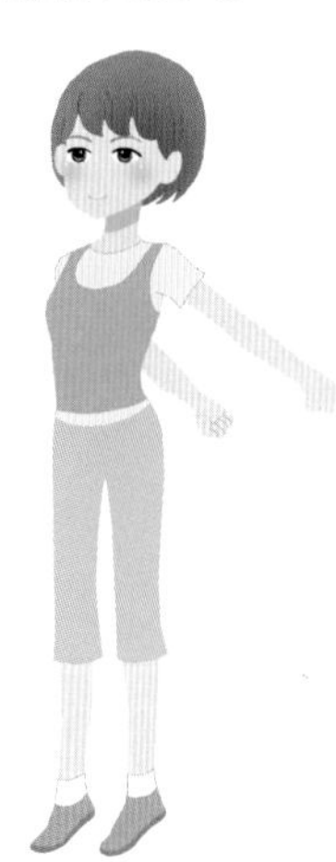

2 高级主管

这类人士承担的工作责任与压力较大，生活节奏快，情绪较紧张，长期会导致自律神经功能紊乱，抑制肠道蠕动而便秘。紧张的生活节奏，会抑制大脑的排便中枢神经，形成习惯性便秘。

加上高级主管时常要参与各种会议，即使有便意也会忍耐。若大脑对于排便的指令经常受到长时间搁置，大脑便会减少发出排便指令，长期下来会使排便更加困难。长期忍便，使得大肠中即使有粪便，感觉神经也会因迟钝而无法正常排便，引发习惯性的便秘。

对抗便秘对策：适度放松情绪

可多善用假日，安排进行静坐放松、泡澡舒压，或练习瑜伽，排解上班的压力，保持心情愉快。

3 节食的年轻女性

年轻女性减肥时，常一味地减少进食量，不仅拒吃肉类，就连米面等碳水化合物也刻意少吃，仅摄取少量的水果与蔬菜。长时间下来，虽然体重减少，却会导致身体排便系统紊乱。

由于进食量大幅度减少，肠道内的食物残渣也会变少，就无法提供结肠足够的刺激。加上节食期间拒吃脂肪类食物，肠道内无法获得油脂润滑，因而会影响排便的顺畅性，导致便秘情况更趋严重。

对抗便秘对策：低热量均衡饮食

可改吃热量较低的鸡肉、鱼肉，主食以红薯、糙米取代白米饭。另外也可多吃菇类，增加排便量，并多喝优酪乳，促进排便顺畅。

除了选择低热量的食材外，也可用清淡的方式烹调，如水煮、清蒸，将烹煮和调味方式尽可能地简单化。

4 缺乏运动的人

现今社会交通工具发达，人们上班皆依赖小车或大众运输工具，进入办公大楼则搭电梯，午休叫外送，购物依赖网络，宅配到家，因此平常少有机会运动。加上长时间坐在办公室，下班后不运动，运动量不足，肠道的活动机会自然减少。

运动量缺乏，会导致小腹肌肉无法获得有效的锻炼，肠胃的蠕动减弱，长期下来会使腹肌无力，无法产生力量来顺利排便，进而导致便秘。

对抗便秘对策：多做瑜伽伸展

不爱运动的人，可做瑜伽这种缓和体操来代替激烈运动。通过一连串身体肌肉的弯曲与伸展，搭配呼吸调息，达到按摩内脏，刺激腺体的功能。

易便秘的4大人群

易便秘人群	造成便秘的原因	对肠胃的影响
上班族	● 长时间坐办公桌 ● 缺乏运动 ● 中午吃速食或便当 ● 膳食纤维摄取不足	大肠蠕动能力减弱，排便功能变差
高级主管	● 工作过度与长期情绪紧张 ● 饮食随便应付，吃东西很快 ● 经常应酬，营养不均衡 ● 经常为了工作忍耐便意	肠道肌肉出现痉挛，引发便秘与腹泻
节食的年轻女性	● 长时间节食 ● 服用减肥药或泻药 ● 胃肠功能失调	代谢出现问题，无法正常排便
缺乏运动的人	● 上班依赖小车或大众运輸工具 ● 习惯坐电梯，很少走楼梯 ● 长时间坐在办公室 ● 下班回到家不运动	胃肠蠕动缓慢

乐活肠道呼吸法

腹式呼吸可促进肠胃蠕动，加速排毒

腹式呼吸是一种调整肠胃的基本锻炼法。运用腹部呼吸时，小腹会鼓起，这时上腹部也会随之被提起；等到呼气时，小腹会慢慢收回，通过腹部的高低起伏训练，就能达到按摩内脏的效果，从而增强肠胃的蠕动功能，有效改善便秘与消化不良的症状。

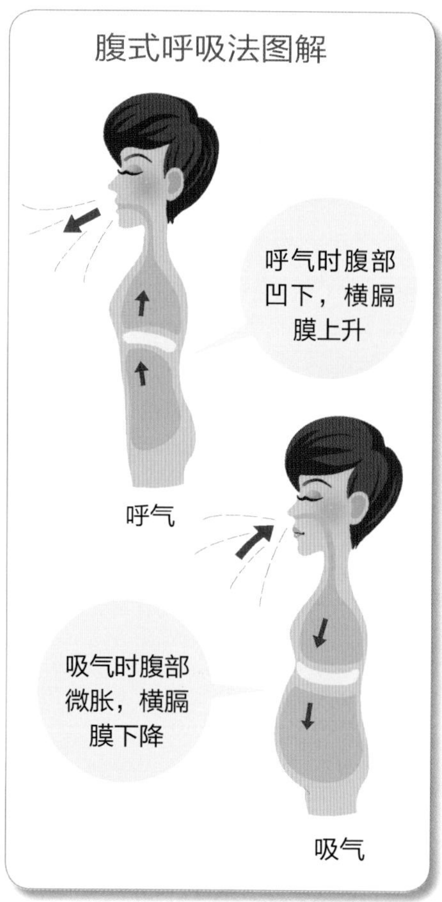

腹式呼吸何时进行，效果最佳？

每晚睡觉前或早晨刚起床时，选择空气流通的室内或户外，进行腹式呼吸的锻炼。可在1小时内进行4～5次的深度腹式呼吸练习。

坐式腹式呼吸法

功效 锻炼腹肌+促进胃肠蠕动

做法：

1 采坐姿，腰背挺直，将双手平放在腹部上，运用鼻子吸气3秒钟。

2 用口部呼气6秒钟，直到感觉腹部凹进去才完成。

3 弯腰45°，运用鼻子呼气约1秒钟。

4 重复进行5次。

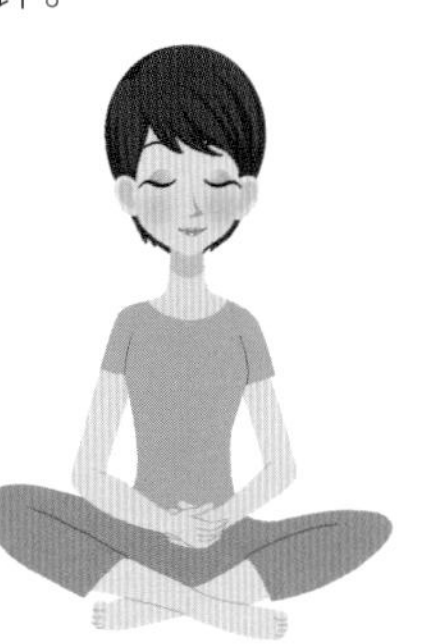

健胃整肠功效

有效锻炼腹肌，能刺激肠胃蠕动，改善便秘与消化不良现象。也能改善腹部脏器的功能，加强脾胃功能，有利疏肝利胆，促进胆汁分泌。另外还能通过降腹压而降低血压，对高血压病人很有益处。

乐活肠道按摩法

按摩腿部肠胃相关穴位，有助整肠排毒

中医观点认为，气血不通就会导致毒素堆积在内脏中，影响代谢与排便。疏通全身的经络与内脏器官具有莫大的关联性，通过刺激有关的穴位能帮助恢复健康。

特别是在腿上布满许多司掌肠胃健康的穴位，包括足三里、三阴交、梁丘穴、公孙穴等。多按摩能帮助增强内脏的功能，使代谢作用更为顺畅，从而恢复肠道的健康。

足三里穴按摩法

功效 **帮助消化＋改善肠胃不适**

足三里穴位置：

位于膝盖骨外下方凹陷，往下约4只手指宽处。

做法：

1 坐在床上，双腿膝盖自然伸直。
2 将拇指指腹在同侧的足三里穴位上进行按压，其余4指紧靠在小腿后侧。
3 使用拇指用力按压约50次即可。

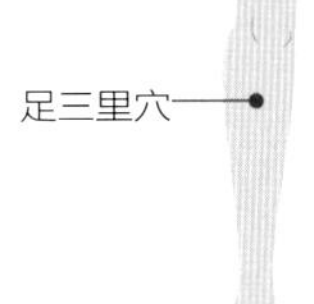

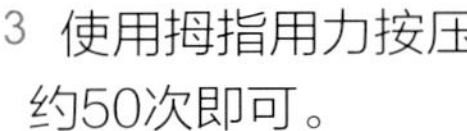

健胃整肠功效

靠近膝盖附近的足三里穴，主要司掌肠胃的健康。通过按摩此穴位，有助于强化肠胃功能，能改善便秘或肠胃燥热症状，还可帮助消化。

三阴交穴按摩法

功效 **舒缓便秘＋保护肠胃**

三阴交穴位置：

位于脚踝的内侧，往上约4只手指宽处。

做法：

1 坐在床上，将双腿自然伸直。
2 将食指、中指合并，在脚踝上方的三阴交穴位进行顺时针方向按摩。
3 稍微施力顺时针按摩约3分钟即可。

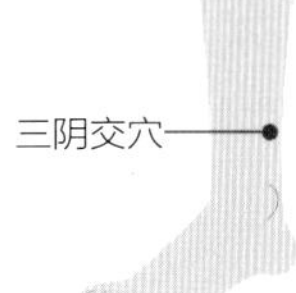

健胃整肠功效

脚踝上方的三阴交穴，主要司掌肝脏、脾脏与肾脏的健康。通过按摩三阴交穴，能有效增强肠胃功能，有助于缓解肠胃消化不良或便秘症状。

乐活肠道运动法

瑜伽能促进代谢，有助排水排毒

具有肠道消化障碍的人，大多有久坐办公室、长期缺少运动的现象。缺乏运动会使肠道内环境持续恶化。定期运动就能帮助你调整消化系统，使你的代谢功能变得更好，进而刺激自律神经，促使消化与血液循环的功能增强。一旦消化功能提高，宿便与水肿自然就不再出现。

做瑜伽可以维持肠道健康

在做瑜伽时，能将压力施加到肝脏与肠道器官上，使肠道器官的紧绷状态放松，并促进血液循环，协助改善消化作用，使肠道顺利地进行排毒。

腰部左右旋转操

功效 **促进肠道蠕动+帮助消化**

做法：

1 双脚打开与肩膀齐宽；吸气，将双臂高举过头，双手交叉掌心向上，转动手腕。

2 呼气，上半身慢慢下弯，身体、双臂与地平行；松开手腕，双眼注视双手；吸气，双手带动身体右转；呼气，双手带动身体向左转。

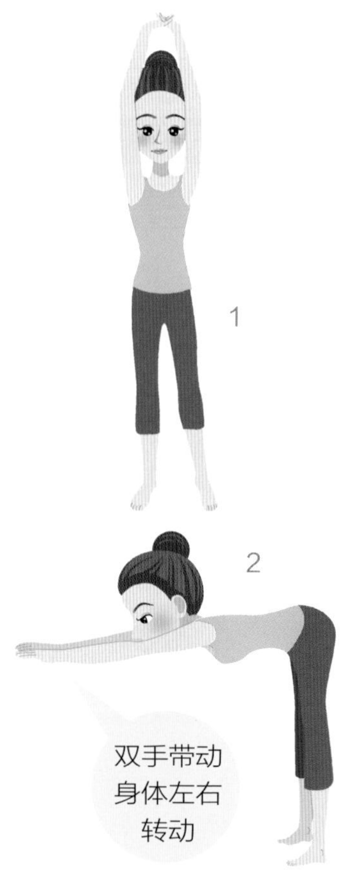

健胃整肠功效

通过腰部左右旋转的方式，让平时疏于运动的腰部肌肉获得充分的刺激。同时通过外部的运动与内部的呼吸调节，能有效促进肠道的蠕动，帮助消化。

乐活肠道泡澡法

泡热水能舒缓交感神经，促进肠道蠕动

将身体泡于38～39℃的热水中，有助于舒缓紧绷的交感神经，并使大脑发出放松的信息，传递至肠道，改善紧绷的肠道状态，对于促进肠道蠕动，以及改善肠道迟滞状态很有帮助。洗澡水中可加入天然的药草，通过药草中的精油成分，让泡澡效果加倍。

洗澡也能治便秘

泡澡水水温可较平常热一点，约38℃即可，泡的同时，顺便做腹部按摩，用手在腹部以顺时针方向转动，或是将小腹用力地一收一放，有助改善便秘；淋浴时，则以热水冲刷腹部与肛门，皆可促进大肠蠕动，刺激便意。

天竺葵香草浴

功效 调整循环系统+改善肠胃不适

材料：

干燥天竺葵半杯

做法：

1 将天竺葵放入棉布袋里束紧，直接放入热水中浸泡。

2 再将身体直接泡进热水中约25分钟即可。

健胃整肠功效

天竺葵香草可以刺激淋巴系统，强化循环系统功能，对胃炎和结肠炎也有帮助，具有促进肠胃消化的疗效。经常浸泡天竺葵香草浴，能改善肠胃不适症状。

罗勒香草浴

功效 健胃润肠+帮助消化

材料：

罗勒半杯

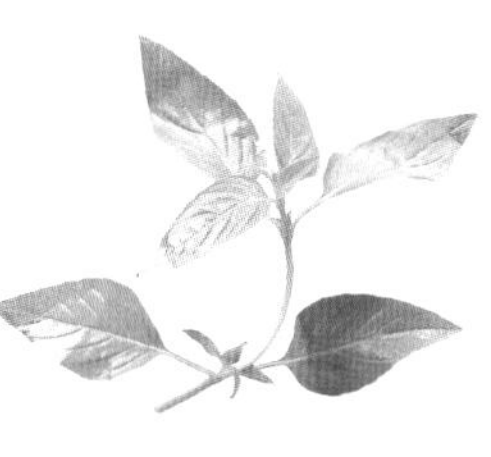

做法：

1 将罗勒放入棉布袋中束紧，直接放入热水中浸泡。

2 身体直接入热水浸泡25分钟即可。

健胃整肠功效

罗勒是一种具刺激性和调节性的香草，若以罗勒泡澡，可改善肌肉紧绷与痉挛。对于常处于压力下的人很有帮助，能健胃整肠，舒缓消化不良症状。

图书在版编目（CIP）数据

便秘腹泻肠不好，这样吃就对了 / 萧千祐著. -- 南京：江苏凤凰科学技术出版社, 2015.3

（含章·食在好健康系列）

ISBN 978-7-5537-3846-8

Ⅰ. ①便… Ⅱ. ①萧… Ⅲ. ①肠疾病—食物疗法 Ⅳ. ①R247.1

中国版本图书馆CIP数据核字(2014)第221505号

江苏省版权局著作权合同登记　图字：10-2014-347 号

便秘腹泻肠不好，这样吃就对了

著　　者	萧千祐
责任编辑	张远文　　葛　昀
责任监制	曹叶平　　周雅婷
出版发行	凤凰出版传媒股份有限公司 江苏凤凰科学技术出版社
出版社地址	南京市湖南路 1 号 A 楼，邮编：210009
出版社网址	http://www.pspress.cn
经　　销	凤凰出版传媒股份有限公司
印　　刷	北京鑫海达印刷有限公司
开　　本	718mm × 1000mm　1/16
印　　张	16
插　　页	4
字　　数	250千字
版　　次	2015年3月第1版
印　　次	2015年3月第1次印刷
标准书号	ISBN 978-7-5537-3846-8
定　　价	39.80元

图书如有印装质量问题，可随时向我社出版科调换。